❖张锡纯医学全书❖

医论医话

医学衷中参西录(第五期)

张锡纯 著

中国医药科技出版社

内容提要

《医学衷中参西录》为清末民国初代表医家张锡纯所著，全书共八期，本书为第五期医论医话。书中详细地介绍了中医之理。凡医家难治之证，作者莫不融汇中西，参以己见，论说极为周到详细，凡医理深奥之处，均昭然尽揭，专方用之必效，而又时参以哲学，兼为养生家指明方针。

图书在版编目（CIP）数据

医论医话/张锡纯著．—北京：中国医药科技出版社，2014.7
（张锡纯医学全书．医学衷中参西录；5）
ISBN 978 - 7 - 5067 - 6725 - 5

Ⅰ．①医… Ⅱ．①张… Ⅲ．①医论 - 汇编 - 中国 - 民国
②医话 - 汇编 - 中国 - 民国　　Ⅳ．①R249.6

中国版本图书馆 CIP 数据核字（2014）第 055706 号

美术编辑　陈君杞
版式设计　郭小平

出版　中国医药科技出版社
地址　北京市海淀区文慧园北路甲 22 号
邮编　100082
电话　发行：010 - 62227427　邮购：010 - 62236938
网址　www.cmstp.com
规格　880×1230mm$^1/_{32}$
印张　9$^1/_4$
字数　197 千字
版次　2014 年 7 月第 1 版
印次　2021 年 2 月第 8 次印刷
印刷　三河市航远印刷有限公司
经销　全国各地新华书店
书号　ISBN 978 - 7 - 5067 - 6725 - 5
定价　25.00 元
本社图书如存在印装质量问题请与本社联系调换

校注说明

《医学衷中参西录》为清末民初河北盐山县张锡纯所著，是张氏毕生心血及经验的结晶，被医家奉为"医家必读"，"至贵至宝之救命书"，"第一可法之书"等。全书共七期30卷，自1918年分期出版后，多次印行。此次校订均以各期最后版本为底本。

按最初的印刷顺序，本书一、二、三期为方剂，四期为药物，五期为医论，六期为医案，七期为《伤寒论》，为方便读者阅读，本次对其中的内容做了些微调整，将属不同期的相似内容归于一处，仅留原来的题目，如第五期第二卷内容为中药，将其与第四期中药合并，仅留第五期第二卷的题目；五期五卷的内容是张氏对《伤寒论》的认识，合并到七期作为"附"的内容，而仅留五期五卷的题目。

本书药物篇第五卷介绍的西药，其名称现已不用，但书中其他卷次还多有涉及，故本次校订仍然收入，对这些西药名做了补注，并对其中字母拼写错误进行了校正。全书中有距今久远，文言难懂的词句，都做了补注，并标明了出处。

此次校订，除依据底本与其他校本核校外，还对文中引用的《素问》《灵枢》《伤寒论》《金匮要略》原文，进行了校勘。

另外，我们对其中的错别字、标点符号进行了认真的核对，对中药名称按《药典》进行了规范。在此不一一列出。

编　者

2014 年 5 月

第五期

序

医学系乎人身之安危，原非空谈玄理也。是以著医书者，当以理想为起点，以事实为究竟。凡心有妙悟，必先验诸临证之际，屡试屡效，而后笔之于书，公诸医界。迨医界亦用其书屡效，而后可传诸异祀，永为医界法程。余尝持斯心以盯衡医界著述诸家，故于新出之书，最喜披阅，已不下百余种矣。乃忽于汉皋友人处，得见《衷中参西录》，披阅数篇，见其立方之奇、析理之精洵，堪为医界伟人。盖数百年来无此作矣，乃急观著者，原系同宗，详审地址，更系同郡，因仆常宦游在外，故郡有名医不知也。何幸生平所期望者，竟于寿甫宗兄之著作得赏也。盖先生为盐山名士，素怀济世之心，而抱负莫展。于斯幡然改计，藉医药活人，以遂其利济之怀，此范文正公"不为良相必为良医"之义也。向著《医学衷中参西录》出版四次，每次增加。《山西医志》称为"第一可法之书"，《绍兴医报》称为"医家必读之书"，《奉天医志》载高丽人称为"至贵至宝之救命书"。今又集其十余年各省登医学志报之论，细加修整，订作八卷，为《衷中参西录》五期。凡医家难治之证，若肺病、噎膈、霍乱、鼠疫、脑充血等证，莫不融汇中西，参以己见，立有妙论，专方用之必效。而又时参以哲学，兼为养生家指明方针，此诚为医界中，别开一新纪元也。

戊辰仲春同宗弟树荺相臣氏于津沽紫竹林

题　　词

自命生平原不凡，良医良相总空谈，辙轲无碍胸怀阔，遭际常怜国运艰。忧世心从灰后热，活人理向静中参，轩岐奥义存灵素，化作甘霖洒大千。

著者自咏

农轩事业久沉沦，国手挺生渤海滨，力挽狂澜回造化，神州世界庆长春。

歙县愚弟胡天宗敬题

医家巨子震当今，融会中西细讨论，满幅珠玑快先睹，抱惭曾许是知音。

绩溪后学章洪钧敬题

婆心苦口发慈悲，至理名言百世师，若非乾坤钟秀气，盐山那得此名医。

扬州徐韵英登杭州医报诗三首录一

寻师万里赴辽东，幸坐春风两月中，八卷方书参造化，慈航普渡利无穷。

长沙受业朱静恒敬题

书中景仰几经年，千里寻师沈水边，幸列门墙沾化雨，活人事业得真传。

牟平受业刘纯熙敬题

妙药活人几万千，功参造化力回天，春风化雨私淑久，杖履追随定有年。

农轩事业废兴秋，力挽狂澜世莫俦，别派混淆风浪险，公为砥柱在中流。

泾南受业李慰农敬题

国士原怀济世心，权将灵素化甘霖，活人神术书千页，字字酿成大地春。

犍为受业叶培根敬题

漫道中西理不同，天生国手善沟通，从今开辟新医界，著述直参造化功。

盐山受业孙蕊榜敬题

医融中外道通玄，祖述农轩绍正传，济救苍生无限苦，安怀事业隐居年。

常德受业张右长敬题

医界群推第一人（先生与江苏陆晋笙、杨如侯、广东刘蔚楚，称当今张、陆、杨、刘四大家），三张名誉又津津（又与慈溪张生甫、嘉定张山雷称为名医三张），回生妙手功无量，寰海酿成不老春。

永定受业黄润光雨岩敬题

书著活人几度年，中西合撰费陶甄，门墙幸受庸愚拜，得识农轩一脉传。

如皋受业黄杓星楼敬题

融会中西赞化工，活人国手仰高风，农轩事业今犹古，医界重新赖有公。

天门受业崔寿康兰亭敬题

立志学医几度年，农轩事业少真传，幸逢国手倾心授，得识此中玄又玄。

文安受业薛润珊敬题

莫讶农轩道不传，重新医界有高贤，汇通中外深陶铸，造极登峰是此编。

后学许鹿苹敬题

仙风道骨异凡胎，端为金针度世来，惠我宁馨深感德，活人不仅万千孩。

许容玉女士敬题

翻陈诊断出新书，济救苍生信有余，药性屡更前案误，医方密补古人疏。琼花芝草灵山瑞，《金匮》《玉函》处士庐，立德立功言亦重，文章寿世永终誉。

桐柏愚弟朱莆壶山敬题

例　言

一、此编为登各省医学志报之论汇集而成，初次出版在民国十七年，今已尽售。兹又汇集数年登各处医学志报之论，约六万余言，复加于此期之中故名为增广五期。

二、此编之文，多有此篇与彼篇相重复者，因其上报原不在一处也。今汇为一编，欲节去其重复，而于全篇之文理文气似皆有不顺，故皆仍其旧，阅者谅之。

三、诸论之作，或因观医报有所感发，或因人有所质问，或因时有其证，或因报社有所征求，原非遍论各门病之书也。其有未论及者，可统诸期而汇通参观之，则证之大略皆备矣。至从前诸期已论其证，而此则复论及者，大抵又更加详也。

四、愚于诸药多喜生用，欲存其本性也。有如石膏，为硫氧氢钙化合，若煅之则硫氧氢皆飞去，其凉散之力顿失，而所余之钙，经煅即变为洋灰，断不可服。故斯编之中，于生石膏之能救人，煅石膏之能伤人，反复论之，再三致意，以其关于人命之安危甚重也。又如赭石原铁氧化合，其重坠凉镇之力最善降胃止血，且又能生血，分毫不伤气分。至药房中所鬻之赭石，必煅以煤火，则铁氧分离，即不能生血，且更淬之以醋，转成开破之性，多用之即可令人泄泻。又如赤石脂原系粉末，宜兴茶壶即用此烧成，为其质同粉末有黏滞之性，研细服之可保护肠胃之内膜，善治大便泄泻。而津沽药房中竟将石脂为细末，水和为泥，捏作小饼，煅以煤火，即与宜兴壶瓦无异。若为末服之，其伤人脾胃也必矣。又如山萸肉，其酸温之性能补肝敛肝，治肝虚自汗，以固元气之将脱，实能挽回人命于至危之候。药房多酒浸蒸黑用之，其敛肝固气之力顿减矣。如此者实难枚举，此所以愚于药品多喜生用以存其本性也。

五、医家常用之药，愚恒不用，其不常用者，愚恒喜用。盖用药以能治病为宗旨，医者疏方恒至药品二十余味，其分量约皆在二三钱之间，不甚差池，即将病治愈亦不知系何药之力，而愚初临证时，恒择对证之药，重用一味煎汤数盅，徐徐服之，恒能挽回极重之病，且得藉之以验药力之实际（拙编中，重用药一味挽回险证者颇多）。是以非常用之药而愚喜用者，以曾用之有实效也。其为常用之药而愚从未一用者，因曾用之无实效也。凡事必实验而后知，不敢人云亦云也。

六、中医之理原多包括西医之理，如《内经》所论诸厥证，所谓"血之与气并走于上"及"血菀于上"为薄厥，肝当治不治为煎厥，即西人所谓脑充血也。中医谓"肺朝百脉"，《难经》谓"肺为五脏六腑之所终始"，即西人所谓血脉管及回血管之循环也。然古人语意浑涵，且未经剖解实验，言之终不能确凿。及观西人之说，则古书所云者，无事诠解皆能了然也。又中医治病恒深究病之由来，是治病之本也；西医治病务治其局部，是治病之标也。若遇急危之证及难治之证，正不妨以西药治其标，以中药治其本，则见效必速。故凡西药之性近和平，确知其原质者，不妨与中药一时并用。至未知其原质者，虑其与中药有所妨碍，正不妨中隔数点钟而先后用之也。

七、凡药性之和平者，非多用不能奏效。若地黄、山药、萸肉、枸杞、龙眼肉诸药是也。至石膏《本经》原谓其微寒，亦系和平之品。若遇寒温大热，为挽回人命计，有时不得不多用，彼见愚所拟之方，一剂恒至七八两，畏其分量过重而不敢轻用，皆未知药性者也。

八、编中来函多略起结，因起结为世故应酬，于医学无益也。至于中间用拙拟之方，其加减具有精义者录之，至泛泛者亦恒节去。盖此编处处征实，即三四句间亦欲阅者有所心得，可实际施于临证之间也。

九、各处药房所鬻之药，皆有差误。戊午愚初至奉天，方中曾用白头翁，检视取来之药，白头翁纯系白茸下带根二分许，质之药房，问其根作何用，答言根是漏芦。从此在彼处临证，如用白头翁时，方中皆开漏芦。又方中曾用赤小豆，检视取来之药系相思子，因此物亦名红豆也（唐王维诗有"红豆生南国"之句）。质之药房，谓方中但开赤小豆皆与以此物。于斯再用赤小豆，必开明饭赤小豆。又丙寅愚至天津，方中曾用䗪虫，检视取来之药，系黑色光背甲虫，质之药房，曰䗪虫即土鳖，何为给此？答言䗪虫与土鳖此地原分为两物，从此欲用䗪虫时，方中必改写土鳖虫。又曾欲用鲜小蓟而未有，权以药房中干者代之，至检视取来之药，竟系所食之曲麻菜，此大蓟也。质之药房，乃知此地原以小蓟为大蓟，大蓟为小蓟。此以外之差误，又难悉数。由斯知，凡至生地临证，开方当以亲自检视药味，为第一要着也。

十、学问之道，贵与年俱进，精益求精。愚向以胸中之气即元气，后乃知元气在脐，大气在胸，向以心中之神明为元神，后乃知元神在脑，识神在心，此编之论说间有与前数期不同者，当以此编为是。

目录

第五期第一卷

论中医之理多包括西

　医之理沟通中西原非

　难事 ……………… 1

人身神明诠 ……… 8

元气诠 …………… 9

大气诠 …………… 12

论人身君火相火有先后

　天之分 …………… 18

脑气筋辨（脑气筋亦名脑髓

　神经） ………… 19

三焦考 …………… 21

少阳为游部论 …… 23

左传肓之上膏之下解及病

　在膏肓之治法 … 24

答人问膜原 …… 25

答人问泌尿道路 …… 26

答方寄斋问《黄庭经》后有

幽阙前有命门 …… 28

答刘希文问外肾与睾丸与

　何脏有密切之关系 … 28

答人问胞室子宫气海儿枕

　…………………… 30

答陈董尘疑《内经》十二

　经有名无质 ……… 31

报驳左肝右脾解者书 … 32

深研肝左脾右之理 …… 33

续申左肝右脾之研究 … 36

论医士当用静坐之功

　以悟哲学 ………… 38

医学宜参看《丹经》论

　…………………… 40

论哲学与医学之关系 … 42

第五期第二卷

第五期第三卷

论脑充血之原因及治法 　　………………… 47

论脑充血证可预防及其
　　证误名中风之由（附建
　　瓴汤）　…………… 50
论脑贫血治法（附脑髓空
　　治法）　…………… 53
论脑贫血痿废治法答内政
　　部长杨阶三先生（附千
　　颓汤、补脑振痿汤）　… 55
论心病治法　………… 58
论肺病治法（附清金二妙
　　丹、清肺三妙丹）　…… 62
治肺病便方　………… 68
论肺痨喘嗽治法　……… 69
读章太炎氏论肺病治法
　　书后　……………… 70

总论喘证治法　………… 71
论李东垣补中益气汤所
　　治之喘证　………… 75
论胃病噎膈（即胃癌）治
　　法及反胃治法（附变
　　质化瘀丸）　……… 77
论胃气不降治法　……… 82
答刘希文问肝与脾之关
　　系及肝病善作疼之理
　　（附肝脾双理丸）　… 84
论肝病治法（附和肝丸）
　　……………………… 85
论肾弱不能作强治法　… 89
论治梦遗法　…………… 91

第五期第四卷

论目疾由于脑充血者
　　治法　……………… 93
论目疾由于伏气化热者
　　治法　……………… 94
答郭炳恒问小儿耳聋口
　　哑治法　…………… 94
论鼻渊治法　…………… 95
自述治愈牙疼之经过　… 96
论喉证治法　…………… 97
详论咽喉证治法　……… 98
阅刘华封氏烂喉痧证治

辨异书后　……………… 107
论结胸治法　…………… 108
论肠结治法　…………… 111
论肢体痿废之原因及治法
　　（附起痿汤、养脑利肢汤）
　　……………………… 113
论四肢疼痛其病因凉热
　　各异之治法　……… 118
答余姚周树堂为母问疼
　　风证治法　………… 119
论肢体受寒疼痛可熨以

坎离砂及坎离砂制法
·················· 120

答宗弟相臣问右臂疼治法
·················· 121

论治偏枯者不可轻用王勋
臣补阳还五汤 ········ 122

答徐韵英问腹疼治法
·················· 123

论腰疼治法 ·········· 124

答黄雨岩问接骨方并论
及接筋方 ········ 126

第五期第五卷

第五期第六卷

论黄疸有内伤外感及内伤
外感之兼证并详治法
·················· 129

徐伯英论审定硝石矾
石散 ········ 133

论痢证治法（附开胃资生丹）
·················· 134

论霍乱治法 ·········· 149

论鼠疫之原因及治法
（附坎离互根汤） ······ 155

第五期第七卷

答台湾严坤荣代友问痰饮
治法 ········ 170

答张汝伟问其令尊咳嗽
治法 ········ 171

答张汝伟服药有效致谢书
·················· 172

论水臌气臌治法（附表
里分消汤） ········ 173

论血臌治法 ·········· 177

论吐血衄血之原因及治法

·················· 178

论治吐血衄血不可但用凉
药及药炭强止其血
·················· 187

论吐血衄血证间有因寒者
·················· 189

论冲气上冲之病因病状病
脉及治法 ········ 191

论火不归原治法 ········ 192

虚劳温病皆忌橘红说
    …………………… 195
论治疗宜重用大黄（附
    大黄扫毒汤）……… 197
论治癫 ……………… 198
驳方书贵阳抑阴论 …… 199
治虚劳证宜慎防汗脱说
    …………………… 201
答翁义芳问呃逆气郁治法
    …………………… 201
论治痫疯（附愈痫丸、息神丸）
    …………………… 202
论癫狂失心之原因及治法
    …………………… 204
论革脉之形状及治法
    …………………… 205
答人问铁汁与四物汤补血
    之比较 …………… 206
答人问四物汤能补血中血球
    及明水之理 ……… 206
论女子癥瘕治法（附化
    瘀通经散）………… 207

论带证治法（附治带证便方）
    …………………… 210
论血崩治法 ………… 211
论治女子血崩有两种特
    效药 ……………… 212
论妇人不妊治法 …… 213
论治妇人流产 ……… 214
论难产治法 ………… 215
答鲍楂法问女子阴挺治法
    …………………… 216
论室女干病治法 …… 217
论小儿痉病治法 …… 218
答胡天宗问小儿暑天水泻
    及由泻变痢由疟转痢之
    治法 ……………… 219
论脾风治法 ………… 220
治幼年温热证宜预防其出
    痧疹 ……………… 221
治疯犬伤方 ………… 223
解触电气 …………… 225
附录　外伤甚重救急方
    …………………… 226

第五期第八卷

致陆晋笙书 ………… 229
复宗弟相臣书 ……… 231
复傅鹤皋书 ………… 231
复宾仙园书 ………… 232

复胡剑华书 ………… 233
复王肖舫问《内经》注
    疏何家最善书 …… 234
复相臣哲嗣毅武书 …… 235

复冉雪峰问创建医学堂
　　规则书 ……………… 238

复刘希宪书 ……………… 238

宗弟相臣来函 …………… 241

相臣哲嗣毅武来函 …… 242

孙香荪来函 ……………… 245

马秀三来函 ……………… 248

萧介青来函 ……………… 248

周禹锡来函 ……………… 249

张让轩来函 ……………… 252

章叔和来函 ……………… 253

卢月潭来函 ……………… 256

董寿山来函 ……………… 257

阎兆元来函 ……………… 260

杨鸿恩来函 ……………… 261

万泽东来函 ……………… 262

宾仙园来函 ……………… 265

蔡维望来函 ……………… 266

李品三来函 ……………… 267

李曰纶来函 ……………… 268

刁继冲来函 ……………… 271

高砚樵来函 ……………… 271

刘惠民来函 ……………… 273

赵利庭来函 ……………… 273

吴宏鼎来函 ……………… 274

王锡光来函 ……………… 274

仲晓秋来函 ……………… 275

第五期第一卷

学医工夫，须先明人身之生理。全身之肢体、脏腑、经络皆生理攸关也。是卷兼采中西生理之学，更参以哲学家谈生理处，复以己意融会贯通之。生理既明，而养生之理寓其中矣；养生之理既明，而治病之理寓其中矣。

论中医之理多包括西医之理沟通中西原非难事

鄙人才质庸碌，而性好深思。自幼承家学渊源，医学与读书并重。是以自成童时即留心医学，弱冠后即为人诊病疏方。年过三旬始见西人医书，颇喜其讲解新异多出中医之外。后又十余年，于医学研究功深，乃知西医新异之理原多在中医包括之中，特古籍语意浑含，有赖后人阐发耳。今不揣固陋，远采古籍所载，近参时贤之说，胪列数则于下以证明之。

西人谓：人身有血脉管、微丝血管、回血管。血脉自左上心房转落左下心房，入于血脉管。由血脉管入微丝血管，以散布于周身，内而脏腑，外而肌肉。迨脏腑肌肉濡润之余，又传入回血管。由回血管收回右上心房，转落右下心房，更由右下心房以上注于肺。此时因血中混有碳气，其色紫黑。迨注肺之后，隔肺膜呼出碳气，吸进氧气，其色乃赤，复还左上心房，如此循环不已。此说可谓奇辟生新矣。然此理固寓于扁鹊《难经》中也。其第一节云："十二经中皆有动脉，独取寸口以决五脏六腑死生吉凶之法，何谓也？然（答词）寸口者，脉之大会，手太阴之动脉也。人一呼脉行三寸，一吸脉行三寸，呼吸定息脉行六寸。人一昼夜凡一万三千五百息，脉行五十度，周于身，漏水下百刻。荣卫行阳二十五度，行阴二十五度，故五十度复会于手太阴寸口者，五脏六腑之所终始，故取法于寸口也。"

按：人之脏腑皆有血脉管与回血管。其回血管之血，由心至肺将碳气呼出，是诸脏腑之回血管至此而终也。迨吸进氧气，其血乃赤，归于心而散布于诸脏腑，是诸脏腑之血脉管自此而始也。故曰五脏六腑所终始也。为肺能终始诸脏腑，是以诸脏腑之病，可于肺之寸口动脉候之，而寸口之动脉遂可分其部位而应诸脏腑矣。

西人谓：左右心房各有二，是心之体原四孔也。而《难经》谓心有七孔三毛。夫七孔之数既与心房之数不侔●，三毛之说又毫无形迹可征，此非中西之说显然不同乎？不知《难经》此节之文，多被注疏家误解。尝考古训，凡细微难察之物，恒比之于毛。《诗经》所谓"德辅如毛"●，孟子论目之明而极之于能察秋毫之

末，皆其明征也。盖人之心房虽只有四，而加心下血脉管及回血管与心相连之处，则为六孔矣。至心上血脉管、回血管与心相连之处，似又加两孔而同在一系之中，故古人仍以为一孔，是共七孔也。此言心之孔虽有七，所易见者只有四孔，其余三孔则如毛之微细而不易视察，所谓如毛之微细而不易视察者，实指血脉管与回血管连心之处而言也。

中说谓人之神明在心，故安神之药注重于心。西说谓人之神明在脑，故安神之药注重于脑，及观《内经》，知中西之说皆函盖其中也。《内经》脉要精微论曰："头者精明之府。"为其中有神明，故能精明；为神明藏于其中，故名曰府。此西法神明在脑之说也。《内经》灵兰秘典曰："心者君主之官，神明出焉。"所谓出者，言人之神明由此而发露也。此中法神明在心之说也。

● 侔（móu）：相等，齐。

● 德辅（yóu）如毛：德轻得像羽毛一样。指施行仁德并不困难，而在于其志向有否。

盖神明之体藏于脑，神明之用发于心也。如必执定西说，谓心脏惟司血脉之循环，于人之神明毫无关涉者，可仍即西人之说以证明之。

西人生理学家勿阿尼氏研究灵魂之结果，谓：灵魂者栖于人类各细胞中，其色浓紫，质不透明，比肉体重约千分之一，具运动之器官，能上达于地二百里以上之处，不待食物而生存，且具良心修养其正义亲切同情等之高等道德云云。其所谓各细胞中，其色浓紫、质不透明者，明明非灰白色之脑质髓与神经细胞可知矣；明明指循环系中之有色血液细胞更可知矣。又丁仲祜氏之译述西说也，谓细胞之功用能将血液内之营养料及空气分给全身；细胞又能服从性灵，而性灵亦能处处保护之。其所谓性灵，非即人之神明乎？心即为血液循环器之主，即可为细胞之主；而在保护细胞之性灵，自当以心为中枢。即西人之说而深为研究，与《内经》所谓"心者君主之官，神明出焉"者，何以异乎（此节采时贤蒋璧山氏说）。

中说谓肝左脾右，西说谓肝右脾左，此又中西显然不同处也。不知肝右脾左之说早见于《淮南子》，扁鹊《难经》亦谓肝在右（《难经》曰："肝之为脏，其治在左，其脏在右胁右肾之前，并胃，著脊之第九椎。"《金鉴》刺灸心法篇引《难经》有此二十五字，今本删去）。夫肝在右，脾自当在左矣。而医学家仍据肝左脾右以治病者，诚以肝虽居右，而其气化实先行于左，故肝之脉诊于左关。脾虽居左，而其气化实先行于右，故脾之脉诊于右关。按此诊脉治病则效，不按此诊脉治病则不效。若不信肝之气化先行于左，脾之气化先行于右之说者，更可以西人生理学家之言征之。

按：西人生理学家言，脾固居胃之左方下侧。然其与胃通也，乃从脂膜相连处右行，输送胃液腺于胃腑；其与膵通也，乃从脾尾端右行，输送制造血液之原料于膵脏；其与肝通也，乃从脾静脉右行，开口于肝门静脉，输送红色血球中之红色铁质于肝脏，为造成胆汁之料；其上与肺通也，乃右行假道于胃膜以入于十二指肠；其与周身通也，乃从脾动脉右行，开口于大动脉干，输送白血球于毛细管以达于身体内外诸部，无所不到。是脾之本体虽居于左，而其功用无不在于右，是则谓脾居于右，谁曰不宜。如肝固居于腹腔之右侧上部，而其吸收脾与胃中之血液以营提净毒质之作用者，乃由肝门静脉之大血管向左下方吸收而来也；且其既已提净之血液，乃由肝静脉之血管从肝脏之后缘而出，开口于大静脉，向左上方入大静脉干以达右心室，是肝脏血液循环之机能皆在于左，是则谓肝居于左，谁曰不宜（此节采时贤蒋璧山氏说）。《内经》谓："肾者作强之官，伎巧出焉。"所谓作强伎巧者，指其能生育而言也。西人则谓肾脏专司漉水，与生殖器毫无关涉。此又中西医学显然不同处也。然谓内肾与外肾不相关涉者，乃西人从前未定之论，非其近时实验之言也。夫中医之论肾，原取广义，非但指左右两枚也。今西人于生理学研究功深，能悟副肾髓质之分泌素（即自命门分泌而出与督脉相通者），有迫血上行之作用，名之曰副肾碱，是悟肾中真火之用也。又悟副肾皮质之分泌素（即自胞室中分泌而与任脉相通者），有引血下行之作用，名之曰确灵，是悟肾中真水之用也。既悟得肾中真火真水之作用，即当知肾之所以作强，所以伎巧，无非赖此水火之气以酝酿之、激发之、斡旋之，有如火车诸机轮之转动，莫不以水火之气为原动力也。

西人谓：中医不知有水道。不知西医之所谓水道，即中医之所谓三焦。其根蒂连于脊骨自下上数七节之处（其处即命门），在下焦为包肾络肠之脂膜，在中焦为包脾连胃之脂膜，在上焦为心下之脂膜，统名为三焦，能引水液下注于膀胱。《内经》所谓"三焦者决渎之官，水道出焉"者是也。夫《内经》即显然谓三焦为水道，何谓不知水道也。盖其名虽异，核其实则同也。

西人谓：中医不知有膵，不知古人不名膵而名为散膏。《难经》谓："脾重二斤三两，扁广三寸，长五寸，有散膏半斤。"散膏即膵也，为膵之质为胰子，形如膏，而时时散其膏之液于十二指肠之中，以消胃输于肠未化之余食，故曰散膏，为脾之副脏。至脾之正脏，《内经》谓其"为营之所居"，即西人脾能制白血球之说也。由斯知，凡古书言脾统血者，指脾之正脏而言也。凡言脾化食者，指脾之副脏散膏而言也。凡言脾色黄，脾味甘者，亦指散膏而言也。散膏与脾为一脏，即膵与脾为一脏也。且以西说考之，膵尾衔接于脾门，其全体之动脉又自脾脉分支而来，即按西说脾与膵亦可合为一脏也（此节采时贤高思潜氏说）。

又西人有精虫之说，似属创论。然其说不自西人始也。《小乘治禅病秘要经》曰："筋色虫，此虫形体似筋，连持子脏，能动诸脉，吸精出入，男虫青白，女虫红赤。"

又《小乘正法念处经》曰"十种虫行于髓中，有形于经中"云云。此是精虫之说始于印度，久入中国。章氏丛书杂录引而注解之，谓即胚珠，其说亦可为中说矣（此节采时贤杨如侯氏《灵素生理新论》）。且人为倮虫❶（人为倮虫之长）古书所载，以人资生之始为精虫，不亦理明词达乎。是西人精虫之说原非创论，无庸惊其新奇也。

试再以病论之。如内伤黄疸证（黄疸有内伤、外感之区别），中法谓系脾有湿热。西法谓系胆石杜塞胆汁入小肠之路；或胆管肿胀窒塞胆汁入小肠之路；又有谓小肠有钩虫者。而投以《金匮》硝石矾石散，莫不立愈。盖矾石能治脾中湿热，硝石能消胆中结石，二药并用又能除虫及胆管肿胀，是以无论脾有湿热，胆有结石，肠有钩虫或胆管因热肿胀，投以此方皆愈。仲景当制此方时原对于此四种病因立

---

❶ 倮（luǒ）虫：身无羽毛鳞甲的动物，古代常用以指人。

方，非仅对于脾中湿热立方也。且矾石为皂矾（《尔雅》名矾石为羽涅，又名为涅石，故知为皂矾），为其系铁与硫、氧化合而成，且又色青，故能入肝胆以敛胆汁之妄行，兼有以金制木之义。若但为治脾家湿热，何为不用白矾？后世不明古人制方之义，而但以治脾中湿热释之，是知其一而遗其三也。至明季喻嘉言出，深悟仲景之治黄疸，不但治脾，实兼治胆，遂于治钱小鲁之案中显然揭出，谓其嗜酒成病，胆之热汁满而溢于外，以渐渗于经络，则身目俱黄云云。其原案载所著《寓意草》中，彼时犹未见西人之说，而实与西人论黄疸之病因责重于胆者相符合也。

又如中风证，其人忽然眩仆，更或昏不知人，其剧者即不能苏复；其轻者虽能苏复，恒至瘫痪偏枯。西人谓此非中风，乃脑充血也。此又中西显然不同处也。不知此证名为中风乃后世医者附会之说，非古圣相传之心法也。《内经》谓："血之与气并走于上则为大厥，气反则生，气不反则死。"夫所谓厥者，即昏厥眩仆之谓也。大厥之证，既由于气血相并上走，其上走之极，必至脑充血可知，此非中西之理相同乎？至谓气反则生，气不反则死者，盖气反则血随气下行，所以可生；若其气上走不反，血必愈随之上行，其脑中血管可至破裂，出血不止，犹可望其生乎？细绎《内经》之文，原与西人脑充血之议论句句符合，此不可谓不同也。又《史记》扁鹊传所载虢太子尸厥，亦脑充血证。至扁鹊治之，亦知为脑充血证。观其未见太子，知其必耳鸣鼻张，盖知其脑部充血之极，其排挤之力可使耳中作鸣，鼻形翕张也。及其见太子也，则谓"上有绝阳之络，下有破阴之纽"，此盖言人身之阴阳原相维系，偶因阴纽破坏，不能维系其阴中之真阳，其阴中之真阳脱而上奔，更挟气血以上冲脑部，其充塞之极几至脑中之络破裂断绝，故曰上有绝阳之络也。此虽未明言脑充血，实不啻明言脑充血也。特是《内经》论大厥,但言病因,未言治法。扁鹊治虢太子尸厥,其本传所载者,系先用针砭救醒,后服汤药,其所服者亦未详何方。至西人对于此证虽有治法,亦难期必效。愚曾拟有建瓴汤方(载第三卷脑充血治法篇中),重用赭石、牛膝以引血下行,而辅以清火、镇肝、降胃、敛冲之品,用之救人多矣。其脑中血管破裂不至甚剧者,皆可挽回也。

试更以药论之,如石膏善退外感实热,为药中最紧要之品,而丁仲祜氏译西人之说竟谓石膏不堪列于药品,此又中西之说显然不同处也。然谓石膏不堪列入药品者,乃西人之旧说,至西人新出之说,实与其旧说迥异,而转与中说相同。何则?硫、氧、氢、钙,石膏之原质也。西人工作之时恒以硫氧钙为工作之料,迨工作之余,所剩之硫氧钙即结成若干石膏,较天生之硫氧氢钙石膏犹缺一原质未备,此等石膏原与煅石膏无异(石膏经煅则硫氧氢多飞去,其钙经煅又甚黏涩,可代卤水点豆腐,断

不可服),西人所谓石膏不堪入药者,指此等石膏而言也。迨其后用天生石膏,知其凉而能散,大有功效,遂将石膏列于石灰基中(石灰即钙),并将素所不信之中药两味亦列其中,是故碳氧石灰,牡蛎也;磷氧石灰,鹿茸角也;硫氧氢石灰,石膏也,西人皆精验其原质,而列为石灰基中要药。西人可为善补过矣,而笃信西法者,犹确守西人未定之初说,与中说相龃龉,何梦梦也。

又如黄连、龙胆,中说以为退热剧药,用之过量能损胃减食,至西人则皆以为健胃药,似又中西不同处也。然究其所以不同者,因西人以肉食为本,胃多积热,易至生炎(西人以红热肿疼为炎),二药善治其肠胃生炎,故善助其肠胃化食;至吾人以谷食为本,胃气原自冲和,若过服凉药致肠胃中热力不足,即难熟腐水谷,此中西论黄连、龙胆之所以不同也。然阅诸家本草,黄连能厚肠胃,其能助肠胃化食之理,即在其中;龙胆能益肝

胆，其能增补胆汁以为化食之资藉，又显然也。由斯知，中西之论药性，凡其不同之处，深究之又皆可以相通也。夫医学以活人为宗旨，原不宜有中西之界限存于胸中。在中医不妨取西医之所长（如实验、器械、化学等），以补中医之所短；在西医尤当精研气化（如脏腑各有性情及手足六经分治主六气等），视中医深奥之理原为形上之道，而非空谈无实际也。

人身神明诠

自神明在脑之说倡于西人，近今讲科学者鲜不谓其说至精至奥，为开天辟地之名论，而吾上古圣神犹未尝见及。此诚所谓以管窥天，以蠡测海者也。讵知神明在脑之说，吾中华医学早先西人数千百年而发明之，且其所发明者较西人尤为精奥，而于神明之体用，又能详细鉴别，各得其实际也。医学之书以《内经》为最古。《素问》脉要精微论曰："头者，精明之府。"夫精明即神明也。头即脑之外廓，

脑即头之中心点也。国家之货财藏于府，兹则名之为府者，确定其为神明所藏也。又《素问》灵兰秘典曰："心者君主之官，神明出焉。"细绎经文，盖言神明虽藏于脑，而用时实发露于心，故不曰藏而曰出，出者即由此发露之谓也。于以知脉要精微论所言者神明之体，灵兰秘典所言者神明之用也。斯义也可兼征之于《丹经》。夫《丹经》祖述黄帝，原与《内经》相表里，历代著作虽不一致，而莫不以脑中为元神，心中为识神。元神者无思无虑，自然虚灵也；识神者有思有虑，灵而不虚也。此中妙谛，慧心人可静参也。又可征之于字体。夫神明之用在思，"思"古文作"恖"，囟者脑也，心者心也，盖言心与脑神明贯通而后可以成思也。此与脑为元神，心为识神之义相符合，即与《内经》神明藏于脑而发于心之义相符合也。且更可征之于实验，神明为人身纯阳之物，阳者性热，脑藏神明故脑不畏寒；心为神明发露之处，过用其心者，神明常

常由心发露，故心恒发热，此则人人皆能自觉，为未经发明，是以觉而不察耳。由此可悟养生之道矣，凡人之享大年者，下元必常温暖，气血必常充足；人之神明固可由脑至心，更可以诚意导之而行于全身，是以内炼家有凝神入气穴之语。诚以孟子谓志能帅气，即神能帅气；神明照临之处，即真气凝聚之处。神气充足，丹田温暖，寿命之根自然壮固，神明之功用何其弘哉。

元气诠

人之始生也，絪缊化醇，胚胎初结，中间一点动气，似有脂膜绕护，乃先天资始之气，即气海（胸中为气海藏后天之气；此气海在脐下，外当气海穴，藏先天之气）中之元气也。此元气得母荫育，渐渐充盛，以生督任二脉；又渐渐充盛，其气冲开督脉，由后上升，复通于任脉，由前下降（内炼者所以务通督任以返先天），以生全身；迨至官骸脏腑皆备，肺能呼吸，遂接后天之根（后天生命之根在呼吸），而脱离母腹矣。特是同一元气也，其在先天之功用与后天之功用迥殊，何者？元气在先天，来源有自，故输其有余，与督任之脉常通以融贯全身，为十月养胎之用，其功用在于能施。元气在后天，来源既息，故保其所得，与督任之脉不通而坐镇中宫（以全身论气海当为中宫），握百年寿命之根，其功用在于能敛。夫地之中心有磁气，所以敛吸全球之气化，磁气即地之元气也。人身一小天地，由斯知人之元气，即天地间之磁气类也。其所以能镇摄全身之气化者，诚以全身之血脉皆含有铁锈，磁铁相恋，气化自固，此造化生成之妙也。然其气纯属先天，至精至微，不涉后天迹象；其气不但无形且并无质（空气扇之成风，电气阻以玻璃，是皆有质之验。惟磁气无质，触处透达，元气似磁气，故亦无质）。故一切补助气分之药，皆不能有益于元气。若遇元气之衰急欲涣散者，宜保护以收涩之品，以助其吸摄之力。是以拙著中所载病案，凡于元气之将脱者，必重用净萸肉四两，或兼用他药以辅之，即危至极点，亦能挽回，胜于但知用参、芪、术者远矣。

或问：参、芪、术皆为补气之品，子独谓其不能补助元气，是服之于元气毫无益乎？答曰：参、芪、术诸药皆补助后天气化之品，故救元气之将脱，但服补气药不足恃（喻嘉言谓：若气上脱者，但知重用人参，转令气高不返），惟以收敛之药为主，若萸肉、龙骨、牡蛎之类，而以补气之药辅之。其上脱者，宜辅以人参、赭石（人参得赭石能引气下行）；若阴虚不能系阳，更宜加熟地黄、生山药以滋阴。其下脱者，宜辅以人参、黄芪；若下焦泄泻不止，更宜加白术以止泻。此乃临时救急之法。至于欲补助元气于平时，当于静坐之时，还虚凝神，常于精明之府（《内经》谓头者精明之府），保此无念之正觉，如天道下济，光明仍然无心成化，久之元气自有充盛之候，此乃内炼家初步工夫。此时静坐之风盛行，不妨借之以辅药

饵之不逮也。

或问：人未生为先天，已生为后天，据子之说，将孩提之元气与成人之元气，其大小之量无以异乎？答曰：非也。所谓以未生为先天，已生为后天者，此大略言之也。若细分之，犹有先天之先天，先天之后天，后天之后天，后天之先天。所谓先天之先天者，未生以前是也。所谓先天之后天者，自初生以至成立是也。盖未生之前得母荫育，其元气固有日长之机；自初生以至成立，其全身日日充长，其元气亦即随之日日充长，其充长之时间虽在后天，而其自然充长之机能仍得之先天，故可以先天统之而为先天之后天。

所谓后天之后天者，人自成立以后，全身充长之机能既停，而白昼之动作云为，复劳心劳力以耗其元气，此诚后天之后天矣。所谓后天之先天者，其将睡未睡及将醒未醒、若有知若无知之时是也。盖斯时也，万虑皆空，神气归根，心肾相依，直与道家凝神入气穴景况无异，故于昼间元气之

消耗者亦能些些补助，为此时有自后天返先天之机，故可名之为后天之先天也。不但此也，人之呼吸循环，自然之天机也；为其为自然之天机，故亦有先天存乎其中，而能于元气稍有补益。藉曰不然，可征之儒者之读书与教员之宣讲。夫儒者当幼学之时，整日读书不辍，及长而谋举业，又必选诗文数百篇，日夜高声朗诵，未闻有伤气者；至为教员，其每日登堂宣讲之时间，远少于读书之时间也，其宣讲之声远小于读书之声也，乃至因宣讲而伤气者，竟往往有之，此固极精细之问题也。盖读书必有声调，当其呼气外出之时，必心力下降以镇其气，而后其声悠长，又必须丹田上升以助其气，而后其声高远，此际之一升一降而心肾交矣。内炼家会合婴儿姹女之功，即交心肾之功，亦即补助元气之功也，是读书者之于元气，旋伤而旋能补之，此所以不伤气也。至宣讲则但用胸中之气，其心气不降，肾气不升，有伤损而无补助，此所以多伤气也。由此推

之寻常呼吸，凡当呼气外出之时，其心肾亦必微有升降（每呼气外出之时，心必下降，肾必上升，是以内炼家有呼气为补之说，细心体会皆能自觉），虽升降之力甚微，心肾亦必相交而有益于元气。盖元气虽坐镇中宫统摄气化，而其统摄之力时时必需，即时时暗耗；端赖自然之呼吸，心降肾升，以息息补助，此造化之妙，纯为天机之自然，故亦可谓后天之先天。道书谓"呼吸分明了却仙"，诚为见道之言也。果参透呼吸升降之奥旨，顺呼吸之自然，而少加以人力主持，俾心降肾升之力息息互相凝结，有不延年益寿者乎？拙著《衷中参西录》第二卷敦复汤后，载有论吸升呼降之理，以辅药饵所不逮，用之治人多矣。其理原可与此互相发明，无非本呼吸之自然以推衍之也。

尝观《抱朴子》有炼气之法，先自鼻间吸气满腹，停片时，又自鼻间吸气少许，遂即自鼻间徐徐呼出所吸之气。气出时愈慢愈好，若以纸条粘鼻尖下，当鼻孔出气之时，其纸

不动方佳。愚向不知此法之用意，今乃知此即交心肾之功，亦即呼气为补之功。欲明此理者，可按此法行之，以默参心肾升降之机，自知愚言为不谬也。

或问：当今为科学时代，即谈医理，必须有切实征验，子谓元气有类磁气，或仍属想象之词乎？答曰：若以愚言为想象之词，试观《本草纲目》所载人魄之注解自明。盖人魄即人元气入地之所结，观其所结之质，黑而且坚如石炭（《纲目》谓如麸炭，《洗冤录》谓如石炭，麸炭即石炭之薄片），即其质有类磁石是其明征。磁石即磁气与地气化合而凝结者也，且人魄之为物，虽隔楼板数层必结于地下，又非磁气不能透达也。

大气诠

前所论元气，先天之气也。乃有其气本于先天，而实成于后天，其于全身至切之关系，有与元气同其紧要者，胸中大气是也。夫元气藏于脐下，为先天生命之根柢，道家

所谓祖气也。大气积于胸中，为后天全身之桢干，《内经》所谓宗气也。祖为一身之远命脉，宗为一身之近命脉，命脉虽有远近，其关于人身之紧要同也。而汉唐以下诸书，但知注重元气，不知注重大气。即偶言及，亦略而不详，于大气在人身之真作用，及大气下陷病之至危险，未尝竭力阐发。是盖未深研究《内经》之文，不知大气关于人身之紧要也。

今试取《内经》之文绎之。《灵枢·五味》篇曰："谷始入于胃，其精微者先出于胃之两焦，以溉五脏，别出两行，营卫之道。其大气之抟而不行者，积于胸中，命曰气海，出于肺，循喉咽，故呼则出，吸则入。天地之精气，其大数常出三入一，故谷不入，半日则气衰，一日则气少矣。"愚按：肺悬胸中，下无透窍，胸中大气包举肺外，上原不通于喉，亦并不通于咽，而曰出于肺，循喉咽，呼则出，吸则入者，盖谓大气能鼓动肺脏使之呼吸，而肺中之气遂因之出入也。所谓天地之精气，常出三

入一者，益谓吸入之气虽与胸中不相通，实能隔肺膜透过四分之一以养胸中大气，其余三分仍然吐出，即换出脏腑中浑浊之气（即西人所谓吸进氧气，呼出碳气之理），此气化之妙用也。至谓半日不食则气衰，一日不食则气少者，申明胸中大气虽可借天地之精气养之，然出三入一所得者甚少，故又兼资谷气以补助之也。然此篇专为五味养人而发，故第言饮食能养胸中大气，而实未发明大气之根源。愚尝思之：人未生时，皆由脐呼吸，其呼吸之原动力在元气，应无需乎大气，其胸中亦未有大气也。迨胎气日盛，脐下元气渐充，上达胸中而生大气，大气渐满，能鼓舞肺脏使之呼吸，即脱离母腹由肺呼吸而通天地之气矣。

至大气即宗气者，亦尝考《内经》而得之。《素问》平人气象论曰："胃之大络名虚里，贯膈络肺，出于左乳下，其动应衣，脉宗气也。"

按：虚里之络，即胃输水谷之气于胸中以养大气之道

路，而其贯膈络肺之余，又出于左乳下为动脉，是此动脉当为大气之余波，而曰宗气者，由是知宗气即是大气，为其为后天生命之宗主，故又尊之曰宗气。其络所以名虚里者，因其贯膈络肺，游行于胸中空虚之处也。

又《灵枢》客邪篇曰："五谷入于胃，其糟粕、津液、宗气分为三隧，故宗气积于胸中，出于喉咙，以贯心脉而行呼吸焉。"观此节经文，谓宗气亦积胸中，则宗气即为大气不待诠解。且与五味篇同为伯高之言，非言出两人，或有异同。且细审以贯心脉而行呼吸之语，是大气不但为后天诸气之纲领，并为全身血脉之纲领矣。

统观以上三节经文，可知大气关于人者之紧要矣。至发明其紧要之至，读之令人怵目惊心者，尤不在此数节也。《灵枢》五色篇，雷公问曰："人无病卒死，何以知之？"黄帝曰："大气入于脏腑者，不病而卒死。"夫人之膈上，心肺皆脏，无所谓腑也。经既统

言脏腑，指膈下脏腑可知。以膈上之大气入于膈下脏腑，则膈上无大气以鼓动肺脏之阖辟，其呼吸必然顿停，是以无病而猝死也。此乃胸中大气下陷之证也。夫大气下陷之证如此之重，其气果全数下陷者，诚难挽回。若其下陷或仅一半，其剧者或至强半，皆可挽回其下陷之气以复其本位。而伊古以来，竟无挽回大气下陷之方。诚以读《内经》者，于此节经文皆忽不加察。至王氏注《内经》，又但注《素问》而不注《灵枢》。及后世之注《内经》者，又妄谓此节所谓大气乃外感大邪之气。夫其人果外感邪气与无病之文不符，即所感之外邪甚重，亦必瞑眩数刻，又与猝死之文不符。从古至今无切实阐发此节经文者，盖因未明大气下陷之证，是以无治大气下陷之方也。

愚深悯大气下陷之证医多误治，因制升陷汤一方，载于三期第四卷（处方编中）。方系生箭芪六钱，知母三钱，桔梗、柴胡各一钱五分，升麻一钱。气分虚极下陷者，酌加人参数钱；或再加净萸肉数钱，以敛收气分之耗散，使已升者不至复陷更佳；若大气下陷过甚，至少腹下坠，或更作疼者，宜将升麻倍用二钱。

方中之义，以黄芪为主者，因黄芪既善补气，又善升气，且其质轻松中含氧气，与胸中大气有同气相求之妙用。惟其性稍热，故以知母之凉润济之。柴胡为少阳之药，能引大气之陷者自左上升。升麻为阳明之药，能引大气之陷者自右上升。桔梗为药中舟楫，能载诸药之力上达胸中，故用之为向导也。至气分虚极者酌加人参，所以培气之本也。或更加萸肉，所以防气之涣也。至若少腹下坠，或更作疼，其人之大气直陷至九渊，必需升麻之大力者以升提之，故又将升麻加倍。方中之用意如此。至随证活泼加减，尤在临证者之善变通也。升陷汤后，又有回阳升陷汤、理郁升陷汤二方，皆由升陷汤加减而成。此三升陷汤后，附载治愈之案二十余则，其病之现状，有呼吸短气者，有心中怔忡者，有淋漓大汗者，有神昏健忘者，有声颤身动者，有寒热往来者，有胸中满闷者（此因呼吸不利而自觉满闷，若作满闷治之立危），有努力呼吸似喘者（此种现状尤多，乃肺之呼吸将停，其人努力呼吸以自救，若作喘证治之立危），有咽干作渴者，有常常呵欠者，有肢体痿废者，有食后易饥者，有二便不禁者，有癃闭身肿者，有张口呼气外出而气不上达，肛门突出者，在女子有下血不止者，更有经水逆行者（证因气逆者多，若因气陷致经水逆行者曾见有两人，皆投以升陷汤治愈），种种病状实难悉数。其案亦不胜录。今惟即在奉治愈大气下陷之案，略登数则于下，以备考征。

西丰县张继昌，年十八九，患病数年不愈，来院诊治。其证夜不能寐，饮食减少，四肢无力，常觉短气。其脉关前微弱不起。知系胸中大气下陷，故现种种诸证。投以升陷汤，为其不寐，加熟枣仁、龙眼肉各四钱，数剂痊愈。

开原史姓女子，在奉天女子师范读书。陡然腹中作疼，呻吟不止。其脉沉而微弱。疑系气血凝滞，少投以理气之品，其疼益剧，且觉下坠，呼吸短气。恍悟其腹中疼痛原系大气下陷，误理其气则下陷益甚，故疼加剧也。急投以升陷汤，一剂即愈。

奉天大东关于氏女，出嫁而孀，依居娘门。其人善英文英语，英商在奉者，延以教其眷属。因病还家中，夜忽不能言，并不能息。其同院住者王子岗，系愚门生，急来院扣门，求为援救。因素为诊脉调药，知其大气虚损，此次之证，确知其为大气下陷，遂为疏方，用生箭芪一两，当归四钱，升麻二钱，煎服。须臾即能言语。翌晨舁至院中，诊其脉沉迟微弱，其呼吸仍觉短气。遂将原方减升麻一钱，又加生山药、知母各三钱，柴胡、桔梗各一钱，连服数剂痊愈。

按：此证脉迟而仍用知母者，因大气下陷之脉大抵皆迟，非因寒凉而迟也，用知母以济黄芪之热，则药性和平，始能久服无弊。

奉天小北关袁姓少妇，小便处常若火炙，有时觉腹中之气下坠，则炙热益甚。诊其脉关前微弱，关后重按又似有力。其呼吸恒觉短气，心中时或发热。知其素有外感伏邪，久而化热；又因胸中大气下陷，伏邪亦随之下陷也。治以升陷汤加生石膏八钱，后渐加至二两，服药旬日痊愈。

或疑大气下陷者，气不上达也，喘者，气不下降也，何以历述大气下陷之病状，竟有努力呼吸有似乎喘者？答曰：此理不易骤解，仍宜以治愈之案征之。

一少年因力田劳苦过度，致胸中大气下陷，四肢懒动，饮食减少，自言胸中满闷，其实非满闷乃短气也，粗人不善述病情，往往如此。医者不能自审病因，投以开胸理气之剂，服之增重。又改用半补半破之剂，服两剂后，病又增重。又延他医，投以桔梗、当归、木香各数钱，病大见愈，盖全赖桔梗升提气分之力也。医者不知病愈之由，再服时竟将桔梗易为苏梗，升降易性，病骤反复。自此不敢服药。迟延二十余日，病势垂危，喘不能卧，昼夜倚壁而坐，假寐片时，气息即停，心下突然胀起，急呼醒之，连连喘息数口，气息始稍续，倦极偶卧片时，觉腹中重千斤，不能转侧，且不敢仰卧，其脉乍有乍无，寸关尺或一部独见，或两部同见，又皆一再动而止，此病之危，已至极点。因确知其为大气下陷，遂放胆投以生箭芪一两，柴胡、升麻、净萸肉各二钱。煎服片时，腹中大响一阵，有似昏愦，苏息片时，恍然醒悟。自此呼吸复常，可以安卧，转侧轻松，其六脉皆见，仍有雀啄之象。自言百病皆除，惟觉胸中烦热，遂将方中升麻、柴胡皆改用钱半，又加知母、玄参各六钱，服后脉遂复常。惟左关三五不调，知其气分之根柢犹未实也，遂用野台参一两，玄参、天冬、麦冬（带心）各三钱，两剂痊愈。

盖人之胸中大气，实司肺脏之呼吸。此证因大气下陷过甚，呼吸之机关将停，遂勉强鼓舞肺气，努力呼吸以自救，其迫促之形有似乎喘，而实与气逆之喘有天渊之分。观此证假寐片时，肺脏不能努力呼吸，气息即无，其病情可想也。设以治气逆作喘者治此证之喘，以治此证之喘者治气逆作喘，皆凶危立见。然欲辨此二证，原有确实征验，凡喘证，无论内伤外感，其剧者必然肩息（《内经》谓喘而肩上抬者为肩息）；大气下陷者，虽至呼吸有声，必不肩息。盖肩息者，因喘者之吸气难；不肩息者，因大气下陷者之呼气难也。欲辨此证，可作呼气难

与吸气难之状，以默自体验，临证自无差谬。又喘者之脉多数，或有浮滑之象，或尺弱寸强；大气下陷之脉，皆与此成反比例，尤其明征。

升陷汤一方，不但愚用之有效也，凡医界同人用此方以治大气下陷者，莫不随手奏效。安东医士李亦泉，连用此方治愈大气下陷者数证，曾寄函相告。即非医界中人用此方以治大气下陷者，亦能奏效。

湖南教员席文介，因宣讲伤气，甚至话到舌边不能说出，看书两行即头昏目眩，自阅《衷中参西录》，服升陷汤十余剂而愈，曾登于杭州《三三医报》致谢。

凡我医界同人尚其于大气下陷证加之意乎。

西人谓：延髓能司肺脏之呼吸。细考所谓延髓者，在人之脑后连项，实督脉将入脑之处。因此处督脉稍粗大，其中所容髓质饱满，长约三寸，故名为延髓。脑神经实多由此分

支。其所谓延髓能司肺脏之呼吸者，即其脑髓神经能司全身运动之说也。然《内经》谓："上气不足，脑为之不满，耳为之苦鸣，头为之倾，目为之眩。"所谓上气者，即胸中大气上行，贯注于脑者也。由斯知延髓之功用，原在大气斡旋之中。设若胸中无大气，则延髓司呼吸之功能亦必立止。即使果如西人之说，肺脏呼吸延髓司之，而胸中大气实又为其司呼吸之原动力也。

论人身君火相火有先后天之分

道家以丹田之火为君火，命门之火为相火；医家以心中之火为君火，亦以命门之火为相火，二说各执一是，其将何以适从乎？不知君相二火，原有先天后天之分。所谓先天者，未生以前也。所谓后天者，既生以后也。因先天以脐呼吸，全身之生机皆在于下，故先天之君相二火在下。后天由肺呼吸，全身之功用多在于上，故后天之君相二火在上。盖当未生之前，阳施阴受，胚胎之结先成一点水珠（是以天一生水）；继则其中渐有动气，此乃脐下气海（后天之气海在膈上，先天之气海在脐下），而丹田之元阳即发生于其中（元阳是火，是以地二生火）；迨至元阳充足，先由此生督任二脉，命门者即督脉入脊之门也，是以其中所生之火与丹田之元阳一气贯通，而为之辅佐，此道家以丹田之元阳为君火，以命门所生之火为相火论先天也。至于后天以心火为君火，自当以胆中寄生之火为相火。是以《内经》论六气，只有少阳相火，而未尝言命门相火。少阳虽有手足之别，而实以足少阳胆经为主。胆与心虽一在膈上，一在膈下，而上下一系相连，其气化即可相助为理。此《内经》以心中之火为君火，以胆中寄生之火为相火之理论后天也。夫水火之功用，最要在熟腐水谷，消化饮食。方书但谓命门之火能化食，而不知脐下气海，居于大小肠环绕之中，其热力实与大小肠息息相通，故丹田之元阳尤能化食。然此元阳之火与命门之火所化者，肠中之食也。至胃中之食，则又赖上焦之心火，中焦之胆火化之。盖心为太阳之火，如日丽中天，照临下土，而胃中之水谷遂可借其热力以熟腐。至于胆居中焦，上则近胃，下则近肠，其汁甚苦纯为火味，其气入胃既能助其宣通下行（胃气以息息下行为顺，木能疏土，故善宣通之），其汁入肠更能助其化生精液（即西人所谓乳糜）。是以愚治胃中热力不足，其饮食消化不良，多生寒痰者，则用药补助其上焦之阳。方用《金匮》苓桂术甘汤加干姜、厚朴，甚者加黄芪。台湾医士严坤荣代友函问二十六年寒痰结胸，喘嗽甚剧，为寄此方治愈，曾登杭州《三三医报》第一期致谢。盖桂枝、干姜并用，善补少阴君火；而桂枝、黄芪并用，又善补少阳相火（即胆中寄生之相火）也。其肠中热力不足，传送失职致生泄泻者，则用药补助其下焦之阳。方用《金匮》肾气丸，加补骨脂、小茴香。盖方中桂、附之热力原直趋下焦，而小茴香善温奇经脉络，奇经原与气海相绕护也；补骨脂之热力原能补下焦真阳，而又能补益骨中之脂，俾骨髓充足，督脉强盛，命门之火自旺也。

脑气筋辨（脑气筋亦名脑髓神经）

西人谓：人之知觉运动，其枢机皆关于脑气筋，此尤拘于迹象之谈，而非探本穷源之论也。夫脑气筋者，脑髓之所滋生也，《内经》名脑为髓海，所谓海者乃聚髓之处，非生髓之处。究其本源，实由于肾中真阳、真阴之气酝酿化合以成，至精至贵之液体缘督脉上升而贯注于脑者也。盖肾属水，水于五德为智，故善知觉；肾主骨，骨为全身桢干，故善运动，此乃脑气筋先天之本源也。至于后天之运用，则又全赖胸中大气（即宗气）。《内经》谓："上气不足，脑为之不满，耳为之苦鸣，头为之倾，目为之眩。"夫上气，乃胸中大气由任脉而上注于脑之气也。设或大气有时辍其贯注，必即觉脑空、耳鸣、头倾、目眩。此时脑气筋固无恙也，而不能效其灵者何也？盖胸中大气，原能保合脑中之神明，斡旋全身之气化，是以胸中大气充足上升，而后脑气筋始能有所凭借。此非愚之出于想象而凭空拟议也，曾有实验二则，详录于下以备考征。

友人赵厚庵，邑诸生，其丁外艰时，哀毁过甚，忽觉呼吸之气，自胸中近喉之处，如绳中断。其断之上半，觉出自口鼻，仍悬于囟门之上。其下半，则觉渐缩而下，缩至心口，胸中转觉廓然，过心以下，即昏然罔觉矣。时已仆于地，气息全无，旁人代为扶持，俾盘膝坐，片时觉缩至下焦之气，又徐徐上升，升至心口，恍然觉悟；再升至胸，觉囟门所悬之气，仍由口鼻入喉，与上升之气相续。其断与续皆自觉有声，仿佛小爆竹，自此遂呼吸复常。后向愚述其事，且问其所以然之故。因晓之曰：此乃胸中大气下陷，而复自还也。夫大气者，积于胸中，资始于先天元气，而成于后天水谷之气，以代先天元气用事，能保合神明，斡旋全身，肺脏阖辟呼吸之中枢尤其所司。子因哀毁过甚，饮食不进，大气失其所养而下陷，呼吸之中枢顿停，所以呼吸之气中断，于是神明失其保合而昏，肢体失其斡旋而仆矣。所幸先天元气未亏，即大气之根柢尤在，所以下陷之后仍能徐徐上升自还原处。升至于心而恍然醒悟者，心中之神明得大气之保合也。升至胸中觉与外气相续者，肺脏之呼吸得大气能自如也。时愚行箧中带有《衷中参西录》未梓稿，因出示之，俾观升陷汤后诠解及所载医案。厚庵恍然悟会曰：十余年疑团存于胸中，一朝被君为消去矣。

又，沧州中学校学生董炳文，吴桥人，气分素虚。教员教以深呼吸之法，谓能补助气分。其法将身躯后挺，努力将胸中之气下压，以求胸中宽阔，呼吸舒长。一日因用力逼压其气过甚，忽然仆地，毫无知觉，移时似觉呼吸不舒，尤不自知其仆也。又须臾呼吸方顺，乃自知身仆地上。此因胸中大气下陷，而呼吸、知觉、运动一时并已，则大气之关于脑气筋者，为何如哉。由斯观之，脑气筋先天之本源在于肾，脑气筋后天之赖以保合斡旋者在胸中大气，其理固昭然也。

西人于脑气筋虚者，但知用药补脑，而卒无一效，此诚昧乎《内经》脑为髓海及上气不足则脑为不满之理，西人生理之学虽精，较之《内经》，不又迥不如哉。吾人临证遇有脑气筋虚而欲培养补助之者，尚能究其本源与其功用之所以然乎。

三焦考

三焦为手少阳之腑。既名为腑，则实有其物可知。乃自汉唐以还，若《伤寒》《金匮》《千金》《外台》诸书，皆未明言三焦之形状，遂使后

世数千年暗中摸索，莫衷一是。至唐容川独有会心，谓三焦即网油，其根蒂连于命门，诚为确当之论。而医家仍有疑议者，因唐氏虽能确指出三焦，而未尝博采旁引，征明油网确系三焦也。愚不揣固陋，为特引数则以证明之。

《内经》论勇篇谓："勇士者，三焦理横；怯士者，三焦理纵。"夫三焦之理，既明明可辨其横纵，则其理之大且显可知。而一身之内，理之大且显著，莫网油若也。此三焦即网油之明征也。又《内经》胀论篇谓："三焦胀者，气满皮肤中，轻轻然而不坚。"夫所谓皮肤中者，腠理之膜也。人身之膜，原内外纵横，互相通贯。网油为膜之最大者，故网油有胀病，可外达于腠理。此亦三焦即网油之明征也。

又《内经》本脏篇谓："密理厚皮者，三焦膀胱厚；粗理薄皮者，三焦膀胱薄；疏腠理者，三焦膀胱缓；皮急而无毛者，三焦膀胱急；毫毛美而粗者，三焦膀胱直；稀毛者，三焦膀胱结。"夫三焦既

可辨其厚、薄、缓、急、直、结，则实有其物可知。且其厚、薄、缓、急、直、结皆与膀胱并论，则三焦亦如膀胱之以膜为质，且与膀胱相连可知。而以膜为质与膀胱相连者，即网油也。此又三焦即网油之明征也。

又《内经》以三焦为手少阳之腑，与心包为手厥阴之脏者相配偶。凡相偶之脏腑，其经络必然相连，而心胞亦系脂膜，与网油原相连络。此亦三焦即网油之明征也。

又扁鹊谓，肾间动气为三焦之原。夫肾间动气之处即相火也。为网油即是三焦，其根蒂与命门相连，故命门中之动气，可为三焦之原也。

又王叔和《脉经》，相火、三焦、心胞之脉皆诊于右尺，后世论脉者多非之。及观唐氏三焦即网油，其根蒂连于命门之说，乃知三焦与心胞皆与相火同生于命门，故可同诊于右尺。叔和晋人，去古未远，其著《脉经》，定有师传，必非凭空拟议。先贤后贤，合符同揆，《脉经》得唐氏之说而

《脉经》可信，即唐氏之说征以《脉经》之部位而亦可确信也。

又王勋臣谓：尝验剖解物类者，若在甫饮水之后，其网油中必多水铃铛；若非在甫饮水之后，其网油中即少水铃铛。是知网油为行水之道路，西人亦谓水道即是网油。征之《内经》"三焦者决渎之官，水道出焉"之文，不益明三焦即是网油乎！

又徐灵胎谓：《内经》言三焦者不一，皆历言其纹理厚薄与其出入贯布，况既谓之腑，则明是藏蓄泌泻之具。但其周布上下，包括脏腑，非若五腑之形各自成体也。观徐氏之论三焦，虽未明言三焦即是网油，而究其周布上下，包括脏腑，非若五腑之形各自成体数语，尽形容出网油之状，特当时无网油之名词，故未明言出网油即三焦耳。徐氏于医学考核最精，其所言者，固非无根据而虚为拟议也。

又陈无择谓：三焦是脐下脂膜。是明指网油为三焦矣。特其所言脐下脂膜惟系下焦

耳。然观书之法，不可以辞害意❶。由此推之，则包脾络胃之脂膜即中焦，心下膈膜及连络心肺之脂膜即上焦矣。统观以上八则，三焦之为网油不诚信而有征乎。

少阳为游部论

人身之三阳经，外太阳，里阳明，介于太阳阳明之间者为少阳，人之所共知也。及观《内经》热论篇论外感之来，"一日巨阳受之（巨阳即太阳），二日阳明受之，三日少阳受之"，其传经之次第，又自太阳而阳明，自阳明而少阳者，何也？盖人身十二经，手足各六，其他手足同名之经，原各有界限，独少阳《内经》谓之游部。所谓游部者，其手足二经，一脉贯通，自手至足，自足至手，气化流行而毫无滞碍也。诚以少阳主膜，人身之膜发源于命门，下为包肾络肠之膜，上为包脾连胃之膜，又上为膈膜及连络心肺之膜，此为上中下三焦。由膈膜而下连两胁为护板油之膜，又由膈膜而外出为人身肥肉瘦肉

中间之膜，又外为皮内腠理之膜。胁下板膈之膜，为足少阳经，以胆为腑者也（是以胆皮亦膜体）。肥肉瘦肉间之膜与皮内腠理之膜，为手少阳经，以三焦为腑者也。由是知位次介于太阳阳明之间者，指手少阳而言；传经在太阳阳明之后者，指足少阳而言。为其为游部，故手、足少阳可并为一经，而其部不在一处也。斯议也，可征之《伤寒论》。

其百四十九节云："伤寒五六日，呕而发热者，柴胡证，而以他药下之，柴胡证仍在者，复与小柴胡汤，必蒸蒸而振，却发热汗出而解。"夫小柴胡汤之功用，原借少阳之枢转，将胁下板油中伏藏之邪，俾其上升透膈发出。故小柴胡汤系和解之剂，原非汗解之剂。而此节经文谓由汗解者，诚以误下后，胁下所聚外感之邪兼散漫于三焦，因三焦为手少阳之腑，此时仍投以小柴胡汤以和之，则邪之散漫于

❶ 以辞害意：因拘泥于辞义而误会或曲解作者的原意。

· 23 ·

三焦者，遂可由手少阳外达于经络以及皮肤作汗而解；而其留于胁下者，亦与之同气相求，借径于手少阳而汗解，故于汗出上特加一"却"字，言非发其汗而却由汗解也。其汗时必发热蒸蒸而振者，有战而后汗之意。盖足少阳之病由汗解原非正路，乃至服小柴胡汤后，其胁下之邪欲上升透膈，因下后气虚不能助之透过，而其邪之散漫于手少阳者且又以同类相招，遂于蓄极之时而开旁通之路，此际几有正气不能胜邪气之势，故有蒸热振动之景象。此小柴胡汤中必有借于人参之补益正气，以助其战胜之力。细审此节文义，手、足少阳原当并为一经，以遂其游部之作用无疑也。

又可征之疟疾。夫疟疾虽不在一经，而究以足少阳为疟疾伏藏之处，故久病疟者其胁下恒结为疟母（西人谓系脾脏胀硬，然实有若肝积、肥气之类，不必皆为脾之胀硬也）。其证发动之时，外与太阳并则恶寒，此太阳当指太阳之经言（为其周身寒战，其背之恶寒尤甚，显系太阳经病也）；内与阳明并则发热，此阳明当指阳明之腑言（为其表里壮热，渴嗜凉水，显系阳明腑病也）。夫与阳明胃腑相近处者，原为足少阳经之板油。为其相近，是以相并。至与太阳经相近能相并者，惟手少阳腠理之膜。是知疟邪之发动，必自足少阳经达于手少阳经，而后能与太阳之经相并。其继也，又必自手少阳经返于足少阳经，而后能与阳明之腑相并。疟邪寒热之往来，原贯串有手、足少阳二经，无所界限，则手、足少阳二经，诚可统同论之，而无事过为区别也。且其所以为游部者，不但因二经相贯通也，人身之脏腑凡有不相贯通之处，此二经皆联络之而使之贯通，少阳为游部之功用何其弘哉。

《左传》"肓之上，膏之下"解及病在膏肓之治法

《素问》刺禁篇曰："膈肓之上中有父母"（父母指胸中大气言），是肓即膈也。又

《灵枢》九针十二原论曰："膏之原出于鸠尾。"夫鸠尾之内即肓膜，乃三焦之上焦，为手少阳之腑，与手厥阴心包脏腑相连，互为配偶。心包者即心肺相连之系，上有脂膜下垂，脂即膏也。为此系连于膈，自下而上，故曰"膏之原出于鸠尾。"言鸠尾而不言膈者，因鸠尾在外易见也。《传》既云"居肓之上，膏之下，"是其病定在胸中无疑，特是胸中之地，大气之所贮藏也，虽不禁针，然只可针二三分，不敢作透针以泻大气，故曰"攻之不可"。其外又皆硬骨卫护，不能用砭，故曰"达之不及"。又其处为空旷之府，上不通咽喉，下有膈膜承之，与膈下脏腑亦不相通，故曰"药不至焉"。所以不可为也，不知胸中之疾，当以调补胸中大气为主。后数百年张仲景出，其治胸痹也，有"大气一转，其气乃散"之语，其识见诚出秦缓之上。盖人之胸中无论何病，能调补其胸中大气，使之充畅无病，诸病自化。秦缓当日不知出此，竟诿为不治。迨其

后，晋景公因胸中之病伤其大气，至觉腹胀则大气陷至腹矣。因腹胀而入厕，大气陷至魄门矣，此所以入厕不返也。欲明此段理解，参看《衷中参西录》第四卷（处方编中）升陷汤后诠解及附载诸案自明。

答人问膜原

人腹内之膜，以三焦为最大，其膜根于命门，在下焦为包肾络肠之膜，在中焦为包脾连胃之膜，在上焦为膈膜及连络心肺之膜，此腹中之膜也。至身上之膜，肥肉瘦肉间之膜为半表半里之膜，与皮肤相连之膜为在表腠理之膜，此二处之膜皆以三焦为腑，即以三焦之膜为源，古"原"字即"源"字也。由是论之，三焦之膜统可名之为膜原。而《内经》之所谓膜原，实指上焦膈膜而言，何以知之？凡外感之来，大抵先侵上焦，故《内经》谓其"横连膜原"；中、下两焦之膜，其纹理大致皆纵，惟膈膜则旁连四围，故其纹理独横，而外感之伏于其处

者，亦遂与之横连也。

答人问泌尿道路

人之饮入于胃，上下四旁敷布以灌溉濡润诸脏腑，而其灌溉濡润之余，除化气、化汗之外，皆下归于膀胱而为小便，是以胃者小便之源，膀胱者小便之委，犹黄河之播为九河，其下又同为逆河也。今特即管见所及，缕析条分，以列于下。

《内经》谓："饮入于胃，游溢精气，上输于脾，脾气散精，上归于肺，通调水道，下输膀胱。"盖胃中之食，必得水气濡润始能酿为精液。经不曰精液而曰精气者，言精液之中含有气化也。此精液既成之后，可于脾胃相连之处（《内经》谓脾胃相连以膜），输入脾中，借脾气之散，以上达于肺；复由肺下降，以灌溉诸脏腑，而当其下降之时，即分泌水饮之含有废质者，循三焦之脂膜以下归膀胱。

又《内经》谓："食气入胃，散精于肝，淫气于筋。"所谓精者，亦水饮与食气酝酿而成。盖胃有肝膈大筋与之相连，而饮食所化之精液，遂得缘筋上之脂膜以输于肝，分润诸筋（肝主筋故能自肝分润之）。而其含废质之水饮，遂循肝系下注，缘下焦脂膜归于膀胱。二节经文虽有饮入于胃，食入于胃之不同，究之皆饮与食化合之精液，由肝脾以散布于周身也。

又《内经》谓："食气入胃，浊气归心，淫精于脉。"盖浊气者，即水气含有食物之精液者也。所谓淫精于脉者，以心主脉也。此即西人所谓微丝血管能吸胃中水饮之理。盖水饮被微丝血管吸去，随血脉之循环以注于心，助心酿成血中明水，以养赤白血轮，而所余之水亦多含有废质，由回血管下行至肾，由肾漉过，归于膀胱。

又《内经》谓："胃之大络，名虚里，贯膈络肺。"按虚里之络为胃腑通于胸肺之道路。其贯膈也，胃中谷气可缘之上升以养胸中大气；其络肺也，胃中水气可缘之上升以润肺化气。此由中焦如沤，以成

· 26 ·

上焦如雾也。迫至雾气润泽，复化为水而下注，循三焦以归于膀胱，则又下焦如渎矣。此与脾气散精节所谓通调水道下归膀胱者，其分泌之道路同也。

又饮食入胃以后，经胃中酸汁（似稀盐酸）酝酿，化为稀糜，输于小肠，其中原多含水气，迫至此水助小肠酿成乳糜汁后，已归无用，即从乳糜管中透出，循下焦脂膜以归于膀胱。上共六则，泌尿之道路大约不外此矣。

或问：王勋臣言胃腑幽门之左寸许，有一门名津门，津门上有一管名津管，其处胃体甚厚，四围靠挤缩小，所以水能出而食不能出。观子所著《衷中参西录》中，亦间取王氏之说，今论泌尿道路而独未言及津门，岂王氏之说难确信欤？答曰：津门之说，《内经》未言，西人剖解家亦未尝言。愚曾用猪胃扎其下口，满注以酒，复扎其上口，煮烂熟作药用，未见其酒外出，其无显然出水之门可知。夫猪之胃无显然出水门户，自能消水，而人之胃必显然有出水门户，始能消水，是人胃体质之粗疏，转不若猪胃之精妙矣。又西人剖解之初，偶见胃有穿孔者，当时以为致死之由，后乃知为胃中酸汁所化。因酸汁之性能化死肉，不能化活肉，故人生前之胃不畏酸汁，而死后之胃畏酸汁也。由是而论，王氏所言之津门，焉知非为酸汁所化之孔乎？

或问：西人合信氏谓，饮入于胃，被胃中微丝血管吸去，引入回血管，过肝入心，以布于周身，自肺达出为气，自肤渗出为汗，余入膀胱为溺。今子则谓水饮过肝后无事入心，而即可由肝下达膀胱，果何所据而云然乎？答曰：《内经》谓肝热病者，小便先黄。又谓肝壅，两胠（胁也）满，卧则惊悸，不得小便。且芍药为理肝之主药，而最善利小便，又肝木气臊，小便之气亦臊，是皆其明征也。况肝脉原下络阴器，连于下焦。由是观之，是水饮由胃入肝，原可直达于膀胱也。且西人谓回血管之尾与肾中溺管相接，回血管之水即用此透过肾脏，达于膀胱。夫回血管中水饮，若过肝之后皆上行入心，而实无自心复下行之回血管（凡回血管皆自他经收回心部），水饮又何能由之以达于肾乎？是知水饮由回血管入肾者，必其过肝之后，未尽随上行之回血管归心，而即随自肝下行之回血管归肾也。盖西人此段议论原属约略未详之词，愚特于其未详者代为阐发耳。

答方寄斋问《黄庭经》后有幽阙前有命门

《内经》《灵枢》两言命门，一在根结篇，一在卫气篇，皆明言命门者目也。至下焦之命门，《内经》实未言及。惟《素问》刺禁篇有七节之旁中有"小心"之语，似实指命门之处。其中有少火为心火之相（故曰相火），代心行化，以散布于周身，是以谓之"小心"。其所生之火，居两肾之间，有一阳陷于二阴之象，结为坎卦，以总司下焦水火之气。是命门者，诚如君之所言，两肾中间一窍，其中有动

气者是也。《难经》谓右肾为命门者非是。至《黄庭经》所谓后有幽阙者，实亦指贴脊之动气处而言；所谓前有命门者，指脐下气海而言。其中藏有元气，为人生命之本源，故丹家重之曰命门，尊元气为祖气，借之以修内丹。其处原与贴脊动气处前后相映，复一脉贯通，故《黄庭经》对待言之。尝考针灸图，任脉有气海、石门两穴，皆内当气海之处，而石门又名命门，是命门即气海之明征也。

答刘希文问外肾与睾丸与何脏有密切之关系

人体之实验，西人最精。然西人谓内肾但能漉水，不能化精，与外肾之作强毫无关涉，此呓语也。盖西人但知重实验，而不知重理想；但知考形迹，而不知究气化。故西人论内肾、外肾及睾丸之缔造，历历如在目前，而所详者惟血脉管也，回血管也，精管也，溺管也，除诸管之外而别无发明也。彼盖见外肾精管与内肾绝不相通，故直断其不相涉

也。夫人之胚胎初结，天一生水，肾脏先成，左右两枚皆属于水。而包肾之脂膜连于脊骨十四节处（自下数七节处），是为命门，中生相火，位居两肾之间。两肾属阴，通任脉而主水；相火属阳，通督脉而主火（督脉即从命门入脊）。合为坎卦，以总司下焦水火之气。而下焦之精、血、溺诸管，得此水火之气主宰之，而后能各尽其用，犹如火车一切诸机轮之运转，皆水火之气所鼓动也。西人能创造火车，借水火之气以成其利用，而不知人身之利用亦在水火。因人身水火之气原非剖验所能见，而又不能默契精微，参以理想，故但循其迹象而竟谓内肾与外肾不相涉也。且西人谓精系血之所化，然非血自能化精，必借肾与命门水火之气以酝酿之也。

按： 西人谓精为血之所化，语甚肤浅。夫生精之处在大肠之前，膀胱之后，有脂膜两片相并，男为精室，女为血室，其脂膜与脐下气海相连，前任后督相通。任脉输血藏于其中以滋润下焦诸经络。气海中所藏之气，先天之元阳，即先天之君火也，有时其气发动，命门相火亦随之而动，则外肾勃兴。此时脑中元神自有知觉，若因此知觉欲念一生，元神即随督脉下降至精室与元气会合而化精，此精室之血所以能化精之实际也。为精为元神元气之所化合，故在人身最为宝贵。以此生育子女，传我血脉，即以传我性灵。试当房事将泻身时，脑中必有异常之感觉，此上下相关之实验也。

至睾丸，西人谓系藏精之所。又谓精虫不运动于睾丸所分泌之精液中，必与其他生殖器腺所分泌之精液相混而后运动。由是而论，是睾丸所藏之精液，非即成为媾精之精也。盖睾丸之脉，前入腹通于气海，后入脊达于脑部（观《洗冤录》谓因伤睾丸致命者，其脑顶必红透血色是其明征），实脑部与气海之气化抟结之处，以助肾脏之作强。其中所藏之液，实为留恋气化之用（凡真气所藏之处，必有精液涵濡以留恋之）。是以睾音高，即皋字之变体，训同膏字，谓其中有膏油也。若所藏者纯系媾精之精，则古人不当名为睾丸，宜名为精丸矣。况精室为化精之所，原可直达于外肾，精管何必若是之纡回曲折而取径于睾丸乎。至唐容川谓系射精之机，亦助肾作强之一端也。

答人问胞室子宫气海儿枕

胞室即子宫也。在膀胱之后，大肠之前，有脂膜两片相合，其中即为胞室，其系连于命门。命门者在脊椎自下数第七节（在七节之旁左右各有一孔），胞系连于其处，即由命门上通于督脉，督脉者即脊髓袋也（凡物有脊梁者皆有此袋）。此胞室之脂膜在腹中又上连任脉，任脉者何？即心、肺、肝相连之总系也。此胞室男女皆有，男子督脉之髓注于此而化精；女子任脉之血注于此而化月信。究之男女生育之真种子，皆赖督、任之气化同到胞中，唯男以督为主，女以任为主耳。特是命门处之脂

膜，不但与胞室相连也，包肾之脂膜亦与之相连，脐下气海之脂膜亦与之相连。气海之形状，如倒提鸡冠花，故俗名之为鸡冠油，此乃人生起点之处，当男女媾精之始，在女子胞中先结成一点水珠，此珠久久渐有动气，即气海也。由气海而生督、任二脉，一行于前，一行于后，以生全身。至胞室之脂膜，原督、任二脉相合而成，故与督、任及气海皆相贯通，遂为男以化精，女以系胞之要脏矣（《金匮》所言脏躁之脏即指此）。或有疑《内经》之所谓气海者在膻中，膻中者膈上也，何以气海又在脐下？不知气海有先天、后天之分，膈上之气海，后天之气海也，中所藏者大气，《内经》又名之曰宗气；脐下之气海，先天之气海也，中所藏者元气，《丹经》又名之曰祖气。为由先天而生后天，所以一为祖，一为宗也。且先天之呼吸在脐，是以气海居下；后天之呼吸在肺，是以气海居上也。至儿枕作疼之说，原属荒谬之谈，不过产后瘀血作疼，是以

后世本草谓山楂善治儿枕作疼，以其善化瘀血也。若果有儿枕，何以儿枕时不疼，而不枕时转疼乎？明乎此理，则其说不攻自破矣。

答陈董尘疑《内经》十二经有名无质

天下之妙理寓于迹象之中，实超于迹象之外，彼拘于迹象以索解者，纵于理能窥其妙，实未能穷其极妙也。如九十六号（绍兴星期报）陈董尘君，因研究剖解之学者于十二经之起止莫能寻其迹象，遂言《内经》所言十二经无可考据。非无据也，因其理甚玄妙，超于迹象之外，非常识所能索解也。夫《内经》之《灵枢》原名《针经》，故欲究十二经之奥妙，非精针灸者不能得其实际。愚于针灸非敢言精，而尝与友人卢显章（辽阳人，最精针灸，得之祖传）谈及此事，显章谓斯可即余针愈疔毒之案以征明之。

庚申八月间，族妹左手少阳经关冲穴生疔，至二日疼甚，为刺耳门二穴立愈。关冲为手少阳经之所起，耳门为手少阳经之所止也。又辛酉七月中，族中男孙七岁，在右足太阴经隐白穴生疔，三日肿至膝下，疼甚剧，取右三阴交及公孙二穴刺之，立愈。隐白穴为足太阴经之所起，公孙、三阴交为足太阴经之所历也。设若刺其处仍不愈者，刺太阴经止处之大包穴，亦无不愈矣。又于辛酉八月间，本村田姓妇在手阳明二间穴生疔，肿过手腕，为刺曲池、迎香二穴，当时疼立止，不日即消。二间虽非阳明经起之处，距经起处之商阳穴不过二寸，曲池则经历之处，迎香则经止之处也。又于九月中，第四中学学生吴贵春，在手太阳经大渊穴生疔，红肿之线已至侠气户，木不知疼，恶心呕吐，诊其脉象洪紧，右寸尤甚，知系太阴之毒火所发，为刺本经尺泽、中府及肺俞，患处觉疼，恶心呕吐立止，红线亦立回，半日痊愈。太渊距本经起处之少商穴不过三寸强，中府则本经之所起也，尺泽则本经之所历也，肺俞则本经之所注也。

由是观之，疗生于经之起处，刺经之止处；生于经之止处，刺经之起处，皆可随手奏效。则经之起处与止处非有一气贯通之妙，何以神效如是哉。夫电线传电，西人所创造也，其法可为妙矣，然犹有迹象可寻，犹不若无线电之妙之尤妙；十二经之起止贯通其犹无线电乎。夫西人能穷究天地之气化而为无线电，而不能穷究人身之气化而作针灸，诚以天地之气化明而显，人身之气化隐而微也。由是而论，吾中华医学贻自开天辟地之圣神，其精到之处原迥出西人之上，而欲以西人形迹之学以求吾中医至奥之理，庸可得乎。世之轻弃国粹而笃信西法者，尚其深思愚言哉。

报驳左肝右脾解者书

阅庚申冬《绍兴医药学报》，有褚君渊明驳拙拟左肝右脾之解，谓引证之四条皆不足凭。第一条驳日绕地而行之说，谓非日绕地乃地绕日也，是笃信西人之说也。若以西人之说为真可信，鄙人将有所疑问。若果能切实明晰答此疑问，以后三条鄙人必详细答复。若不能答此疑问，是鄙人之引证皆对，所驳者为妄驳，其余诸条亦无暇再答复矣。

西人谓：地球运动有二种，一以南北极为轴，每昼夜旋转一次，谓之自转；一以太阳为中心，而自循轨道进行，一年绕日一周，谓之公转。

西人又谓：日轮之大，其直径八十六万英里（一英里约为华里之三倍），大于地球一百三十五万五千倍有奇，距地约九千二百八十九万七千英里。夫北极为不动之恒星，中西所共认也。南行二百里测北极即低一度，北行二百里测北极即高一度，人之所共知也。乃西人又谓日亦恒星不动，地绕之而行。将平绕之乎？则或在日南或在日北，其南北相距之点当为一万八千六百六十五万四千英里（数为日距地之二倍加日径）。将斜绕之乎？则或斜而上或斜而下，其上下斜绕之点亦应如前数。天地面相距二百里视北极即差一度，而地球自行一万八千六百六十五万四千英里，人在地之一处望北极者，其终岁高低之度竟无少差，此何故也？

人之视物远则小，近则大，即仰观星宿亦然，人之所共知也。地若果绕日而行，将绕至日南，与北极之距离即远一万八千六百六十五万四千英里（数为日距地之二倍加日径），绕至日北，与北极之距离即近一万八千六百六十五万四千英里（或平绕或斜绕约皆相仿），地与北极距离之差其或远或近若斯之多，何以人立地之一处，终岁视北极，其悬象之大小无少改易乎？

再者，地果绕日而行，则当其绕日而南之时，人在地上望北极，必为日轮所隔；即斜绕之，或偏上偏下，北极不至正为日轮所隔，而北极之光亦必为日光所夺，何以人居赤道北者（赤道南有不见北极之处），终岁之夜无不见北极乎？

鄙人之友苏明阳君，《天地新学社》主人也，曾于民国五年在北京开研究天地新学说之会，外国天文家到者甚多。苏君历举西人天文家之种种谬说，还以质问西人，西人无一能答者。后又将其质问诸条以分寄各国天文家，亦未有能答者。由此知西国天文家亦明知从前之谈天文者多悖谬，特不肯明揭其前人之短耳。而吾中华之笃信西人者，则犹昏昏在梦中也。且拙拟左肝右脾之解，原节录拙著《衷中参西录》之文，其前原有为友人刘仲友治愈之医案在，按左肝右脾之理疏方，即随手奏效，此皆确有实验非徒托诸空言也。

深研肝左脾右之理

尝思人禀天地之气化以生，人身之气化，即天地之气化。若于人身之气化不明，不妨即天地之气化征之，诚以人身之气化微而隐，天地之气化大而显也（不知者转因此相讥，实不能曲谅矣）。天地之气化，伏羲曾画卦以发明之，即先天图之乾南、坤北、离东、坎西者是也。至文王衍易变为后天，则八卦各易其方矣。而后世惟堪舆家辨两仪四象分界中诸杂气，犹用先天卦位，其余则一。且占卜术数之学，皆用后天卦位。因伏羲所定之卦位为体，文王所定之卦位为用，用体则无效，用用则有效。用也者，是气化发露贯注之处也。天地之气化有然，人身之气化亦何莫不然。即如肝右脾左之说，《淮南子》早言之，扁鹊《难经》亦谓肝在右（《难经》云：肝之为脏，其治在左，其脏在右胁右肾之前，并胃著脊之第九椎。《金鉴》刺灸篇曾引此数语，今本《难经》不知何人删去），肝在右则脾在左矣。而后之医家仍从《内经》肝左脾右之说者，亦体与用之区别也。肝之体居于右，而其气化之用实先行于左，故肝脉见于左关。脾之体居于左，而其气化之用实先行于右，故脾脉见于右关。从其体临证疏方则无效，从其用临证疏方则有效，是以从用不从体也。藉曰不然，愚又有确实征验，如肝开窍于目，人

左目之明胜右目（《内经》谓人之右耳目不如左明。实验之，目之明诚如《内经》所云。至耳乃连带之词，如三过其门不入，实禹之事，孟子则并言禹稷者是也。且木工视线必用左目是其明征)，此肝之气化先行于左之明征也。脾主四肢，人右手足之力胜于左手足，此脾之气化先行于右之明征也。试再以临证验之，邻村友人王桐轩之女郎，因怒气伤肝经，医者多用理肝之品，致肝经虚弱，坐时左半身常觉下坠，卧时不能左侧，诊其脉，左关微弱异常，遂重用生箭芪八钱以升补肝气，又佐以当归、萸肉各数钱，一剂知，数剂痊愈。又邻村友人毛仙阁之子，素患肝脏虚弱，恒服补肝之品，一日左胁下疼痛异常，左关弦硬，因其肝脏素弱不敢投以破气疏肝之品，遂单用柏子仁一两煎汤饮之，立愈。盖柏之树杪皆向西北，其实又冬日采取，饱经霜露，得金水之气最多，肝木之横恣用金以镇之，水以滋之，其脉之弦硬悉化，所以其疼立止也。又奉天

东关学校翟校长之叔父，右手足皆不利，似麻似疼，饭时不能持箸，行时需杖，饮食减少，脉象右关濡弱，知其脾胃虚弱不能健运肢体也，投以四君子汤加生黄芪、当归、乳香、没药，连服数剂痊愈。即此数案观之，而肝主左，脾主右，不尤显然可见乎。夫天下事理之赜[1]，非一一亲身经过，且时时留心，必不能确切言之。若凭空拟议，动斥他人之非，且以轻薄出之，直讥其大言不惭，无论所讥者之失于妄诞也，即使其人果有其弊，又何不学古人之忠告善道，而必出语自伤其忠厚乎。况裘君费尽心血创此医报，原为医界同人研究医学之资借，而竟杂以灌夫骂座之语，阅报者亦将讶其不伦矣。再者医学以活人为主，所著之书果能活人，即为最善之本。愚著《衷中参西录》五十余万言，自拟一百六十余方，医界同人见此书者，有用一方而治愈疫病千人者（故城县尹袁霖普）；有用一方而治愈霍乱数百人者（抚顺煤矿总理尚习珍）；至登各处医学志报，用书中之方治愈各种险证以相告者，尤不胜计。近阅《三三医书》时行伏阴刍言，亦用书中之方救愈多人。至山西平陆县尹彭子益君推为医书中第一可法之书，高丽庆南统营郡安凤轩推为汉医学中第一可靠之书，各医学志报所载者彰彰可考，此岂医界同人之阿好乎，抑实为此心此理之同耶？若谓变本加厉，益致医学沉晦，可为独拂公论，而为此毫无忌惮之谈也。愚又思之，人果有志振兴医学，欲于狂澜难挽之时，独作中流砥柱，当自著一书，发前人所未发，言今人所不能言，其书一出，俾医界人人信仰，视为标准，原不必排挤他人以自鸣其识见之高也。是以愚生平著作论说不下百万言，不敢是己之是，亦不敢非人之非，惟偶有会心，即笔之于书。其言之皆是也，人自信之；其言之皆非也，人自不信之。不然，则我方雄辩高谈，以

———

[1] 赜（zé）：深奥，玄妙。

指人之疵谬；乃我之辩论未传，而所指为疵谬者，转能广行于世，人人信用，返躬自思能无汗颜乎。

续申左肝右脾之研究

拙著《衷中参西录》载有安东刘仲友臂热一案，因其左臂热而酸软，重用补肝之药治愈。恐人疑与西人左脾右肝之说不能沟通，遂解以"肝虽居右，其气化实先行于左，脾虽居左，其气化实先行于右"四语，此乃临证得诸实验，且欲沟通中西，非为古籍护短也。而笃信西医之刘君，竟屡次驳辩，谓肝脾中原无空气，而何以有气化之行。不知气化二字，为中文常用之名词，其在天地为阴阳化合之所生，其在人身为气血化合之所生，至为精微，有如帝载之无声无臭。刘君竟以空气当之，是刘君并不懂中文也。至谓肝之气化不能透膈以达于左，脾之气化不能透膈以达于右，尤为立言欠解。夫膈者所以别上下，非以分左右也，如刘君所谓，岂膈下无左右，必膈上乃有左右

乎？况膈膜之上，原有微丝血管与全体之血管相通，膈下气化原可由微丝血管达于膈上也。

再者，气化之透达，又不必显然有隧道也。试以物理明之，如浮针于缸中，隔缸用磁石引之，针即随磁石而动，此无他，磁石之气化隔缸可透达也。又如屋中有暖气管，外裹以铁，其热力之气化自能外透，行于满屋。若如刘君所谓，则屋中有十人，必于暖气管中分出十个支管，以著于十人之身，而后其热力之气化始能遍及十人，刘君之用心不太拙乎？抑明知其非是而欲强词夺理乎？藉曰不然，试更以针灸明之。夫中法针灸，西人所共认也，而各经诸穴，原无显然脉络相通贯。然疔疮生于经之起处，针经之止处可愈；疔疮生于经之止处，针经之起处可愈。此无他，有脉络可循，而气化能贯通者，譬之有线电也；无脉络可循，而气化亦可贯通者，譬之无线电也。西人能察天地之气

化而为无线电，而不能察人身之气化而作针灸，诚以天地之气化显而明，人身之气化隐而微也。

且左右互易为用，不独肝脾为然也。西人所最重者，脑髓神经也，然司身左边运动之神经在脑之右，司身右边运动之神经在脑之左。此说原出自西人，刘君自然深信，若为中人之说，刘君当亦严加驳议矣。由此推之，中法之治头疼者，可用生莱菔汁注入鼻孔，然疼在左则注右鼻孔，疼在右则注左鼻孔；治倒睫毛者可用马钱子末塞其鼻孔，然左睫毛倒则塞右鼻孔，右睫毛倒塞左鼻孔，其理固与脑髓神经之互司左右运动者无异也。由此知气化之在人身，处处皆有左右互通之道路，此所以融汇全身之气化，使之易于流通，正所以范围全身之气化，使之互相绾结也。此诚造化生成之妙也。夫愚之著书以"衷中参西"为名，原欲采西人之所长以补吾人之所短，岂复有中西之见横亘胸中？是以于西人之说可采者采之，其说之可沟通者尤喜

沟通之，如此以精研医学，医学庶有振兴之一日。若必如刘君之说，其中西医学相异之点断不可以沟通，将肝居右其气化不能行于左，脾居左其气化不能行于右，则左关之脉当为脾，右关之脉当为肝，如此诊脉断病，果有效乎？医界同人果能共认乎？刘君试再思之，勿以愚为好辩也。

又近阅《三三医报》，见有潮州许小士氏点草考古一则。言潮俗如患眼暴痛生翳星者，即觅采点草之叶，将一叶揉软，再以铜钱一枚置寸口脉上，后以揉软之叶置钱孔中，外以布缚之，约一炷香久，解开视其钱孔处即发现一水泡，目中翳星遂消，屡试屡效。然左眼有病须置右手寸口，右眼有病须置左手寸口，又须即其眼暴痛时，速如此治之，迟则无效。点草之形状，其叶作掌形，有三深裂，春暮开小黄花，五出，所结之果如欲绽青桑椹，其茎叶概生茸毛（查新植物学谓凡茎叶密生茸毛者有毒），叶味辛辣，多生田泽间。实与《本草纲目》毒草类中毛

莨草形状性味皆相似。然毛莨叶与姜捣涂腹上能除冷气；揉碎缚臂上，男左女右，勿令近肉，能截疟；捣敷疮（勿入疮），能消痈肿。而实未言其能除目翳也。

观此用点草治目，亦左右互相为用，益知人身之气化皆左右互相为用也。由斯知肝居右而其气化先行于左，脾居左其气化先行于右，此人身气化自然之理，愚岂无所征验而妄谈也哉。

论医士当用静坐之功以悟哲学

今时学校中学生多有用静坐之功者，诚以静坐之功原为哲学之起点，不但可以卫生，实能瀹我性灵，益我神智也。医者生命所托，必其人具有非常聪明，而后能洞人身之精微，察天地之气化，辨药物之繁赜，临证疏方适合病机，救人生命。若是，则研究医学者顾可不留心哲学，借以瀹我性灵、益我神智乎哉。愚生平访道，幸遇良师益友指示法门，而生平得力之处，不敢自秘，特将哲学静坐之真功夫详细言之，以公诸医界同人。

夫静坐之功，当凝神入气穴，人之所共知也。然所谓神者，实有元神、识神之别。元神者藏于脑，无思无虑，自然虚灵也。识神者发于心，有思有虑，灵而不虚也。静坐者，当其凝神入气穴时，宜用脑中之元神，不宜用心中之识神。盖用识神则工夫落于后天，不能返虚入浑，实有着迹象之弊。释家景禅师云：学道之人不识真，只为从前认识神。又南泉禅师云：心不是佛，智不是道。此皆言不可用心中识神也。用元神则工夫纯属先天，有光明下济，无心成化之妙。元神者，脑中无念之正觉也。《阴符经》云：机在目。盖目连于脑，目与脑中之正觉融和，即为先天之性光。用此性光下照气穴，是以先天之元神助先天之元气，则元气自能生长。是以佛经有"北斗里看明星"之语。又《心经》曰：观自在菩萨。"菩萨"二字佛经恒借以喻气海元阳之气。故柳华阳注云：观乃我正觉中之灵光耳。菩萨即是慧命如来，大发慈悲，教大众时时刻刻观照此菩萨，菩萨得受此灵光之慧力，久则自然如梦觉，融融然如熏蒸，活活然如盆珠。观柳华阳注《心经》之文，益知静坐时用元神之妙。迨至静坐功深，元阳充足，征兆呈露，气机外动，此时又宜用采阳生工夫。然阳之生也，多在睡眠之际，偶然知觉，宜急披衣起坐，先急呼气数口，继徐呼气数口，又继则徐而且长（欲呼气长必先将气吸足），细细呼气数口，且当呼气外出之时，宜将心中识神注意下降，与肾气相团结，呼气外出之时肾气随呼气上升，自与下降之心神相遇，此道家所谓吸升呼降之功，亦即异风倒吹之功（拙著三期第二卷处方编中，敦复汤后论其理甚详，宜参观），以收回元阳。盖静坐之时，用脑中元神，所谓文火也。采阳生之时，用心中识神，所谓武火也。由斯而论，静坐之时用文火，当名为凝神照气穴；至采阳生时用武火，方可谓凝神入气穴。盖照惟照之以神光，不

着迹象，故为脑中元神；入则念念注于其处，已着迹象，故为心中识神。如此区别言之，将顾名思义，阅者自易领悟也。至于用识神以采阳生而不嫌其暂时着迹象者，诚以内炼之功以先天为主，以后天为辅，识神虽属后天，实能辅先天元神所不逮，故可用之以收一时之功也（张紫阳《悟真篇》所谓文武火左右分者，乃双修者之文武火，用法与此论中所言之文武火迥异）。

从此文火、武火互用不熄，气海之元阳充实旁溢，督脉必有骤开之一日。此时周身如醉，神情如痴，统体舒畅，愉快莫可言喻，道家所谓药产者是也。从此工夫纯粹，药产屡见，又可由督脉以通任脉。盖通督脉可愈身后之病，通任脉可愈身前之病，督任皆通，元气流行，法轮常转，精神健旺，至此可以长生矣。特是督脉之通，火候到时，可纯任天机之自然；至由督脉以通任脉，火候到时，又宜稍助以人力。至于火候如何为到，人力如何运用，此中原有师傅口

诀，至为郑重，不可轻泄；而愚幸得真传，不肯自秘，拙著《衷中参西录》第八卷之末论治梦遗运气法，于意通督任法后，更论及实通督任之功，言之甚详，阅者细观自能领会，兹不复赘。静坐工夫至此，骨骼变化，聪明顿开，哲学会悟，若或启诱。如欲借医学救世以求功德圆满，自能妙悟非凡，临证审机，触处洞然，用药调方，随手奏效。既能寿身，又能寿世，凡我医界同人，何弗于静坐之功加之意乎。

医学宜参看《丹经》论

《内经》与《丹经》皆始于黄帝。然《内经》为世俗共用之书，故其书显传于后世。《丹经》为修士独善之书，故其书秘传有专家，所谓教外别传也。其后分门别派，或书籍留贻，或口诀授受，著述虽纷不一致，而当其内视功深之候，约皆能洞见脏腑，朗若掣电，深究性命，妙能悟真，故其论说皆能与《内经》相发

明。习医者不必习其功，而实宜参观其书也。愚今者特将《丹经》所言之理能与医学相发明者，胪列数条于下，以征实之。

中医谓人之神明在心，故凡神明受病，皆注重治心。西人谓人之神明在脑，故凡神明受病，皆注重治脑。及观《丹经》，则以脑中所藏者为元神，心中所发者为识神，此其义实可沟通中西，而与《内经》脉要精微论谓"头者精明之府"及灵兰秘典谓"心者君主之官，神明出焉"之文相符合也。盖人之神明有体用，神明之体藏于脑，神明之用出于心也。

又中说溺道隔膀胱渗入。西说谓膀胱原有入水之口，在出水之口下，因有脂膜绕护故不易见。而丹家口授，则谓人之元气藏于丹田，外有胰子包裹，即气海也。气海之状，下有三足，居膀胱之上，三足之中间有红点大如黄豆。而膀胱之上亦有此点，二点相对，溺道必然通利，若有参差，小便

即不利。曾即物类验之，初剖解之时，此点犹仿佛可见，作淡红色，移时即不见矣。盖元气之功用，由上点透发以运行下焦之水饮，即由下焦渗入膀胱，虽膀胱之全体皆可渗入，而此点又为渗入之正路也。至西人所谓入水之口者，原在若有若无之间，不过为渗入之别派耳。尝见推拿家治小便不利，谓系膀胱稍偏（当即《金匮》所谓胞系了戾），用手法推而正之，小便即利，实暗合丹家所论之理也。若笃信西说，不信水饮渗入之理，可以实验征之。试取鲜猪脬满贮以半温之水，绳扎其口，置新剖解之猪肉上，其水仍可徐徐渗出，能渗出即可征其能渗入也。

又西人谓人尿中多含碳气，不可作药用。而中法则谓之还原汤，男用女者，女用男者，获益良多，且《伤寒论》方中亦用之。其故何也？及详考丹家之说，知男子尿中含有硝质，女子尿中含有硫质，皆可设法取出。硝者至阴之精所化，而出于男子尿中，是阳中有阴也。硫者至阳之精所化，而出于女子尿中，是阴中有阳也。《抱朴子》谓，男女之相成，犹天地之相生，即《易》所谓一阴一阳互为之根也。人果洞明其理而善修其道，则男女尿中硝质硫质皆无。盖因其互相摄取，即能互相补益，虽高年夫妇行之亦可同登仙录（此段莫误认为房术采补）。由斯观之，小便可作药用，其理固昭然也。

又中法于肾脏重之曰先天，其说亦实本于《丹经》。丹家谓肾有两枚，皆属于水，而肾系连于脊椎自下数七节之上，名命门穴，是生相火，一火介于二水之间，一阳陷于二阴之间，即象应坎卦，与心脏之体为离卦者互相感应。丹家即取此坎离之精，以炼成还丹。为肾中具有水火之气，实为先天之真阴真阳，而下焦之化精化气，以及外肾之作强，二便之排泄，莫不赖此水火之气以酝酿之，鼓舞之，犹如火车之诸机轮，其原动力皆在于水火也。而西人但以迹象求之，谓内肾惟司滤水，与外肾毫无关系，使明《丹经》之理，必不但执形迹，与中法驳辩也。

又医家最重督任二脉。然督任二脉，针灸书但载其可针之经络，至其在人身果系何物，方书固未尝言及。及观《丹经》，乃知督脉贴于脊梁，下连脐下气海，上至脑际，俗名为脊髓袋者是也。任脉即喉管分支，下为心系，又下而透膈为肝系，又下而连冲及脐下气海，即肺心肝一系相连之总提也。知此二脉，乃知衄血之证，血循督脉上行，透脑而下出于鼻；咳血之证亦不但出于肺，凡心、肝、冲之血皆可循任脉上行也。凡心、肝、冲之血皆可循任脉上行，是治吐血者当兼顾其心肝冲也。

论哲学与医学之关系

近阅《医学志报》，多有谓哲学可累医学之进步者，其人盖不知哲学作何用，并不知医学所由昉也。诗云：既明且哲，以保其身。此身不陷于罪戾为保身，此身不因于疾病亦为保身。观诗之所云云，是其人必先有明哲之天资及明哲之学问，而后能保其身也。而此明哲保身之天资学问，在修士原为养生之道，此修士之养生所以名为哲学也。特是仁人君子之存心，能养其生，又欲人人皆能自养其生。然人不皆明哲保身，其养生之道有亏，自不能不生疾病。于斯推广哲学之理，以创立医药，为不能自养其生者之赞助，而哲学之包括始能恢弘无外，是以自古医界著述诸家，若晋之葛稚川、南北朝之陶华阳、唐之孙思邈，诸人所著之书皆可宝贵，实皆为哲学家也。至明之李濒湖著《本草纲目》，于奇经八脉独取张紫阳之说，紫阳亦哲学家也。如以上所引征者仍不足凭，更可进征诸《内经》。

《内经》为黄帝讲明医学之书，而其首篇上古天真论曰："上古有真人者，提挈天地，把握阴阳，呼吸精气，独立守神，肌肉若一，故能寿敝天地。"此言真人秉天地之菁英，而能保护不失，有若提挈把握；且能呼吸精气，以补助之；独立守神，以凝固之，故能变化气质，使肌肉若一，寿数无穷。此上古真人，诚为一大哲学家，不啻黄帝自现身说法也。

夫《内经》既为黄帝讲明医学之书，而必以哲学开其端者，诚以哲学者保身之学也。人必先能自保其身，而后能代人保其身。保己之身用哲学，所以哲理即己身之气化也；保人之身用医学，亦因先洞悉己身之气化，自能代人人燮理其身中之气化也。由斯知哲学实为医学之本源，医学即为哲学之究竟，此所以《内经》为讲明医学之书，而开端必先言哲学也。哲学又何至累医学哉？然此非徒托空言也，更可进而征诸事实，且可征诸一己之事实。

愚资禀素强壮，心火颇旺，而相火似有不足。是以饮食不畏寒凉，恒畏坐凉处。年少时不以为意也，迨年过四旬，相火之不足益甚，偶坐凉处即泄泻。因此，身体渐觉衰弱。然素以振兴医学为心，而著述未就，恐虚度此一生，遂于每饭之前服生硫黄少许以补相火，颇有效验。然旬余不服，则畏凉如故。后见道家书，有默运心火下行，可温补下焦之语。效而行之，气机初似不顺。乃于呼吸之际，精心体验，知每当呼气外出之时，则肾必上升，心必下降。于斯随其下降之机而稍为注意，俾其心肾互相交感，行之数日，即觉丹田生暖，无庸再服硫黄矣。后读《内经》四气调神篇，至"使志若伏若匿，若有私意，若已有得"数语，益恍然悟会。乃知所谓"若伏若匿"者，即引心火下行也；所谓"若有私意者"，是既引心火下行，复俾心肾之气互相交感，而有欣欣之意也。道家会合婴儿姹女之法，即从此语悟出，所谓若已有得者，丹田真阳积久，元气壮旺活泼，守脐不去，此实为己之所得而永久不散失者也。因悟得《内经》此节真旨，遂专心遵行，今年已七十有三矣，脊力精神毫不衰老，即严冬之时食凉物、坐凉处，亦毫无顾忌。

是哲学诚可济医药之穷也。哲学又何至累医学哉。

不但此也，医者诚能深于哲学，其诊病之际，直如饮上池之水，能洞鉴病源，毫无差谬。是以拙著《衷中参西录》中，曾载有详论静坐之法（在前），欲医者由静坐之功以悟哲学也。若有以愚言为不可确信者，愚更引一事以为比例。

催眠术之术为中西所共认，而浸将加入科学者也。其行术时，必将其人之后天知识闭住，但用其先天之灵明，而后询之，能知所未知，见所未见。至深于哲学者，后天之思虑净尽，先天之灵明日开，所

以凡事亦皆能未见而知。用他人先天之灵明者谓之术，用一己先天之灵明者谓之道，用道不远胜于用术乎，善哉。山西中医改进研究会长阎百川先生之言曰："中医原出道家，初皆注重于修养。功候既深，能明了自身之脏腑，便能得生人气血循环。"此诚开天辟地之名论也。是以拙著医书中多论及哲学，非以鸣高也，实欲医者兼研究哲学，自能于医学登峰造极也。矧当时西人虽重科学，而其一二明哲之士亦间悟欲求科学之登峰造极，亦必须辅以哲学。是以先总理有言谓："诸君都知道世界上学问最好是德国，但是德国现在研究学问的人，还要研究中国的哲学，去补救他们科学之偏。"先总理之言如此，岂犹不足凭信乎。由斯观之，吾中华哲学之文明，数世之后将遍行于群国，则全球受哲学之陶融，世界已登于大同矣。

著医书者多矣，而为医学正宗，试之皆效者，殊少也。吾师生平著作，风行全国，遵

用皆效，久为医界所共知，无事更为表扬也。至养生一道，凡吾师所发明者，亦皆自身体验而有得也。吾师自弱冠时，本立志举也，偶于丁酉元旦未明，梦卧室门额悬"名元关意"四大字，醒后恍悟曰：古谓医者意也，名元即关乎意，天殆欲吾为医界领袖，昌明医学，以救世乎？从此专心医学，著作成册及各省登医报之文，约近百万言。今已七旬有三矣，而著作之精冲，更与年俱进，分毫无衰老之意，此非养生有得，安能如此乎！

受业孙蕊榜谨识

第五期第二卷

【**按**】因本卷的内容主要论述中药，故将该卷内容编入第四期《中西药物讲义》的附录中。

第五期第三卷

此卷论人脑部及脏腑之病，内伤居多，亦间论及外感。要皆本《灵》《素》之精微，以融贯中西之法，而更参以数十年临证实验，是以论病之处多有与旧说不同者。

论脑充血之原因及治法

脑充血病之说倡自西人，而浅见者流恒讥中医不知此病，其人盖生平未见《内经》者也。尝读《内经》至调经论，有谓"血之与气，并走于上，则为大厥，厥则暴死，气反则生，不反则死"云云，非即西人所谓脑充血之证乎？所有异者，西人但言充血，《内经》则谓血之与气并走于上。盖血必随气上升，此为一定之理。而西人论病皆得之剖解之余，是以但见血充脑中，而不知辅以理想以深究病源，故但名为脑充血也。至《内经》所谓"气反则生，不反则死"者，盖谓此证幸有转机，其气上行之极，复反而下行，脑中所充之血应亦随之下行，故其人可生；若其气上行不反，升而愈升，血亦随之充而愈充，脑中血管可至破裂，所以其人死也。又《内经》厥论篇谓："巨阳之厥则肿首，头重不能行，发为眴（眩也）仆"；"阳明之厥，面赤而热，妄言妄见"；"少阳之厥，则暴聋颊肿而热"，诸现象皆脑充血证也。推之秦越人治虢太子尸厥，谓"上有绝阳之络，下有破阴之纽"者，亦脑充血证也。特是古人立言简括，恒但详究病源，而不细论治法。然既洞悉致病之由，即自拟治法不难也。愚生平所治此证甚多，其治愈者，大抵皆脑充血之轻者，不至血管破裂也。今略举数案于下，以备治斯证者之参考。

在奉天曾治一高等检察厅科员，年近五旬，因处境不顺，兼办稿件劳碌，渐觉头疼，日浸加剧，服药无效，遂入西人医院。治旬日，头疼不减，转添目疼。又越数日，两目生翳，视物不明。来院求为诊治。其脉左部洪长有力，自言脑疼彻目，目疼彻脑，且时觉眩晕，难堪之情莫可名状。脉证合参，知系肝胆之火挟气血上冲脑部，脑中血管因受冲激而膨胀，故作疼；目系连脑，脑中血管膨胀不已，故目疼生翳，且眩晕也。因晓之曰：此脑充血证也。深考此证之原因，脑疼为目疼之根，而肝胆之火挟气血上冲，又为脑疼之根。欲治此证，当清火平肝、引血下行，头疼愈而目疼、生翳及眩晕自不难调治矣。遂为疏方，用怀牛膝一两，生杭芍、生龙骨、生牡蛎、生赭石各六钱，玄参、川楝子各四钱，龙胆草三钱，甘草二钱，磨取铁锈

浓水煎药。服一剂，觉头目之疼顿减，眩晕已无。即方略为加减，又服两剂，头疼目疼痊愈，视物亦较真。其目翳原系外障，须兼外治之法，为制磨翳药水一瓶，日点眼上五六次，徐徐将翳尽消。

又，在沧州治一赋闲军官，年过五旬，当军旅纵横之秋，为地方筹办招待所，应酬所过军队，因操劳过度，且心多抑郁，遂觉头疼。医者以为受风，投以表散之药，疼益甚，昼夜在地盘桓，且呻吟不止。诊其脉象弦长，左部尤重按有力，知其亦系肝胆火盛，挟气血而上冲脑部也。服发表药则血愈上奔，故疼加剧也。为疏方大致与前方相似，而于服汤药之前，俾先用铁锈一两煎水饮之，须臾即可安卧，不作呻吟，继将汤药服下，竟周身发热，汗出如洗。病家疑药不对证，愚思之，恍悟其故，因谓病家曰：此方与此证诚有龃龉，然所不对者几微之间耳。盖

肝为将军之官，中寄相火，骤用药敛之、镇之、泻之，而不能将顺其性，其内郁之热转挟所寄之相火起反动力也。即原方再加药一味，自无斯弊。遂为加茵陈二钱。服后遂不出汗，头疼亦大轻减。又即原方略为加减，连服数剂痊愈。夫茵陈原非止汗之品（后世本草且有谓其能发汗者），而于药中加之，汗即不再出者，诚以茵陈为青蒿之嫩者，采于孟春，得少阳发生之气最早，与肝胆有同气相求之妙，虽其性凉能泻肝胆，而实善调和肝胆不复使起反动力也。

又，在沧州治一建筑工头，其人六十四岁，因包修房屋失利，心甚懊侬，于旬日前即觉头疼，不以为意。一日晨起至工所，忽仆于地，状若昏厥，移时苏醒，左手足遂不能动，且觉头疼甚剧。医者投以清火通络之剂，兼法王勋臣补阳还五汤之义，加生黄芪数钱，服后更觉脑中疼如锥刺，难忍须臾。求为诊视，其脉左部弦长，右部洪长，皆重按甚实。询其心中，恒觉发热。其家人谓其素性嗜酒，近因心中懊侬，益以烧酒浇愁，饥时恒以酒代饭。愚曰：此证乃脑充血之剧者，其左脉之弦长，懊侬所生之热也。右脉之洪长，积酒所生之热也。二热相并，挟脏腑气血上冲脑部。脑部中之血管若因其冲激过甚而破裂，其人即昏厥不复醒，今幸昏厥片时苏醒，其脑中血管当不至破裂。或其管中之血隔血管渗出，或其血管少有罅隙，出血少许而复自止。其所出之血著于司知觉之神经，则神昏；著于司运动之神经，则痿废。此证左半身偏枯，当系脑中血管所出之血伤其司左边运动之神经也。医者不知致病之由，竟投以治气虚偏枯之药，而此证此脉岂能受黄芪之升补乎？此所以服药后而头疼益剧也。遂为疏方，亦约略如前。为其右脉亦洪实，因于方中加生石膏一两，亦用铁锈水煎药。服两剂，头疼痊愈，脉已和平，左手足已能自动。遂改用当归、赭石、生杭芍、玄参、天冬各五钱，生黄芪、乳香、没药各三钱，红花一钱，连服数剂，即扶杖能行矣。方中用红花者，欲以化脑中之瘀血也。为此时脉已和平，头已不疼，可受黄芪之温补，故方中少用三钱，以补助其正气，即借以助归、芍、乳、没以流通血脉，更可调玄参、天冬之寒凉，俾药性凉热适均，而可多服也。

上所录三案，用药大略相同，而皆以牛膝为主药者，诚以牛膝善引上部之血下行，为治脑充血证无上之妙品，此愚屡经试验而知，故敢贡诸医界。而用治此证，尤以怀牛膝为最佳。

论脑充血证可预防及其证误名中风之由

（附建瓴汤）

脑充血证即《内经》之所谓厥证，亦即后世之误称中风证，前论已详辨之矣。而论此证者谓其猝发于一旦，似难为之预防。不知凡病之来皆预有朕兆，至脑充血证，其朕兆之发现实较他证为尤显著。且有在数月之前，或数年之前，而其朕兆即发露者。今试将其发现之朕兆详列于下：

（一）其脉必弦硬而长，或寸盛尺虚，或大于常脉数倍，而毫无缓和之意。

（二）其头目时常眩晕，或觉脑中昏愦，多健忘，或常觉疼，或耳聋目胀。

（三）胃中时觉有气上冲，阻塞饮食不能下行，或有气起自下焦，上行作呃逆。

（四）心中常觉烦躁不宁，或心中时发热，或睡梦中神魂飘荡。

（五）或舌胀、言语不利，或口眼歪斜，或半身似有麻木不遂，或行动脚踏不稳、时欲眩仆，或自觉头重足轻，脚底如踏棉絮。

上所列之证，偶有一二发现，再参以脉象之呈露，即可断为脑充血之朕兆也。愚十余年来治愈此证颇多，曾酌定建瓴汤一方，服后能使脑中之血如建瓴之水下行，脑充血之证自愈。爰将其方详列于下，以备医界采用。

生怀山药（一两）　怀牛膝（一两）　生赭石（八钱轧细）　生龙骨（六钱捣细）　生牡蛎（六钱捣细）　生怀地黄（六钱）　生杭芍（四钱）　柏子仁（四钱）

磨取铁锈浓水以之煎药。

方中赭石必一面点点有凸，一面点点有凹，生轧细用之方效。若大便不实者去赭石，加建莲子（去心）三钱。若畏凉者，以熟地易生地。

在津曾治东门里友人迟华章之令堂，年七旬有四，时觉头目眩晕，脑中作疼，心中烦躁，恒觉发热，两臂觉撑胀不舒，脉象弦硬而大，知系为脑充血之朕兆，治以建瓴汤。连服数剂，诸病皆愈，惟脉象虽不若从前之大，而仍然弦硬。因苦于吃药，遂停服。后月余，病骤反复。又用建瓴汤加减，连服数剂，诸病又愈。脉象仍未和平，又将药停服。后月余，病又反复，亦仍用建瓴汤加减，连服三十余剂，脉象和平如常，遂停药勿服，病亦不再反复矣。

又，治天津河北王姓叟，年过五旬，因头疼、口眼歪斜，求治于西人医院，西人以表测其脉，言其脉搏之力已达百六十度，断为脑充血证，服其药多日无效，继求治于愚。其脉象弦硬而大。知其果系脑部充血，治以建瓴汤，将赭石改用一两，连服十余剂，觉头部清爽，口眼之歪斜亦愈，惟脉象仍未复常。复至西人医院以表测脉，西医谓较前低二十余度，然仍非无病之脉也。后晤面向愚述之，劝其仍须多多服药，必服至脉象平和，方可停服。彼觉病愈，不以介意。后四阅月未尝服药。继因有事出门，劳碌数旬，甫归后又连次竹战，一旦忽眩仆于地而亡。

观此二案，知用此方以治

脑充血者，必服至脉象平和，毫无弦硬之意，而后始可停止也。

友人朱钵文，滦州博雅士也，未尝业医而实精于医。尝告愚曰：脑充血证，宜于引血下行药中加破血之药以治之。愚闻斯言，恍有悟会。如目疾其疼连脑者，多系脑部充血所致，至眼科家恒用大黄以泻其热，其脑与目即不疼，此无他，服大黄后脑充血之病即愈故也。夫大黄非降血兼能破血最有力之药乎？由斯知凡脑充血证其身体脉象壮实者，初服建瓴汤一两剂时，可酌加大黄数钱。其身形脉象不甚壮实者，若桃仁、丹参诸药，亦可酌加于建瓴汤中也。

至唐宋以来名此证为中风者，亦非无因。尝征以平素临证实验，知脑充血证恒因病根已伏于内，继又风束外表，内生燥热，遂以激动其病根，而猝发于一旦。是以愚临此证，见有夹杂外感之热者，恒于建瓴汤中加生石膏一两；或两三日后见有阳明大热、脉象洪实者，又恒治以白虎汤或白虎加

人参汤，以清外感之热，而后治其脑充血证。此愚生平之阅历所得，而非为唐宋以来之医家讳过也。然究之此等证，谓其为中风兼脑充血则可，若但名为中风仍不可也。迨至刘河间出，谓此证非外袭之风，乃内生之风，实因五志过极，动火而猝中。大法以白虎汤、三黄汤沃之，所以治实火也；以逍遥散疏之，所以治郁火也；以通圣散、凉膈散双解之，所以治表里之邪火也；以六味汤滋之，所以壮水之源以制阳光也；以八味丸引之，所谓从治之法，引火归原也；又用地黄饮子治舌喑不能言，足废不能行。此等议论，似高于从前误认脑充血为中风者一等。盖脑充血证之起点，多由于肝气肝火妄动。肝属木能生风，名之为内中风，亦颇近理。然因未悟《内经》所谓血之与气并走于上之旨，是以所用之方，未能丝丝入扣，与病证吻合也。至其所载方中有防风、柴胡、桂、附诸品，尤为此证之禁药。

又《金匮》有风引汤，除热瘫痫。夫瘫既以热名，明其

病因热而得也。其证原似脑充血也。方用石药六味，多系寒凉之品，虽有干姜、桂枝之辛热，而与大黄、石膏、寒水石、滑石并用，药性混合，仍以凉论（细按之桂枝干姜究不宜用）。且诸石性皆下沉，大黄性尤下降，原能引逆上之血使之下行。又有龙骨、牡蛎与紫石英同用，善敛冲气，与桂枝同用，善平肝气。肝冲之气不上干，则血之上充者自能徐徐下降也。且其方虽名风引，而未尝用祛风之药，其不以热瘫痫为中风明矣。特后世不明方中之义，多将其方误解耳。拙拟之建瓴汤，重用赭石、龙骨、牡蛎，且有加石膏之时，实窃师风引汤之义也（风引汤方下之文甚简，似非仲景笔墨，故方书多有疑此系后世加入者，故方中之药品不纯）。

论脑贫血治法
（附脑髓空治法）

脑贫血者，其脑中血液不足，与脑充血之病正相反也。其人常觉头重目眩，精神昏愦，或面黄唇白，或呼吸短气，或心中怔忡。其头与目或间有作疼之时，然不若脑充血者之胀疼，似因有收缩之感觉而作疼。其剧者亦可猝然昏仆，肢体颓废或偏枯。其脉象微弱，或至数兼迟。西人但谓脑中血少，不能荣养脑筋，以致脑失其司知觉、司运动之机能。然此证但用补血之品，必不能愈。《内经》则谓"上气不足，脑为之不满"，此二语实能发明脑贫血之原因，并已发明脑贫血之治法。盖血生于心，上输于脑（心有四血脉管通脑）。然血不能自输于脑也。《内经》之论宗气也，谓宗气积于胸中，以贯心脉，而行呼吸，由此知胸中宗气，不但为呼吸之中枢，而由心输脑之血脉管亦以之为中枢。今合《内经》两处之文参之，知所谓上气者，即宗气上升之气也。所谓上气不足脑为之不满者，即宗气不能贯心脉以助之上升，则脑中气血皆不足也。然血有形而气无形，西人论病皆从实验而得，故言血而不言气也。因此知脑贫血治法固当滋补其血，尤当峻补其胸中宗气，以助其血上行。持此以论古方，则补血汤重用黄芪以补气、少用当归以补血者，可为治脑贫血之的方矣。今录其方于下，并详论其随证宜加之药品。

生箭芪一两，当归三钱。呼吸短气者，加柴胡、桔梗各二钱。不受温补者，加生地、玄参各四钱。素畏寒凉者，加熟地六钱、干姜三钱。胸有寒饮者，加干姜三钱、广陈皮二钱。

按：《内经》"上气不足，脑为之不满"二语，非但据理想象也，更可实征诸囟门未合之小儿。《灵枢》五味篇谓："大气抟于胸中，赖谷气以养之，谷不入半日则气衰，一日则气少"。大气即宗气也（理详首卷大气诠中）。观小儿慢惊风证，脾胃虚寒，饮食不化，其宗气之衰可知。更兼以吐泻频频，虚极风动，其宗气不能助血上升以灌注于脑更可知。是以小儿得此证者，其囟门无不塌陷，此非上气不足头为不满之明征乎？时贤王勉能氏谓：小儿慢惊风证，其脾胃虚寒，气血不能上朝脑中，既

有贫血之病，又兼寒饮填胸，其阴寒之气上冲脑部，激动其脑髓神经，故发痫痉，实为通论。

又方书谓：真阴寒头疼证，半日即足损命。究之此证实兼因宗气虚寒，不能助血上升，以致脑中贫血乏气，不能御寒，或更因宗气虚寒之极而下陷，呼吸可至顿停，故至危险也（理亦参观大气诠自明）。审斯，知欲治此证，拙拟回阳升陷汤（方在三期第四卷（处方编中）系生箭芪八钱，干姜、当归各四钱，桂枝尖三钱，甘草一钱）可为治此证的方矣。若细审其无甚剧之实寒者，宜将干姜减半，或不用亦可。

又《内经》论人身有四海，而脑为髓海。人之色欲过度者，其脑髓必空，是以内炼家有还精补脑之说，此人之所共知也。人之脑髓空者，其人亦必头重目眩，甚或猝然昏厥，知觉运动俱废，因脑髓之质原为神经之本源也。其证实较脑贫血尤为紧要。治之者，宜用峻补肾经之剂，加鹿角胶

以通督脉。督脉者何？即脊梁中之脊髓袋，上通于脑，下通命门，更由连命门之脂膜而通于胞室，为副肾脏，即为肾脏化精之处（论肾须取广义，命门、胞室皆为副肾，西人近时亦知此理，观本书首篇论中可知）。鹿角生脑后督脉上，故善通督脉。患此证者果能清心寡欲，按此服药不辍，还精补脑之功自能收效于数旬中也。

论脑贫血痿废治法答内政部长杨阶三先生（附干颓汤、补脑振痿汤）

详观来案，病系肢体痿废，而其病因实由于脑部贫血也。按生理之实验，人之全体运动皆脑髓神经司之，虽西人之说，而洵可确信。是以西人对于痿废之证皆责之于脑部。而实有脑部充血与脑部贫血之殊。盖脑髓神经原借血为濡润者也，而所需之血多少尤以适宜为贵。彼脑充血者，血之注于脑者过多，力能排挤其脑髓神经，俾失所司。至脑贫血者，血之注于脑者过少，无以养其脑髓神经，其脑髓神经亦恒至失其所司。至于脑中之所以贫血，不可专责诸血也，愚尝读《内经》而悟其理矣。

《内经》谓："上气不足，脑为之不满，耳为之苦鸣，头为之倾，目为之眩。"夫脑不满者，血少也。因脑不满而贫血，则耳鸣、头目倾眩即连带而来，其剧者能使肢体痿废不言可知。是西人脑贫血可致痿废之说原与《内经》相符也。然西医论痿废之由，知因脑中贫血，而《内经》更推脑中贫血之由，知因上气不足。夫上气者何？胸中大气也（亦名宗气）。其气能主宰全身，斡旋脑部，流通血脉。彼脑充血者，因肝胃气逆，挟血上冲，原于此气无关，至脑贫血者，实因胸中大气虚损，不能助血上升也。是以欲治此证者，当以补气之药为主，以养血之药为辅，而以通活经络之药为使也。爰本此义拟方于下。

【干颓汤】治肢体痿废，或偏枯，脉象极微细无力者。

生箭芪（五两）　当归（一

两）甘枸杞果（一两）净杭萸肉（一两）生滴乳香（三钱）生明没药（三钱）真鹿角胶（六钱，捣碎）

先将黄芪煎十余沸，去渣。再将当归、枸杞、萸肉、乳香、没药入汤同煎十余沸，去渣。入鹿角胶末融化取汤两大盅，分两次温饮下。

方中之义，重用黄芪以升补胸中大气，且能助气上升，上达脑中，而血液亦即可随气上注。惟其副作用能外透肌表，具有宣散之性，去渣重煎，则其宣散之性减，专于补气升气矣。当归为生血之主药，与黄芪并用，古名补血汤，因气旺血自易生，而黄芪得当归之濡润，又不至燥热也。萸肉性善补肝，枸杞性善补肾，肝肾充足，元气必然壮旺，元气者胸中大气之根也（元气为祖气，大气为宗气，先祖而后宗，故宗气以元气为根，一先天一后天也）。且肝肾充足则自脊上达之督脉必然流通，督脉者又脑髓神经之根也。且二药皆汁浆稠润，又善赞助当归生血也。用乳香、没

药者，因二药善开血痹，血痹开则痿废者久瘀之经络自流通矣。用鹿角胶者，诚以脑既贫血，其脑髓亦必空虚，鹿之角在顶，为督脉之所发生，是以其所熬之胶善补脑髓，脑髓足则脑中贫血之病自易愈也。此方服数十剂后，身体渐渐强壮，而痿废仍不愈者，可继服后方。

【补脑振痿汤】治肢体痿废偏枯，脉象极微细无力，服药久不愈者。

生箭芪（二两）当归（八钱）龙眼肉（八钱）杭萸肉（五钱）胡桃肉（五钱）䗪虫（大者三枚）地龙（去净土，三钱）生乳香（三钱）生没药（三钱）鹿角胶（六钱）制马钱子末（三分）

共药十一味，将前九味煎汤两盅半，去渣，将鹿角胶入汤内融化，分两次送服制马钱子末一分五厘。

此方于前方之药独少枸杞，因胡桃肉可代枸杞补肾，且有强健筋骨之效也。又尝阅《沪滨医报》，谓脑中血管及神经之断者，地龙能续之。愚则

·56·

谓必辅以䗪虫，方有此效。盖蚯蚓（即地龙）善引，䗪虫善接（断之能自接），二药并用能将血管神经之断者引而接之，是以方中又加此二味也。加制马钱子者，以其能瞤动神经使灵活也。此方与前方若服之觉热者，皆可酌加天花粉、天冬各数钱。制马钱子法详三期七卷（处方编中）振颓丸下。

【附案】天津特别三区三号路于遇顺，年过四旬，自觉呼吸不顺，胸中满闷，言语动作皆渐觉不利，头目昏沉，时作眩晕。延医治疗，投以开胸理气之品，则四肢遽然痿废。再延他医，改用补剂而仍兼用开气之品，服后痿废加剧，言语竟不能发声。愚诊视其脉象沉微，右部尤不任循按，知其胸中大气及中焦脾胃之气皆虚陷也。于斯投以拙拟升陷汤（在第一卷大气诠内）加白术、当归各三钱。服两剂，诸病似皆稍愈，而脉象仍如旧。因将芪、术、当归、知母各加倍，升麻改用钱半，又加党参、天冬各六钱，连服三剂，口可出声而仍不能言，肢体稍能运动而不能步履，脉象较前有起色似堪循按。因但将黄芪加重至四两，又加天花粉八钱，先用水六大盅将黄芪煎透，去渣，再入他药，煎取清汤两大盅，分两次服下，又连服三剂，勉强可作言语，然恒不成句，人扶之可以移步。遂改用干颓汤，惟黄芪仍用四两，服过十剂，脉搏又较前有力，步履虽仍需人，而起卧可自如矣，言语亦稍能达意，其说不真之句，间可执笔写出，从前之头目昏沉眩晕者，至斯亦见轻。俾继服补脑振痿汤，嘱其若服之顺利，可多多服之，当有脱然痊愈之一日也。

按：此证其胸满闷之时，正因其呼吸不顺也。其呼吸之所以不顺，因胸中大气及中焦脾胃之气皆虚而下陷也。医者竟投以开破之药，是以病遽加重。至再延他医，所用之药补多开少，而又加重者，因气分当虚极之时，补气之药难为功，破气之药易生弊也。愚向治大气下陷证，病人恒自觉满闷，其实非满闷，实短气也，临证者细细考究，庶无差误。

论心病治法

心者，血脉循环之枢机也。心房一动则周身之脉一动，是以心机亢进，脉象即大而有力，或脉搏更甚数；心脏麻痹，脉象即细而无力，或脉搏更甚迟。是脉不得其平，大抵由心机亢进与心脏麻痹而来也。于以知心之病虽多端，实可分心机亢进、心脏麻痹为二大纲。

今试先论心机亢进之病，有因外感之热炽盛于阳明胃腑之中，上蒸心脏，致心机亢进者，其脉象洪而有力，或脉搏加数，可用大剂白虎汤以清其胃；或更兼肠有燥粪、大便不通者，酌用大、小承气汤以涤其肠，则热由下泻，心机之亢进者自得其平矣。

有下焦阴分虚损，不能与上焦阳分相维系，其心中之君火恒至浮越妄动，以致心机亢进者，其人常苦眩晕，或头疼、目胀、耳鸣，其脉象上盛下虚，或摇摇无根，至数加数。宜治以加味左归饮。方用大熟地、大生地、生怀山药各六钱，甘枸杞、怀牛膝、生龙骨、生牡蛎各五钱，净萸肉三钱，云苓片一钱。此壮水之源以制浮游之火，心机之亢者自归于和平矣。

有心体之阳素旺，其胃腑又积有实热，复上升以助之，以致心机亢进者，其人脉虽有力，而脉搏不数，五心恒作灼热。宜治以咸寒之品（《内经》谓热淫于内治以咸寒），若朴硝、太阴玄精石及西药硫苦皆为对证之药（每服少许，日服三次，久久自愈）。盖心体属火，味之咸者属水，投以咸寒之品，是以寒胜热水胜火也。

又人之元神藏于脑，人之识神发于心。识神者思虑之神也。人常思虑，其心必多热，以人之神明属阳，思虑多者，其神之阳常常由心发露，遂致心机因热亢进，其人恒多迷惑。其脉多现滑实之象，因其思虑所生之热恒与痰涎互相胶漆，是以其脉滑而有力也。可用大承气汤（厚朴宜少用）以清热降痰；再加赭石（生赭石两半轧细同煎）、甘遂（甘遂一钱研细调药汤中服）以助其清热降痰之力。药性虽近猛烈，实能稳建奇功，而屡试屡效也。

又心机亢进之甚者，其鼓血上行之力甚大，能使脑部之血管至于破裂，《内经》所谓血之与气并走于上之大厥也，亦即西人所谓脑充血之险证也。推此证之原因，实由肝木之气过升，肺金之气又失于肃降，则金不制木，肝木之横恣遂上干心脏，以致心机亢进。若更兼冲气上冲，其脉象之弦硬有力更迥异乎寻常矣。当此证之初露朕兆时，必先脑中作疼，或间觉眩晕，或微觉半身不利，或肢体有麻木之处。宜思患预防，当治以清肺、镇肝、敛冲之剂，更重用引血下行之药辅之，连服十余剂或数十剂，其脉象渐变柔和，自无意外之患。向因此证方书无相当之治法，曾拟得建瓴汤一方，屡次用之皆效。即不能治之于预，其人忽然昏倒，须臾能自苏醒者，大抵脑中血管未甚破裂，急服此汤，皆可保其性命。连服数剂，其头之疼者可以痊愈，即脑中血管不复充血，其从前少有破裂之处亦可自愈，而其肢体之痿废者亦可徐徐见效。方载本卷前篇论中，原用铁锈水煎药，若刮取铁锈数钱，或多至两许，与药同煎服更佳。

有非心机亢进而有若心机亢进者，怔忡之证是也。心之本体原长发动以运行血脉，然无病之人初不觉其动也，惟患怔忡者则时觉心中跳动不安。盖人心中之神明原以心中之气血为凭依，有时其气血过于虚损，致神明失其凭依，虽心机之动照常，原分毫未尝亢进，而神明恒若不任其震撼者。此其脉象多微细，或脉搏兼数。宜用山萸肉、酸枣仁、怀山药诸药品以保合其气；龙眼肉、熟地黄、柏子仁诸药以滋养其血；更宜用生龙骨、牡蛎、朱砂（研细送服）诸药以镇安其神明。气分虚甚者可加人参，其血分虚而且热者可加生地黄。

有因心体肿胀，或有瘀滞，其心房之门户变为窄小，血之出入致有激荡之力，而心遂因之觉动者，此似心机亢进而亦非心机亢进也。其脉恒为涩象，或更兼迟。宜治以拙拟活络效灵丹（方载三期第四卷，系当归、丹参、乳香、没药各五钱）加生怀山药、龙眼肉各一两，共煎汤服。或用节菖蒲三两，远志二两，共为细末，每服二钱，红糖冲水送下，日服三次，久当自愈。因菖蒲善开心窍，远志善化瘀滞（因其含有稀盐酸），且二药并用实善调补心脏，而送以红糖水者，亦所以助其血脉流通也。

至心脏麻痹之原因，亦有多端，治法亦因之各异。如伤寒温病之白虎汤证，其脉皆洪大有力也，若不即时投以白虎汤，脉洪大有力之极，又可渐变为细小无力，此乃由心机亢进而转为心脏麻痹。病候至此，极为危险，宜急投以大剂白虎加人参汤，将方中人参加倍，煎汤一大碗，分数次温饮下，使药力相继不断，一日连

服二剂，庶可挽回。若服药后仍无效，宜用西药斯独落仿斯丁几四瓦，分六次调温开水服之，每两点钟服一次。服至五六次，其脉渐起，热渐退，可保无虞矣。盖外感之热，传入阳明，其热实脉虚者，原宜治以白虎加人参汤（是以伤寒汗吐下后用白虎汤时皆加人参）。然其脉非由实转虚也。至其脉由实转虚，是其心脏为热所伤而麻痹，已成坏证，故用白虎加人参汤时宜将人参加倍，助其心脉之跳动，即可愈其心脏之麻痹也。至西药斯独落仿斯实为强壮心脏之良药，原为实芰答里斯之代用品，其性不但能强心脏，且善治脏腑炎证，凡实芰答里斯所主之证皆能治之，而其性又和平易用，以治心脏之因热麻痹者，诚为至良之药。

有心脏本体之阳薄弱，更兼胃中积有寒饮，溢于膈上，凌逼心脏之阳，不能用事，其心脏渐欲麻痹，脉象异常微细，脉搏异常迟缓者，宜治以拙拟理饮汤（方载三期第三卷处方编中，系干姜五钱，于白

术四钱，桂枝尖、茯苓片、炙甘草各二钱，生杭芍、广橘红、川厚朴各钱半。病剧者加黄芪三钱），连服十余剂，寒饮消除净尽，心脏之阳自复其初，脉之微弱迟缓者亦自复其常矣（此证间有心中觉热、或周身发热、或耳鸣欲聋之种种反应象，须兼看理饮汤后所载治愈诸案，临证诊断，自无差误）。

有心脏为传染之毒菌充塞以至于麻痹者，霍乱证之六脉皆闭者是也。治此证者，宜治其心脏之麻痹，更宜治其心脏之所以麻痹，则兴奋心脏之药，自当与扫除毒菌之药并用，如拙拟之急救回生丹、卫生防疫宝丹是也（二方皆载于第六卷论霍乱治法篇中）。此二方中用樟脑所升之冰片，是兴奋心脏以除其麻痹也。二方中皆有朱砂、薄荷冰，是扫除毒菌以治心脏之所以麻痹也。是以无论霍乱之因凉因热，投之皆可奏效也（急救回生丹药性微凉，以治因热之霍乱尤效；至卫生防疫宝丹其性温用凉，无论病因凉热用之皆有捷效）。

有心中神明不得宁静，有若失其凭依而常惊悸者，此其现象若与心脏麻痹相反，若投以西药麻醉之品如臭剥、抱水诸药，亦可取效于一时。而究其原因，实亦由心体虚弱所致，惟投以强心之剂，乃为根本之治法。当细审其脉，若数而兼滑者，当系心血虚而兼热，宜用龙眼肉、熟地黄诸药补其虚，生地黄、玄参诸药泻其热，再用生龙骨、牡蛎以保合其神明，镇靖其魂魄，其惊悸自除矣。其脉微弱无力者，当系心气虚而莫支，宜用参、术、芪诸药以补其气，兼用生地黄、玄参诸滋阴药以防其因补生热，更用酸枣仁、山萸肉以凝固其神明，收敛其气化，其治法与前条脉弱怔忡者大略相同。特脉弱怔忡者，心机之发动尤能照常，而此则发动力微，而心之本体又不时颤动，犹人之力小任重而身颤也，其心脏弱似较怔忡者尤甚矣。

有其惊悸恒发于夜间，每当交睫甫睡之时，其心中即惊悸而醒，此多因心下停有痰饮，心脏属火，痰饮属水，火畏水迫，故作惊悸也。宜清痰之药与养心之药并用，方用二陈汤加当归、菖蒲、远志，煎汤送服朱砂细末三分。有热者加玄参数钱，自能安枕稳睡而无惊悸矣。

论肺病治法（附清金二妙丹、清肺三妙丹）

肺病西人名为都比迦力，谓肺脏生有坚粒如砂，久则溃烂相连，即东人所谓肺结核，方书所谓肺痈也。盖中医不能剖解，当其初结核时，实无从考验，迨至三期之时，所结之核已溃烂相连。至于咳吐脓血，乃始知为肺上生痈。岂知肺胞之上焉能生红肿高大之痈，不过为肺体之溃烂而已。然肺病至于肺体溃烂，西人早诿为不治，而古方书各有治法，用之亦恒获效，其故何哉？盖以西人之治病，惟治局部，但知理其标，而不知清其本，本既不清，标亦终归不治耳。愚临证四十余年，治愈肺病甚伙，即西人诿为不治者，亦恒随手奏效，此无他，亦惟

详审病因，而务为探本穷源之治法耳。故今者论治肺病，不以西人之三期立论，而以病因立论，爰细列其条目于下。

肺病之因，有内伤、外感之殊。然无论内伤、外感，大抵皆有发热之证，而后酿成肺病。诚以肺为娇脏，且属金，最畏火刑故也。有如肺主皮毛，外感风邪，有时自皮毛袭入肺脏，阻塞气化，即暗生内热。而皮毛为风邪所束，不能由皮毛排出碳气，则肺中不但生热，而且酿毒，肺病即由此起点。其初起之时，或时时咳嗽，吐痰多有水泡，或周身多有疼处，舌有白苔，或时觉心中发热，其脉象恒浮而有力。可先用西药阿斯必林一瓦，白糖冲水送下，俾周身得汗，继用玄参、天花粉各五钱，金银花、川贝母各三钱，硼砂八分（研细分两次送服），粉甘草细末三钱（分两次送服），煎汤服。再每日用阿斯必林一瓦，分三次服，白糖水送下，勿令出汗，此三次中或一次微有汗者亦佳。如此服数日，热不退者，可于汤药中加生石膏七八

钱。若不用石膏，或用汤药送服西药安知歇貌林半瓦亦可。

若此时不治，病浸加剧，吐痰色白而黏，或带腥臭，此时亦可先用阿斯必林汗之。然恐其身体虚弱，不堪发汗，宜用生怀山药一两或七八钱煮作茶汤，送服阿斯必林半瓦，俾服后微似有汗即可。仍用前汤药送服粉甘草细末、三七细末各一钱，煎渣时再送服二药如前。仍兼用阿斯必林三分瓦之一（合中量八厘八毫），白糖冲水送下，或生怀山药细末四五钱煮茶汤送下，日两次。其嗽不止者，可用山药所煮茶汤送服川贝细末三钱。或用西药几阿苏四瓦，薄荷冰半瓦，调以粉甘草细末，以适可为丸为度（几阿苏是稀树脂，掺以甘草末始可为丸），为丸桐子大，每服三丸，日再服，此药不但能止嗽，且善治肺结核（薄荷冰味宜辛凉，若其味但辛辣而不凉者，可用好朱砂钱半代之）。至阿斯必林，亦善治肺结核，而兼能发汗，且能使脉之数者变为和缓，是以愚喜用之，惟其人常自出汗者不宜服

耳。至山药之性最善养肺，以其含蛋白质甚多也。然忌炒，炒之则枯其蛋白质矣。煮作茶汤，其味微酸，欲其适口可少调以白糖或柿霜皆可。若不欲吃茶汤者，可用生山药片，将其分量加倍，煮取清汤，以代茶汤饮之。

若当此时不治，以后病又加剧，时时咳吐脓血，此肺病已至三期，非寻常药饵所能疗矣。必用中药极贵重之品，若徐灵胎所谓用清凉之药以清其火，滋润之药以养其血，滑降之药以祛其痰，芳香之药以通其气，更以珠黄之药解其毒，金石之药填其空，兼数法而行之，屡试必效。又邑中曾钧堂孝廉，精医术，尝告愚曰：治肺痈惟林屋山人《证治全生集》中犀黄丸最效，余用之数十年，治愈肺痈甚多。后愚至奉天，遇肺痈咳吐脓血服他药不愈者，俾于服汤药之外兼服犀黄丸，果如曾君所言，效验异常。三期第二卷（处方编中）清凉华盖饮后有案，可参观。至所服汤药，宜用前方加牛蒡子、瓜蒌仁各数钱以泻其

脓，再送服三七细末二钱以止其血。至于犀黄丸配制及服法，皆按原书，兹不赘。

有外感伏邪伏膈膜之下，久而入胃，其热上熏肺脏，以致成肺病者，其咳嗽吐痰始则稠黏，继则腥臭，其舌苔或白而微黄，其心中燥热，头目昏眩，脉象滑实，多右胜于左。宜用生石膏一两，玄参、花粉、生怀山药各六钱，知母、牛蒡子各三钱，煎汤，送服甘草、三七细末如前。再用阿斯必林三分瓦之一，白糖水送服，日两次。若其热不退，其大便不滑泻者，石膏可以加重。

曾治奉天大西边门南徐姓叟肺病，其脉弦长有力，迥异寻常，每剂药中用生石膏四两，连服数剂，脉始柔和。

由斯观之，药以胜病为准，其分量轻重，不可预为限量也。若其脉虽有力而至数数者，可于前方中石膏改为两半，知母改为六钱，再加潞党参四钱。盖脉数者其阴分必虚，石膏、知母诸药虽能退热，而滋阴仍所非长，辅之以参，是仿白虎加人参汤之义，以滋其真阴不足（凉润之药得人参则能滋真阴），而脉之数者可变为和缓也。若已咳嗽吐脓血者，亦宜于服汤药外兼服犀黄丸。

至于肺病由于内伤，亦非一致。有因脾胃伤损，饮食减少，土虚不能生金，致成肺病者。盖脾胃虚损之人，多因肝木横恣，侮克脾土，致胃中饮食不化精液，转多化痰涎，溢于膈上，黏滞肺叶作咳嗽，久则伤肺，此定理也。且饮食少则虚热易生，肝中所寄之相火，因肝木横恣，更挟虚热而刑肺，于斯上焦恒觉烦热，吐痰始则黏滞，继则腥臭，胁下时或作疼，其脉弦而有力，或弦而兼数，重按不实。方用生怀山药一两，玄参、沙参、生杭芍、柏子仁（炒，不去油）各四钱，金银花二钱，煎汤，送服三七细末一钱，西药白布圣二瓦。汤药煎渣时，亦如此送服。若至咳吐脓血，亦宜服此方，兼服犀黄丸。或因服犀黄丸，减去三七亦可。至白布圣，则不可减去，以其大有助脾胃消化之力也。然亦不必与汤药同时服，每于饭后迟一句钟服之更佳。

有因肾阴亏损而致成肺病者。盖肾与肺为子母之脏，子虚必吸母之气化以自救，肺之气化即暗耗。且肾为水脏，水虚不能镇火，火必妄动而刑金。其人日晚潮热，咳嗽，懒食，或干咳无痰，或吐痰腥臭，或兼喘促，其脉细数无力。方用生山药一两，大熟地、甘枸杞、柏子仁各五钱，玄参、沙参各四钱，金银花、川贝各三钱，煎汤送服甘草、三七细末如前。若咳吐脓血者，去熟地，加牛蒡子、蒌仁各三钱，亦宜兼服犀黄丸。若服药后脉之数者不能渐缓，亦可兼服阿斯必林，日两次，每次三分瓦之一。盖阿斯必林之性既善治肺结核，尤善退热，无论虚热实热，其脉象数者服之，可使其至数渐缓。然实热服之，汗出则热退，故可服至一瓦。若虚热，不宜出汗，但

可解肌，服后或无汗，或微似有汗，方能退热，故一瓦必须分三次服。若其人多汗者，无论虚热实热，皆分毫不宜用。若其人每日出汗者，无论其病因为内伤、外感、虚热、实热，皆宜于所服汤药中加生龙骨、生牡蛎、净山萸肉各数钱。或研服好朱砂五分，亦可止汗，盖以汗为心液，朱砂能凉心血，故能止汗也。

有其人素患吐血衄血，阴血伤损，多生内热；或医者用药失宜，强止其血，俾血瘀经络亦久而生热，以致成肺病者。其人必心中发闷发热，或有疼时，廉于饮食，咳嗽短气，吐痰腥臭，其脉弦硬，或弦而兼数。方用生怀山药一两，玄参、天冬各五钱，当归、生杭芍、乳香、没药各三钱，远志、甘草、生桃仁（桃仁无毒，宜带皮生用，因其皮红能活血也，然须明辨其果为桃仁，不可误用带皮杏仁）各二钱，煎汤，送服三七细末钱半，煎渣时亦送服钱半。盖三七之性，不但善止血，且善化瘀血也。若咳吐脓血者，亦宜

于服汤药之外兼服犀黄丸。

此论甫拟成，法库门生万泽东见之，谓此论固佳，然《衷中参西录》三期肺病门，师所拟之清金益气汤、清金解毒汤二方尤佳，何以未载？愚曰：二方皆有黄芪，东省之人多气盛，上焦有热，于黄芪恒不相宜。是以未载。泽东谓：若其人久服蒌仁、杏仁、苏子、橘红诸药以降气利痰止嗽，致肺气虚弱，脉象无力者，生常投以清金益气汤，若兼吐痰腥臭者，投以清金解毒汤，均能随手奏效。盖东省之人虽多不宜用黄芪，而经人误治之证，又恒有宜用黄芪者，然宜生用，炙用则不相宜耳。愚闻泽东之言，自知疏漏，爰将两方详录于下以备治肺病者之采用。

【清金益气汤】治肺脏虚损，尪羸少气，劳热咳嗽，肺痿失音，频吐痰涎，一切肺金虚损之病，但服润肺宁嗽之药不效者。方用生地黄五钱，生黄芪、知母、粉甘草、玄参、沙参、牛蒡子各三钱，川贝二钱。

【清金解毒汤】治肺脏结核，浸至损烂，咳吐脓血，脉象虚弱者。方用生黄芪、生滴乳香、生明没药、粉甘草、知母、玄参、沙参、牛蒡子各三钱，川贝细末、三七细末各二钱（二末和匀分两次另送服）。若其脉象不虚者，宜去黄芪，加金银花三四钱。

或问：桔梗能引诸药入肺，是以《金匮》治肺痈有桔梗汤。此论肺病诸方何以皆不用桔梗？答曰：桔梗原提气上行之药，肺病者多苦咳逆上气，恒与桔梗不相宜，故未敢加入方中。若其人虽肺病而不咳逆上气者，亦不妨斟酌用之。

或问：方书治肺痈，恒于其将成未成之际，用皂荚丸或葶苈大枣汤泻之，将肺中之恶浊泻去，而后易于调治。二方出自《金匮》，想皆为治肺良方。此论中皆未言及，岂其方不可采用乎？答曰：二方之药性近猛烈，今之肺病者多虚弱，是以不敢轻用。且二方泻肺，治肺实作喘原是正治。至泻去恶浊痰涎，以防肺中腐烂，原是兼治之证。其人果肺实作喘且不虚弱者，葶苈大枣汤愚曾用过数次，均能随手奏效。皂荚丸实未尝用，因皂荚性热，与肺病之热者不宜也。至欲以泻浊防腐，似不必用此猛烈之品，若拙拟方中之硼砂、三七及乳香、没药，皆化腐生新之妙品也。况硼砂善治痰厥，曾治痰厥半日不醒，用硼砂四钱，水煮化灌下，吐出稠痰而愈。由斯知硼砂开痰泻肺之力，固不让皂荚、葶苈也。所可贵者，泻肺脏之实，即以清肺金之热，润肺金之燥，解肺金之毒（清热润燥解毒皆硼砂所长）。人但知口中腐烂者漱以硼砂则愈（冰硼散善治口疮），而不知其治肺中之腐烂亦犹治口中之腐烂也。且拙制有安肺宁嗽丸，方用硼砂、嫩桑叶、儿茶、苏子、粉甘草各一两，共为细末，炼蜜为丸，三钱重，早晚各服一丸。治肺郁痰火作嗽，肺结核作嗽。在奉天医院用之数年，屡建奇效，此丸药中实亦硼砂之功居多也。

或问：古有单用甘草四两煎汤治肺痈者，今所用治肺病诸方中，其有甘草者皆为末送服，而不以之入煎者何也？答曰：甘草最善解毒泻热，然生用胜于熟用。因生用则其性平，且具有开通之力，拙著四期《衷中参西录》（药物学）中甘草解，言之甚详。熟用则其性温，实多填补之力。故其解毒泻热之力，生胜于熟。夫炙之为熟，水煮之亦为熟，若入汤剂是仍煎熟用矣，不若为末服之之为愈也。且即为末服，又须审辨，盖甘草轧细颇难，若轧之不细，而用火炮焦再轧，则生变为熟矣。是以用甘草末者，又宜自监视轧之。再者，愚在奉时曾制有清金二妙丹，方用粉甘草细末二两，远志细末一两，和匀，每服钱半，治肺病痨嗽甚有效验。肺有热者，可于每二妙丹一两中加好朱砂细末二钱，名为清肺三妙丹。以治肺病结核咳嗽不止，亦极有效。然初服三四次时，宜少加阿斯必林，每次约加四分瓦之一或五分瓦之一。若汗多，可无加也。

或问：西人谓肺病系杆形之毒菌传染，故治肺病以消除毒菌为要务，又谓呼吸之空气不新鲜易成肺病，故患此病者宜先移居新鲜空气之中，则病易愈。今论中皆未言及，其说岂皆无足取乎？答曰：西人之说原有可取。然数十人同居一处，或独有一人肺病，其余数十人皆不病，且即日与肺病者居，仍传染者少，而不传染者多，此又作何解也？古语云木必先腐，而后虫生，推之于人，何莫不然。为其人先有此病因，而后其病乃乘虚而入。愚为嫌西人之说肤浅，故作深一层论法，更研究深一层治法，且亦以西人之说皆印于人之脑中，无烦重为表白也。矧上所用之药，若西药之几阿苏、阿斯必林、薄荷冰原可消除毒菌，即中药之朱砂及犀黄丸亦皆消除毒菌之要药，非于西说概无所取也。

治肺病便方

鲜白茅根去皮锉碎一大碗，用水两大碗煎两沸，候半点钟，视其茅根不沉水底，再煎至微沸。候须臾茅根皆沉水底，去渣，徐徐当茶温饮之。

鲜小蓟根二两，锉细，煮两三沸，徐徐当茶温饮之，能愈肺病吐脓血者。

白莲藕一斤，切细丝，煮取浓汁一大碗，再用柿霜一两融化其中，徐徐温饮之。

以上寻常土物，用之皆能清减肺病。恒有单用一方，浃辰之间即能治愈肺病者。三期第二卷（处方编中）有将鲜茅根、鲜小蓟根、鲜藕共切碎煮汁饮之，名为三鲜饮，以治因热吐血者甚效，而以治肺病亦有效。若再调以柿霜更佳。

三期第六卷（处方编中）载有宁嗽定喘饮，方用生怀山药两半，煮汤一大碗，再调入甘蔗自然汁一两，酸石榴自然汁五钱，生鸡子黄三个，徐徐饮下，治寒温病阳明大热已退，其人或素虚，或在老年，至此益形怯弱，或喘，或嗽，痰涎壅盛，气息似不足者，此亦寻常服食之物。若去方中鸡子黄，加荸荠自然汁一两，调匀，徐徐温服，亦治肺病之妙品也，而肺病之咳而兼喘者服之尤宜。

又北沙参细末，每日用豆

腐浆送服二钱，上焦发热者送服三钱，善治肺病及肺痨喘嗽。

又西药有橄榄油，性善清肺，其味香美，肺病者可以之代香油，或滴七八滴于水中服之亦佳。

饮食宜淡泊，不可过食炮炙厚味及过咸之物，宜多食菜蔬若藕、鲜笋、白菜、莱菔、冬瓜，果品若西瓜、梨、桑椹、苹果、荸荠、甘蔗皆宜。不宜桃、杏。忌烟酒及一切辛辣之物。又忌一切变味，若糟鱼、松花蛋、卤虾油、酱豆腐、臭豆腐之类，亦不宜食。

养生家有口念呵、呼、呬、嘘、吹、嘻六字以却脏腑诸病者，肺病者若于服药之外兼用此法，则为益良多。其法当静坐时，或睡醒未起之候，将此六字每一字念六遍，其声极低小，惟己微闻，且念时宜蓄留其气，徐徐外出，愈缓愈好，每日行两三次，久久自有效验。盖道书有呼气为补之说，其理甚深，拙撰元气诠中发明甚详。西人有深长呼吸法，所以扩胸膈以舒肺气，此法似与深长呼吸法相近，且着意念此六字，则肺中碳气呼出者必多，肺病自有易愈之理也。

论肺痨喘嗽治法

肺痨之证，因肺中分支细管多有瘀滞，热时肺胞松容气化犹可宣通，故病则觉轻；冷时肺胞紧缩其痰涎恒益杜塞，故病则加重。此乃肺部之锢疾，自古无必效之方。惟用曼陀罗熬膏，和以理肺诸药，则多能治愈。爰将其方详开于下。

曼陀罗正开花时，将其全科切碎，榨取原汁四两，入锅内熬至若稠米汤，再加入硼砂二两，熬至融化，再用远志细末、甘草细末各四两，生石膏细末六两，以所熬之膏和之，以适可为丸为度，分作小丸。每服钱半，若不效可多至二钱，白汤送下，一日两次。久服病可除根。若服之觉热者，石膏宜加重。

按：曼陀罗俗名洋金花，译西文者名为醉仙桃，因其大有麻醉之性也。棵高三四尺许，叶大如掌，有有歧、无歧两种。开花如牵牛稍大，有红白二色，且其花有单层多层之分。结实大如核桃、有芒刺如蓖麻实，蒂有托盘如钱，中含细粒如麻仁。李时珍谓服之令人昏昏如醉，可作麻药。又谓熟水洗脱肛甚效，盖大有收敛之力也。入药者以花白且单层者为佳。然其麻醉之力甚大，曾见有以之煎汤饮之伤命者，慎勿多服。

肺脏具阖辟之机，其阖辟之机自如，自无肺痨病证。远志、硼砂最善化肺管之瘀，甘草末服，不经火炙、水煮，亦善宣通肺中气化，此所以助肺脏之辟也。曼陀罗膏大有收敛之力，此所以助肺脏之阖也。用石膏者，因曼陀罗之性甚热，石膏能解其热也，且远志、甘草、硼砂皆为养肺之品，能多生津液，融化痰涎。俾肺脏阖辟之机灵活无滞，则肺痨之喘嗽自愈也。

同庄张岛仙先生，邑之名孝廉也。其任东安教谕时，有门生患肺痨，先生效以念呵、呼、呬、嘘、吹、嘻，每字六遍，日两次，两月而肺痨愈。愚由此知此法可贵。养生家谓此六字可分主脏腑之病，愚则谓不必如此分析，总之不外呼气为补之理。因人念此六字皆徐徐呼气外出，其心肾可交也，心肾交久则元气壮旺，自能斡旋肺中气化，而肺痨可除矣。欲肺痨速愈者，正宜兼用此法。

读章太炎氏论肺病治法书后

读本志（《山西医学杂志》）二十一期，章太炎先生论肺炎治法，精微透彻，古今中外融会为一，洵为医学大家。其中有谓咳嗽发热，未见危候，数日身忽壮热，加以喘息，脉反微弱，直视撮空，丧其神守者，此肺虽膜满，而脉反更挎落，血痹不利，心脏将绝。西人治此证，用强心剂数服，神清喘止，其热渐退而愈，而未明言所用强心之剂，果为何药。

按：此乃肺胀兼心痹之证。若用中药，拟用白虎加人参汤。白虎汤以治肺胀，加参以治心痹。若用西药，当用实芰答利斯及斯独落仿斯。二药皆为强心之药，而与他强心之药不同。盖凡强心之药，能助心之跳动有力，即能助心之跳动加速，独此二药又善治心机亢进，使脉之动速者转为和缓。又凡强心之药多热，而此二药能解热，故又善治肺炎。肺脏炎愈而喘胀自愈也。至于伤寒温病，热入阳明，脉象洪实，医者不知急用白虎汤或白虎加人参汤以解其热，迨至热极伤心，脉象由洪实而微弱，或兼数至七八至，神识昏愦者，急投以白虎加人参汤，再将方中人参加重，汤成后调入生鸡子黄数枚，此正治之法也。西医则治以实芰答利斯及斯独落仿斯，亦为正治之法，而用之皆不易奏效，因其病至极危，心脏将绝也。拟将此中西之药并用，庶可挽回此至重之证也。然此犹虚为拟议，而未尝实验于临证之际也。

总论喘证治法

俗语云喘无善证，诚以喘证无论内伤外感，皆为紧要之证也。然欲究喘之病因，当先明呼吸之枢机何脏司之。喉为气管，内通于肺，人之所共知也，而吸气之入，实不仅入肺，并能入心、入肝、入冲任以及于肾。何以言之？气管之正支入肺，其分支实下通于心，更透膈而下通于肝（观肺心肝一系相连可知），由肝而下更与冲任相连以通于肾。藉曰不然，何以妇人之妊子者，母呼而子亦呼，母吸而子亦吸乎？呼吸之气若不由气管分支通于肝，下及于冲任与肾，何以子之脐带其根蒂结于冲任之间，能以脐承母之呼吸之气，而随母呼吸乎？是知肺者发动呼吸之机关也。喘之为病，《本经》名为吐吸，因吸入之气内不能容，而速吐出也。其不容纳之故，有由于肺者，有由于肝肾者。试先以由于肝肾者言之。

肾主闭藏，亦主翕纳，原所以统摄下焦之气化，兼以翕纳呼吸之气，使之息息归根也。有时肾虚不能统摄其气化，致其气化膨胀于冲任之间，转挟冲气上冲，而为肾行气之肝木（方书谓肝行肾之气），至此不能疏通肾气下行，亦转随之上冲，是以吸入之气未受下焦之翕纳，而转受下焦之冲激，此乃喘之所由来，方书所谓肾虚不纳气也。当治以滋阴补肾之品，而佐以生肝血、镇肝气及镇冲降逆之药。方用大怀熟地、生怀山药各一两，生杭芍、柏子仁、甘枸杞、净萸肉、生赭石细末各五钱，苏子、甘草各二钱。热多者可加玄参数钱。汗多者可加生龙骨、生牡蛎各数钱。

有肾虚不纳气，更兼元气虚甚，不能固摄而欲上脱者，其喘逆之状恒较但肾虚者尤甚。宜于前方中去芍药、甘草，加野台参五钱，萸肉改用一两，赭石改用八钱。服一剂喘见轻，心中觉热者，可酌加天冬数钱。或用拙拟参赭镇气汤亦可（方载三期第二卷，系野台参、生杭芍各四钱，生赭石、生龙骨、生牡蛎、净萸肉各六钱，生怀山药、生芡实各五钱，苏子二钱）。有因猝然暴怒，激动肝气、肝火，更挟冲气上冲，胃气上逆，迫挤肺

之吸气不能下行作喘者，方用川楝子、生杭芍、生赭石细末各六钱，厚朴、清夏、乳香、没药、龙胆草、桂枝尖、苏子、甘草各二钱，磨取铁锈浓水煎服。以上三项作喘之病因，由于肝肾者也，而其脉象则有区别。阴虚不纳气者，脉多细数；阴虚更兼元气欲脱者，脉多上盛下虚；肝火肝气挟冲气胃气上冲者，脉多硬弦而长。审脉辨证，自无差误也。

至喘之由于肺者，因肺病不能容纳吸入之气，其证原有内伤外感之殊。试先论肺不纳气之由于内伤者。一阖一辟，呼吸自然之机关也。至问其所以能呼吸者，固赖胸中大气（亦名宗气）为之斡旋，又赖肺叶具有活泼机能，以遂其阖辟之用。乃有时肺脏受病，肺叶之阖辟活泼者变为易阖难辟，而成紧缩之性。暑热之时其紧数稍缓，犹可不喘，一经寒凉，则喘立作矣。此肺痨之证，多发于寒凉之时也。宜用生怀山药轧细，每用两许煮作粥，调以蔗白糖，送服西药白

布圣七八分。盖肺叶紧缩者，以其中津液减少，血脉凝滞也。有山药、蔗糖以润之（山药含蛋白质甚多故善润），白布圣以化之（白布圣为小猪小牛之胃液制成故善化），久当自愈。其有顽痰过盛者，可再用硼砂细末二分，与白布圣同送服。若外治，灸其肺俞穴亦有效，可与内治之方并用。若无西药白布圣处，可代以生鸡内金细末三分，其化痰之力较白布圣尤强。

有痰积胃中，更溢于膈上，浸入肺中而作喘者。古人恒用葶苈大枣泻肺汤或十枣汤下之，此乃治标之方，究非探本穷源之治也。拙拟有理痰汤，载于三期第三卷（方系生芡实一两，清半夏四钱，黑脂麻三钱，柏子仁、生杭芍、茯苓片、陈皮各二钱），连服十余剂，则此证之标本皆清矣。至方中之义，原方下论之甚详，兹不赘。若其充塞于胸膈胃腑之间，不为痰而为饮，且为寒饮者（饮有寒热，热饮脉滑，其人多有神经病，寒饮脉弦细，概言饮为寒者非是），其人或有时喘，有时不喘，或感受寒凉病即反复者，此上焦之阳分虚也，宜治以《金匮》苓桂术甘汤，加干姜三钱，厚朴、陈皮各钱半，俾其药之热力能胜其寒，其饮自化而下行，从水道出矣。又有不但上焦之阳分甚虚，并其气分亦甚虚，致寒饮充塞于胸中作喘者，其脉不但弦细，且甚微弱，宜于前方中加生箭芪五钱，方中干姜改用五钱。

壬戌秋，台湾医士严坤荣为其友问二十六七年寒饮结胸，时发大喘，极畏寒凉，曾为开去此方（方中生箭芪用一两，干姜用八钱，非极虚寒之证不可用此重剂），连服十余剂痊愈。方中所以重用黄芪者，以其能补益胸中大气，俾大气壮旺自能运化寒饮下行也。

上所论三则，皆内伤喘证之由于肺者也。

至外感之喘证，大抵皆由于肺。而其治法，实因证而各有所宜。人身之外表，卫气主之，卫气本于胸中大气，又因肺主皮毛，与肺脏亦有密切之关系。有时外表为风寒所束，卫气不能流通周身，以致胸中大气无所输泄，骤生膨胀之力，肺悬胸中，因受其排挤而作喘。又因肺与卫气关系密切，卫气郁而肺气必郁，亦可作喘。此《伤寒论》麻黄汤所主之证，多有兼喘者也。然用麻黄汤时，宜加知母数钱，汗后方无不解之虞。至温病亦有初得作喘者，宜治以薄荷叶、牛蒡子各三钱，生石膏细末六钱，甘草二钱，或用麻杏甘石汤方亦可，然石膏万勿煅用，而其分量又宜数倍于麻黄（石膏可用至一两，麻黄治此证多用不过二钱）。此二证之喘同而用药迥异者，因伤寒之脉浮紧，温病之脉洪滑也。

有外感之风寒内侵，与胸间之水气凝滞，上迫肺气作喘者，此《伤寒论》小青龙汤证也。当必效《金匮》之小青龙加石膏法，且必加生石膏至两许，用之方效。又此方加减定例，喘者去麻黄，加杏仁。而愚用此方治喘时，恒加杏仁，

而仍用麻黄一钱。其脉甚虚者，又宜加野台参数钱。三期第五卷载有更定后世所用小青龙汤分量，可参观也。又第五卷载有拙拟从龙汤方，治服小青龙汤后喘愈而仍反复者。方系用生龙骨、生牡蛎各一两，杭芍五钱，清半夏、苏子各四钱，牛蒡子三钱，热者酌加生石膏数钱，用之曾屡次奏效。上所论两则治外感作喘之大略也。

有其人素有劳疾喘嗽，少受外感即发，此乃内伤外感相并作喘之证也，宜治以拙拟加味越婢加半夏汤（方载三期五卷，系麻黄二钱，生怀山药、生石膏各五钱，寸冬四钱，清半夏、牛蒡子、玄参各三钱，甘草钱半，大枣三枚，生姜三片）。因其内伤外感相并作喘，故所用之药亦内伤外感并用。

特是上所论之喘，其病因虽有内伤、外感，在肝肾、在肺之殊，约皆不能纳气而为吸气难，即《本经》所谓吐吸也。乃有其喘不觉吸气难而转觉呼气难者，其病因由于胸中大气虚而下陷，不

能鼓动肺脏以行其呼吸，其人不得不努力呼吸以自救，其呼吸迫促之形状有似乎喘，而实与不纳气之喘有天渊之分。设或辨证不清，见其作喘，复投以降气纳气之药，则凶危立见矣。然欲辨此证不难也，盖不纳气之喘，其剧者必然肩息（肩上耸也）；大气下陷之喘，纵呼吸有声，必不肩息，而其肩益下垂。即此二证之脉论，亦迥不同，不纳气作喘者，其脉多数，或尺弱寸强；大气下陷之喘，其脉多迟而无力，尺脉或略胜于寸脉。察其状而审其脉，辨之固百不失一也。其治法当用拙拟升陷汤，以升补其胸中大气，其喘自愈。方载第一卷大气诠中，并详载其随证宜加之药。

有大气下陷作喘，又兼阴虚不纳气作喘者，其呼吸皆觉困难，益自强为呼吸而呈喘状，其脉象微弱无力，或脉搏略数，或背发紧而身心微有灼热。宜治以生怀山药一两，玄参、甘枸杞各六钱，生箭芪四钱，知母、桂枝尖各二钱，煎汤服。方中不用桔梗、升、柴者，恐与阴虚不纳气有碍也。上二证之喘，同中有异，三期第四卷升陷汤后皆治有验案，可参观也。

又有肝气、胆火挟冲胃之气上冲作喘，其上冲之极至排挤胸中大气下陷，其喘又顿止，并呼吸全无，须臾忽又作喘，而如斯循环不已者，此乃喘证之至奇者也。

曾治一少妇，因夫妻反目得此证，用桂枝尖四钱，恐其性热，佐以带心寸冬三钱，煎汤服下，即愈。因读《本经》桂枝能升大气兼能降逆气，用之果效如影响。

夫以桂枝一物之微，而升陷降逆两擅其功，此诚天之生斯使独也。然非开天辟地之圣神发之，其孰能知之。原案载三期第二卷参赭镇气汤下，可参观。

论李东垣补中益气汤所治之喘证

愚初读方书时，至东垣补

中益气汤谓可治喘证，心甚疑之。夫喘者气上逆也，《本经》谓之吐吸，以其吸入之气不能下行，甫吸入而即上逆吐出也。气既苦于上逆，犹可以升麻、柴胡提之乎？乃以此疑义遍质所识宿医，大抵皆言此方可治气分虚者作喘。然气实作喘者苦于气上逆，气虚作喘者亦苦于气上逆，因其气虚用参、术、芪以补其气则可，何为佐以升柴耶？如此再进一步质问，则无有能答者矣。迨后详读《内经》，且临证既久，知胸中有积贮之气为肺脏阖辟之原动力，即《灵枢》五味篇所谓"抟而不行，积于胸中"之大气也，亦即客邪篇所谓"积于胸中，出于喉咙，以贯心脉"之宗气也。此气一虚，肺脏之阖辟原动力缺乏，即觉呼吸不利。若更虚而下陷，阖辟之原动力将欲停止，其人必努力呼吸以自救。为其呼吸努力，其迫促之形有似乎喘，而实与气逆之喘有天渊之分。若审证不确，而误投以纳气定喘之药，则凶危立见矣。故治此等证者，当升补其胸中大气，至降气、纳气之药，分毫不可误投。若投以补中益气汤，虽不能十分吻合，其喘必然见轻，审是则补中益气汤所主之喘，确乎为此等喘证无疑也。盖东垣平素注重脾胃，是以但知有中气下陷，而不知有大气下陷，故于大气下陷证，亦以补中益气汤治之。幸方中之药多半可治大气下陷，所以投之亦可奏效。所可异者，东垣纵不知补中益气汤所治之喘为大气下陷，亦必知与气逆作喘者有异，而竟不一为分疏，独不虑贻误后人，遇气逆不降之真喘亦投以补中益气汤乎？愚有鉴于此，所以拙著《衷中参西录》三期第四卷特立大气下陷门，而制有升陷汤一方（见第一卷处方编大气诠），以升补下陷之大气，使仍还胸中。凡因大气下陷所出种种之险证，经愚治愈者数十则，附载于后。其中因大气下陷而喘者，曾有数案，对与气逆作喘不同之处，极为详细辨明，若将其案细细参阅，临证时自无差误。

论胃病噎膈（即胃癌）治法及反胃治法

（附变质化瘀丸）

噎膈之证，方书有谓贲门枯干者，有谓冲气上冲者，有谓痰瘀者，有谓血瘀者。愚向谓此证系中气衰弱，不能撑悬贲门，以致贲门缩如藕孔（贲门与大小肠一气贯通，视其大便若羊矢，其贲门大小肠皆缩小可知），痰涎遂易于壅滞，因痰涎壅滞冲气更易于上冲，所以不能受食。向曾拟参赭培气汤一方，仿仲景旋覆代赭石汤之义，重用赭石至八钱，以开胃镇冲，即以下通大便（此证大便多艰），而即用人参以驾驭之，俾气化旺而流通，自能撑悬贲门使之宽展，又佐以半夏、知母、当归、天冬诸药，以降胃、利痰、润燥、生津，用之屡见效验。遂将其方载于《衷中参西录》中，并详载用其方加减治愈之医案数则，以为一己之创获也。迨用其方既久，效者与不效者参半，又有初用其方治愈，及病又反复再服其方不效者。再三踌躇，不得其解，亦以为千古难治之证，原不能必其痊愈也。

后治一叟，年近七旬，住院月余，已能饮食，而终觉不脱然。迨其回家年余，仍以旧证病故，濒危时吐出脓血若干，乃恍悟从前之不能脱然者，系贲门有瘀血肿胀也，当时若方中加破血之药，或能痊愈。

盖愚于瘀血致噎之证，素日未有经验，遂至忽不留心。今既自咎从前之疏忽，遂于此证细加研究，而于瘀血致噎之理，尤精采前哲及时贤之说以发明之，庶再遇此证，务被除其病根，不使愈后再复发也。

吴鞠通曰：噎食之为病，阴衰于下，阳结于上。有阴衰而累及阳结者，治在阴衰。有阳结而累及阴衰者，治在阳结。其得病之由，多由怒郁日久，致令肝气横逆；或酒客中虚，土衰木旺。木乘脾则下泄或嗳气，下泄久则阴衰，嗳气久则阳结，嗳气不除，久成噎食。木克胃则逆上阻胸，食不得下，以降逆镇肝为要。其夹痰饮而阳结者则善呕反胃，一以通阳结、补胃体为要。亦有肝郁致瘀血，亦有发瘕致瘀血，再有误食铜物而致瘀血者。虽皆以化瘀血为要，然肝郁则以条畅木气，兼之活络；肝逆则降气镇肝；发瘕须用败梳菌；铜物须用荸荠。病在上脘，丝毫食物不下者，非吐不可。亦有食膈，因食时受大惊大怒，在上脘者吐之；在下脘者下之。再如单方中咸韭菜卤之治瘀血；牛乳之治胃燥；五汁饮之降胃逆；牛转草之治胃槁；虎肚丸之治胃弱；狮子油之开锢结；活鸡血之治老僧跌坐，精气不得上朝泥丸宫，以成舍利，反化为顽白骨，结于胃脘，盖鸡血纯阴能化纯阳之顽结也；狗尿粟、狗宝以浊攻浊而又能补土。诸方不胜计，何今人非用枳实、厚朴以伤残气化，即用六味之呆腻哉。

杨素园曰：噎膈一证，昔人多与反胃混同立说，其实反胃乃纳而复出，与噎膈之毫不能纳者迥异。即噎与膈亦自有辨解，噎则原解纳谷而喉中梗塞；膈则全不纳谷也。至其病原，昔人分为忧、气、恚、食、寒；又有饮膈、热膈、虫膈，其说甚纷。叶天士则以阴液下竭，阳气上结，食管窄隘使然。其说原本《内经》，最为有据。徐洄溪以为瘀血、顽痰、逆气阻隔胃气，其已成者无法可治，其义亦精。然以为阴竭而气结，何虚劳证阴亏之极而阳不见其结？以为阴竭而兼忧愁思虑，故阳气结而为瘀，则世间患此者大抵贪饮之流，尚气之辈，乃毫不知忧，而忧愁抑郁之人反不患此，此说之不可通者也。以为瘀血、顽痰、逆气阻伤胃气似矣。然本草中行瘀、化痰、降气之品，不一而足，何以已成者竟无法可治？此又说之不可通者也。

予乡有治此证者，于赤日之中缚病人于柱，以物撬其口，抑其舌，即见喉中有物如赘瘤然，正阻食管，以利刃锄而去之，出血甚多，病者困顿累日始愈。又有一无赖，垂老患此，其人自恨极，以紫藤鞭柄探入喉以求速死，呕血数升，所患竟愈。

此二者虽不足为法，然食管中的系有形之物阻扼其间，而非无故窄隘也明矣。予意度之，此证当由肝过于升，肺不能降，血之随气而升者，历久遂成有形之瘀。此与失血异证同源。其来也暴，故脱然而为吐血；其来也缓，故留连不出而为噎膈。汤液入胃，已过病所，必不能去有形之物。其专治此证之药，必其性专入咽喉，而力能化瘀解结者也。

昔金溪一书贾患此，向予乞方，予茫无以应，思韭菜上露善治嗫口痢，或可旁通其意。其人亦知医，闻之甚悦，遂煎千金苇茎汤加入韭露一半，时时小啜之，数日竟愈。

上所引二则，吴氏论噎膈之治法，可谓博矣；杨氏发明噎膈之病因，可谓精矣；而皆注重瘀血之说，似可为从前所治之叟亦有瘀血之确征。而愚于此案，或从前原有瘀血，或以后变为瘀血，心中仍有游移。何者？以其隔年余而后反复也。迨辛酉孟夏阅天津《卢氏医学报》百零六期，谓胃癌由于胃瘀血，治此证者兼用古下瘀血之剂，屡屡治愈，又无再发之阨，觉胸中疑团顿解。盖此证无论何因，其贲门积有瘀血者十之七八。其瘀之重者，非当时兼用治瘀血之药不能愈。其瘀之轻者，但用开胃降逆之药，瘀血亦可些些消散，故病亦可愈，而究之瘀血之根蒂未净，是以有再发之阨也。明乎此理，知卢君之言可为治噎膈之定论矣。卢君名谦，号抑甫，兼通中西医学，自命为医界革命家，尝谓今业医者当用西法断病，用中药治病，诚为不磨之论。

总核以上三家之论，前二家所论破瘀血之药，似不能胜病。至卢抑甫谓宜兼用古下瘀血之方，若抵当汤、抵当丸、下瘀血汤、大黄䗪虫丸诸方，可谓能胜病矣。而愚意以为欲治此证，必中西之药并用，始觉有把握。盖以上诸方治瘀血虽有效，以消瘤赘恐难见效。西医名此证为胃癌，所谓癌者因其处起凸若山之有岩也。其中果函有瘀血，原可用消瘀血之药消之。若非函有瘀血，但用消瘀血之药，即不能消除。夫人之肠中可生肠蕈，肠蕈即瘤赘也。肠中可生瘤赘，即胃中亦可生瘤赘。而消瘤赘之药，惟西药沃剥即沃度加僧谟最效，此其在变质药中独占优胜之品也。今愚合中西药品，拟得一方于下，以备试用。

旱三七（细末，一两）桃仁（炒熟，细末一两）硼砂（细末，六钱）粉甘草（细末，四钱）西药沃剥（十瓦）白布圣（二十瓦）

上药六味调和，炼蜜为丸，二钱重。名为变质化瘀丸。服时含化，细细咽津。

今拟定治噎膈之法：无论其病因何如，先服参赭培气汤两三剂，必然能进饮食。若以后愈服愈见效，七八剂后，可于原方中加桃仁、红花各数钱，以服至痊愈为度。若初服见效，继服则不能递次见效者，可于原方中加三棱二钱，䗪虫钱半；再于汤药之外，每日口含化服变质化瘀丸三丸或四丸，久久当有效验。若其瘀血已成溃疡，而脓未尽出者，又宜投以山甲、皂刺、乳香、没药、花粉、连翘诸药，以消散之。

又此证之脉若见滑象者，但服参赭培气汤必愈。而服过五六剂后，可用药汤送服三七细末一钱，煎渣服时亦如此。迨愈后自无再发之阨矣。

又王孟英谓，以新生小鼠新瓦上焙干，研末，温酒冲服，治噎膈极有效。盖鼠之性能消癥瘕，善通经络，故以治血瘀贲门成噎膈者极效也。

又有一人患噎膈，偶思饮酒，饮尽一壶而脱然病愈。验其壶中，有蜈蚣一条甚巨，因知其病愈非由于饮酒，实由于饮煮蜈蚣之酒也。闻其事者质疑于愚。此盖因蜈蚣善消肿疡，患者必因贲门瘀血成疮致噎，故饮蜈蚣酒而顿愈也。欲用此方者，可用无灰酒数两（白酒黄酒皆可，不宜用烧酒）煮全蜈蚣三条饮之。

总论破瘀血之药，当以水蛭为最。然此物忌炙，必须生用之方有效。乃医者畏其猛烈，炙者犹不敢用，则生者无论矣。不知水蛭性原和平，而具有善化瘀血之良能。拙著药物学讲义中论之甚详。若服以上诸药而病不愈者，想系瘀血凝结甚固，当于服汤药、丸药之外，每用生水蛭细末五分，水送服，日两次。若不能服药末者，可将汤药中䗪虫减去，加生水蛭二钱。

上所录者，登《上海中医杂志》之文也。至第五期杂志出，载有唐家祥君读张君论噎膈一篇，于拙论深相推许，并于反胃之证兼有发明。爰录其原文于下，以备参考。

【附录】唐君登医志原文：读杂志第四期张锡纯君论治噎膈，阐发玄微，于此证治法别开径面，卓见名言，实深钦佩。及又读侯宗文君（西医）反胃论（见第三中学第二期杂志中），谓病原之最重要者，乃幽门之发生胃癌，妨碍食物入肠之道路。初时胃力尚佳，犹能努力排除障碍，以输运食物于肠。久而疲劳，机能愈弱，病势益进，乃成反胃。中医谓火虚。证之生理，食物入胃，健康者由胃液消化而入肠，乃或吸收，或排出。一旦胃液缺乏，则积食不化，是火虚之言亦良确。顾积食亦可下泻，何为必上逆而反胃？所言甚当。其论噎膈以食道癌为主因，与卢氏胃癌说相符。二证之病原既同，治法亦同矣。然则张君之论，其理可通于反胃也。

上引西医之论反胃，言其原因同于噎膈，可以治噎膈之法治之，固属通论。然即愚生平经验以来，反胃之证原有两种，有因幽门生癌者；有因胃中虚寒兼胃气上逆、冲气上冲者。其幽门生癌者，治法原可通于噎膈。若胃中虚寒兼气机冲逆者，非投以温补胃腑兼降逆镇冲之药不可。且即以胃中生癌论，贲门所生之癌多属瘀血，幽门所生之癌多属瘤赘。瘀血由于血管凝滞，瘤赘由于腺管肥大。治法亦宜各有注重，宜于参赭培气汤中加生鸡内金三钱，三棱二钱；于变质化瘀丸中加生水蛭细末八钱，再将西药沃剥改作十五瓦，蜜为丸，桐子大，每服三钱。日服两次。而后幽门所生之癌，若为瘤赘，可徐消，即为瘀血亦不难消除。

又治噎膈便方，用昆布二两洗净盐，小麦二合，用水三大盏，煎至小麦烂熟，去渣，每服不拘时饮一小盏。仍取昆布不住口含两三片，咽津，极效。

按：此方即用西药沃度加僧谟之义也。盖西药之沃度加僧谟原由海草烧灰制出，若中药昆布、海藻、海带皆含有沃度加僧谟之原质者也。其与小麦同煮服者，因昆布味咸性凉，久服之恐与脾胃不宜，故加小麦以调补脾胃也。此方果效，则人之幽门因生瘤赘而反胃者，用之亦当有效也。

论胃气不降治法

阳明胃气以息息下行为顺。为其息息下行也，即时时借其下行之力，传送所化饮食达于小肠，以化乳糜；更传送所余渣滓，达于大肠，出为大便。此乃人身气化之自然，自飞门以至魄门，一气运行而无所窒碍者也。乃有时胃气不下行而转上逆，推其致病之由，或因性急多怒，肝胆气逆上干；或因肾虚不摄，冲中气逆上冲，而胃受肝胆冲气之排挤，其势不能下行，转随其排挤之力而上逆。迨至上逆习为故常，其下行之能力尽失，即无他气排挤之时，亦恒因蓄极而自上逆。于斯饮食入胃不能传送下行，上则为胀满，下则为便结，此必然之势也。而治之者，不知其病因在胃腑之气上逆不下降，乃投以消胀之药，药力歇而胀满依然。治以通便之剂，今日通而明日如故，久之兼证歧出，或为呕哕，或为呃、为逆，或为吐衄，或胸膈烦热，或头目眩晕，或痰涎壅滞，或喘促咳嗽，或惊悸不寐，种种现证头绪纷繁，则治之愈难。即间有知其致病之由在胃气逆而不降者，而所用降胃之药若半夏、苏子、蒌仁、竹茹、厚朴、枳实诸品，亦用之等于不用也。而愚数十年经验以来，治此证者不知凡几，知欲治此证非重用赭石不能奏效也。盖赭石对于此证，其特长有六：其重坠之力能引胃气下行，一也；既能引胃气下行，更能引胃气直达肠中以通大便，二也；因其饶有重坠之力，兼能镇安冲气使不上冲，三也；其原质系铁氧化合，含有金气，能制肝木之横恣，使其气不上干，四也；为其原质系铁氧化合，更能引浮越之相火下行（相火具有电气，此即铁能引电之理），而胸膈烦热、头目眩晕自除，五也；其力能降胃通便，引火下行，而性非寒凉开破，分毫不伤气分，因其为铁氧化合转能有益于血分（铁氧化合同于铁锈，故能补血中之铁锈），六也。是以愚治胃气逆而不降之证，恒但重用赭石，即能随手奏效也。

丙寅季春，愚自沧州移居天津。有南门外郭智庵者，年近三旬，造寓求诊。自言心中常常满闷，饮食停滞胃中不下，间有呕吐之时，大便非服通利之品不行，如此者年余，屡次服药无效，至今病未增剧，因饮食减少则身体较前羸弱矣。诊其脉，至数如常，而六部皆有郁象。因晓之曰：此胃气不降之证也，易治耳。但重用赭石数剂即可见效也。为疏方，用生赭石细末一两，生怀山药、炒怀山药各七钱，全当归三钱，生鸡内金二钱，厚朴、柴胡各一钱。嘱之曰：此药煎汤日服一剂，服至大便日行一次再来换方。时有同县医友曰纶李君在座，亦为诊其脉，疑而问曰：凡胃气不降之病，其脉之现象恒弦长有力。今此证既系胃气不降，何其六脉皆有郁象，而重按转若无力乎？答曰：善哉问也，此中颇有可研究之价值。盖凡胃气不降之脉，其初得之时，大抵皆弦长有力，以其病因多系冲气上冲，或更兼肝气上干。冲气上冲，脉则长而有力；肝气上干，脉则弦而有力；肝冲并见，脉则弦长有力也。然其初为肝气、冲气之所迫，其胃腑之气不得不变其下行之常而上逆，迫其上逆既久，因习惯而成自然，即无他气冲之干之，亦恒上逆而不能下行。夫胃居中焦，实为后天气化之中枢。故胃久失其职，则人身之气化必郁，亦为胃久失其职，则人身之气化又必虚，是以其脉之现象亦郁而且虚也。为其郁也，是以重用赭石以引胃气下行，而佐以厚朴以通阳（叶天士谓：厚朴多用则破气，少用则通阳），鸡内金以化积，则郁者可开矣。为其虚也，是以重用山药生、熟各半，取其能健脾兼能滋胃（脾湿胜不能健运，宜用炒山药以健之；胃液少不能化食，宜用生山药以滋之），然后能受开郁之药，而无所伤损。用当归者，取其能生血兼能润便补虚，即以开郁也。用柴胡者，因人身之气化左宜升、右宜降，但重用镇降之药，恐有妨于气化之自然，故少加柴胡以宣通之，所以还其气化之常也。曰纶闻之，深韪愚言。

后其人连服此药八剂，大便日行一次，满闷大减，饮食加多。遂将赭石改用六钱，柴胡改用五分，又加白术钱半。连服十剂痊愈。阅旬日，曰纶遇有此证，脉亦相同，亦重用赭石治愈。亲面时向愚述之，且深赞愚审证之确，制方之精，并自喜其医学有进步也。

答刘希文问肝与脾之关系及肝病善作疼之理（附肝脾双理丸）

肝脾者，相助为理之脏也。人多谓肝木过盛可以克伤脾土，即不能消食。不知肝木过弱不能疏通脾土，亦不能消食。盖肝之系下连气海，兼有相火寄生其中。为其连气海也，可代元气布化，脾胃之健运实资其辅助。为其寄生相火也，可借火以生土，脾胃之饮食更赖之熟腐。故曰肝与脾相助为理之脏也。特是肝为厥阴，中见少阳，其性刚果，其气条达，故《内经》灵兰秘典名为将军之官。有时调摄失宜，拂其条达之性，恒至激发其刚果之性而近于横恣，于斯脾胃先当其冲，向之得其助者，至斯反受其损。而其横恣所及，能排挤诸脏腑之气致失其和，故善作疼也。

于斯，欲制肝气之横恣，而平肝之议出焉。至平之犹不足制其横恣，而伐肝之议又出焉。所用之药，若三棱、莪术、青皮、延胡、鳖甲诸品，放胆杂投，毫无顾忌，独不思肝木于时应春，为气化发生之始，若植物之有萌芽，而竟若斯平之伐之，其萌芽有不挫折毁伤者乎？岂除此平肝伐肝之外，别无术以医肝乎？何以本属可治之证，而竟以用药失宜者归于不治乎？愚因目击心伤，曾作论肝病治法在后，登于各处医学志报。近又拟得肝脾双理丸，凡肝脾不和，饮食不消，满闷胀疼，或呃逆、嗳气、呕吐，或泄泻，或痢疾，或女子月事不调，行经腹疼，关于肝脾种种诸证，服之莫不奏效。爰录其方于下，以供诸医界，庶平肝伐肝之盲论自此可蠲除也。

【肝脾双理丸】

甘草（细末，十两）　生杭芍（细末，二两）　广条桂（去粗皮，细末，两半）　川紫朴（细末，两半）　薄荷冰（细末，三钱）　冰片（细末，二钱）　朱砂（细末，三两）

上药七味。将朱砂一两与前六味和匀，水泛为丸，桐子大，晾干（忌晒），用所余二两朱砂为衣，勿令余剩，上衣时以糯米浓汁代水，且令坚实光滑方不走气。其用量：常时调养，每服二十粒至三十粒；急用除病时，可服至百粒，或一百二十粒。

论肝病治法（附和肝丸）

肝为厥阴，中见少阳，且有相火寄其中，故《内经》名为将军之官，其性至刚也。为其性刚，当有病时恒侮其所胜，以致脾胃受病，至有胀满、疼痛、泄泻种种诸证。因此方书有平肝之说，谓平肝即所以扶脾。若遇肝气横恣者，或可暂用而不可长用。因肝应春令，为气化发生之始，过平则人身之气化必有所伤损也。

有谓肝于五行属木，木性原善条达，所以治肝之法当以散为补（方书谓肝以敛为泻以散为补）。散者即升发条达之也，然升散常用，实能伤气耗血，且又暗伤肾水以损肝木之根也。

有谓：肝恶燥喜润。燥则肝体板硬，而肝火肝气即妄动；润则肝体柔和，而肝火肝气长宁静。是以方书有以润药柔肝之法。然润药屡用，实与脾胃有碍，其法亦可暂用而不可长用。然则治肝之法将恶乎宜哉？

《内经》谓："厥阴不治，求之阳明。"《金匮》谓："见肝之病，当先实脾。"先圣后圣，其揆如一，此诚为治肝者之不二法门也。惜自汉、唐以还，未有发明其理者。独至黄坤载，深明其理谓："肝气宜升，胆火宜降。然非脾气之上行，则肝气不升，非胃气之下行，则胆火不降。"旨哉此言，诚窥《内经》《金匮》之精奥矣。由斯观之，欲治肝者，原当升脾降胃，培养中宫，俾中宫气化敦厚，以听肝木之自理。即有时少用理肝之药，亦不过为调理脾胃剂中辅佐之品。所以然者，五行之土原能包括金木水火四行，人之脾胃属土，其气化之敷布，亦能包括金木水火诸脏腑。所以脾气上行则肝气自随之上升，胃气下行则胆火自随之下降也。又《内经》论厥阴治法，有"调其中气，使之和平"之语。所谓调其中气者，即升脾降胃之谓也。所谓使之和平者，即升脾胃而肝气自和平也。至仲景著《伤寒论》，深悟《内经》之旨，其厥阴治法有吴茱萸汤；厥阴与少阳脏腑相依，乃由厥阴而推之少阳治法，有小柴胡汤。二方中之人参、半夏、大枣、生姜、甘草，皆调和脾胃之要药也。且小柴胡汤以柴胡为主药，而《本经》谓其"主肠胃中结气，饮食积聚，寒热邪气，推陈致新。"三复《本经》之文，则柴胡实亦为阳明胃腑之药，而兼治少阳耳。欲治肝胆之病者，曷弗祖《内经》而师仲景哉！

独是肝之为病不但不利于脾，举凡惊痫、癫狂、眩晕、脑充血诸证，西人所谓脑气筋病者，皆与肝经有涉。盖人之脑气筋发源于肾，而分派于督脉，系淡灰色之细筋。肝原主筋，肝又为肾行气，故脑气筋之病实与肝脏有密切之关系也。治此等证者，当取五行金能制木之理，而多用五金之品以镇之，如铁锈、铅灰、金银箔、赭石（赭石铁氧化合亦含有金属）之类，而佐以清肝润肝之品，若羚羊角、青黛、芍药、龙胆草、牛膝（牛膝味酸入肝，善引血火下行，为治脑充血之要药，然须重用方见奇效）诸药，俾肝经风定火熄，而脑气筋亦自循其常度，不至有种种诸病也。若目前不能速愈者，亦宜调补脾胃之药佐之，而后金属及寒凉之品可久服无弊。且诸证多系挟有痰涎，脾胃之升降自若而痰涎自消也。

又有至要之证，其病因不尽在肝，而急则治标，宜先注意于肝者，元气之虚而欲上脱者是也。其病状多大汗不止，或少止复汗，而有寒热往来之象。或危极至于戴眼，不露黑睛；或无汗而心中摇摇，需人按住；或兼喘促。此时宜重用敛肝之品，使肝不疏泄，即能杜塞元气将脱之路。迨至汗止、怔忡、喘促诸疾暂愈，而后徐图他治法。宜重用山茱萸净肉至二两（《本经》山萸肉主治寒热即指此证），敛肝即以补肝，而以人参、赭石、龙骨、牡蛎诸药辅之。拙著三期第一卷（处方编）来复汤后载有本此法挽回垂绝之证数则，可参阅也。

究之肝胆之为用，实能与脾胃相助为理。因五行之理，木能侮土，木亦能疏土也。

曾治有饮食不能消化，服健脾暖胃之药百剂不效。诊其左关太弱，知系肝阳不振，投以黄芪（其性温升，肝木之性亦温升，有同气相求之义，故为补肝之主药）一两，桂枝尖三钱，数剂而愈。又治黄疸，诊其左关特弱，重用黄芪煎汤，送服《金匮》黄疸门硝石矾石散而愈。

若是者皆其明征也。且胆汁入于小肠，能助小肠消化食物，此亦木能疏土之理。盖小肠虽属火，而实与胃腑一体相连，故亦可作土论。胆汁者，原由肝中回血管之血化出，而注之于胆，实得甲乙木气之全，是以在小肠中能化胃中不能化之食，其疏土之效愈捷也。又西人谓肝中为回血管会合之处，或肝体发大，或肝内有热，各管即多凝滞壅胀。由斯知疏达肝郁之药，若柴胡、川芎、香附、生麦芽、乳香、没药皆可选用；而又宜佐以活血之品，若桃仁、红花、樗鸡、䗪虫之类，且又宜佐以泻热之品，然不可骤用大凉之药，恐其所瘀之血得凉而凝，转不易消散，宜选用连翘、茵陈、川楝子、栀子（栀子为末，烧酒调敷，善治跌打处青红肿疼，能消瘀血可知）诸药，凉而能散，方为对证。

又，近闻孙总理在京都协和医院养病，西人谓肝痈，须得用手术割洗敷药。及开而视之，乃知肝体木硬，非肝痈也。由斯知中医所用柔肝之法，当为对证治疗。

至柔肝之药，若当归、芍药、柏子仁、玄参、枸杞、阿胶、鳖甲皆可选用，而亦宜用活血之品佐之。而活血药中尤以三七之化瘀生新者为最紧要之品，宜煎服汤药之外，另服此药细末日三次，每次钱半或至二钱。则肝体之木硬者，指日可柔也。

又《内经》谓："肝苦急，急食甘以缓之。"所谓苦急者，乃气血忽然相并于肝中，致肝脏有急迫难缓之势，因之失其常司。当其急迫之时，肝体亦或木硬，而过其时又能复常。故其治法，宜重用甘缓之药以缓其急，其病自愈，与治肝体长此木硬者有异。

曾阅《山西医志》廿四期，有人过服燥热峻烈之药，骤发痉厥，角弓反张，口吐血沫。时贤乔尚谦遵《内经》之旨，但重用甘草一味，连煎服，数日痉愈，可谓善读《内经》者矣。

然此证若如此治法仍不愈者，或加以凉润之品，若羚羊角、白芍，或再加镇重之品，若朱砂（研细送服）、铁锈，皆可也。

【新拟和肝丸】治肝体木硬，肝气郁结，肝中血管闭塞，及肝木横恣侮克脾土。其现病或胁下胀疼，或肢体窜疼，或饮食减少，呕哕、吞酸，或噫气不除，或呃逆连连，或头疼目胀、眩晕、痉痫，种种诸证。

粉甘草（细末，五两）　生杭芍（细末，三两）　青连翘（细末，三两）　广肉桂（去粗皮，细末，两半）　冰片（细末，三钱）　薄荷冰（细末，四钱）　片朱砂（细末，三两）

上药七味，将前六味和匀，水泛为丸，梧桐子大，晾干（不宜晒），用朱砂为衣，勿余剩。务令坚实光滑始不走味。每于饭后一点钟服二十粒至三十粒，日再服。病急剧者，宜空心服；或于服两次之后，临睡时又服一次更佳。若无病者，但以为健胃消食药，则每饭后一点钟服十粒即可。

数年来肝之为病颇多，而在女子为尤甚。医者习用香附、青皮、枳壳、延胡开气之品，及柴胡、川芎升气之品。连连服之，恒有肝病未除，元气已弱，不能支持，后遇良医，亦殊难为之挽救。若斯者良可慨也。此方用甘草之甘以缓肝；芍药之润以柔肝；连翘以散其气分之结（尝单用以治肝气郁结有殊效）；冰片、薄荷冰以通其血管之闭（香能通窍，辛能开瘀，故善通血管）；肉桂以抑肝木之横恣（木得桂则枯故善平肝）；朱砂以制肝中之相火妄行（朱砂内含真汞故能镇肝中所寄之相火）。且合之为丸，其味辛香甘美，能醒脾健胃，使饮食加增。又其药性平和，在上能清，在下能温（此药初服下觉凉，及行至下焦则又变为温性）。故凡一切肝之为病，服他药不愈者，徐服此药，自能奏效。

论肾弱不能作强治法

《内经》谓："肾者作强

之官，伎巧出焉。"盖肾之为用，在男子为作强，在女子为伎巧。然必男子有作强之能，而后女子有伎巧之用也。是以欲求嗣续者，固当调养女子之经血，尤宜补益男子之精髓，以为作强之根基。彼方书所载助肾之药，若海马、獭肾、蛤蚧之类，虽能助男子一时之作强，实皆为伤肾之品，原不可以轻试也。惟鹿茸方书皆以为补肾之要品，然只能补肾中之阳，久服之亦能生弊。惟用鹿角所熬之胶，《本经》谓之白胶，其性阴阳俱补，大有益于肾脏。是以白胶在《本经》列为上品，而鹿茸只列于中品也。

曾治一人，年近五旬，左腿因受寒作疼，教以日用鹿角胶三钱含化服之（鹿角胶治左腿疼，理详三期第四卷（处方编）活络效灵丹下）。阅两月复觌面，其人言服鹿角胶半月，腿已不疼。然自服此药后，添有兴阳之病，因此辍服。愚曰：此非病也，乃肾脏因服此而壮实

也。观此，则鹿角胶之为用可知矣。若其人相火衰甚，下焦常觉凉者，可与生硫黄并服（三期第八卷（处方编）载有服生硫黄法可参观）。鹿角胶仍含化服之。又每将饭之先，服生硫黄末三分，品验渐渐加多，以服后移时微觉温暖为度。

又肾之为体，非但左右两枚也。肾于卦为坎，坎上下皆阴，即肾左右之两枚也；其中画为阳，即两肾中间之命门也。《难经》谓命门之处，男以藏精，女以系胞。胞即胞室，与肾系同连于命门。西人之生理新发明家谓其处为副肾髓质，又谓其处为射精之机关，是中西之说同也。又谓副肾髓质之分泌素名副肾碱，而鸡子黄中实含有此物，可用以补副肾碱之缺乏。此说愚曾实验之，确乎可信。方用生鸡子黄两三枚，调开水服之，勿令熟，熟则勿效。

又愚曾拟一强肾之方，用建莲子去心为末，焙熟。再用猪、羊脊髓和为丸，桐子大。

每服二钱，日两次。常服大有强肾之效，因名其方为强肾瑞莲丸。盖凡物之有脊者，其脊中必有一袋，即督脉也。其中所藏之液，即脊髓，亦即西人所谓副肾碱，所以能助肾脏作强。且督脉之袋上通于脑，凡物之角与脑相连，鹿角最大，其督脉之强可知。是用鹿角胶以补肾，与用猪、羊脊髓以补肾其理同也。

又肾主骨。人之骨称骸骨，谓犹果之有核也。果核之大者，莫过于胡桃，是以胡桃仁最能补肾。人之食酸齼齿者，食胡桃仁即愈，因齿牙为骨之余，原肾主之，故有斯效，此其能补肾之明征也。古方以治肾经虚寒，与补骨脂并用，谓有木火相生之妙（胡桃属木，补骨脂属火），若肾经虚寒泄泻、骨痿、腿疼用之皆效，真佳方也。

又枸杞亦为强肾之要药，故俗谚有"隔家千里，勿食枸杞"之语。然素有梦遗之病者不宜单服、久服，以其善兴阳也，惟与山萸肉同服，则无斯弊。

又紫稍花之性，人皆以为房术之药，而不知其大有温补下焦之功。凡下焦虚寒泄泻，服他药不愈者，恒服紫稍花即能愈，其能大补肾中元气可知。久久服之，可使全体强壮。至服之上焦觉热者，宜少佐以生地黄。然宜作丸散，不宜入汤剂煎服。

曾治一人，年过四旬，身形羸弱，脉象细微，时患泄泻，房事不能作强。俾用紫稍花为末，每服二钱半，日两次；再随便嚼服枸杞子五六钱。两月之后，其身形遽然强壮，泄泻痿废皆愈。再诊其脉，亦大有起色。且从前觉精神脑力日浸衰减，自服此药后则又觉日浸增加矣。

论治梦遗法

梦遗之病，最能使人之肾经虚弱。此病若不革除，虽日服补肾药无益也。至若龙骨、牡蛎、萸肉、金樱诸固涩之品，虽服之亦恒有效，而究无确实把握。此乃脑筋轻动妄行之病，惟西药若臭剥、抱水诸品，虽为麻醉脑筋之药，而少用之实可以安靖脑筋。若再与龙骨、牡蛎诸药同用，则奏效不难矣。愚素有常用之方，爰录于下，以公诸医界。

煅龙骨一两，煅牡蛎一两，净萸肉二两，共为细末，再加西药臭剥十四瓦，炼蜜为百丸。每临睡时服七丸，服至两月，病可永愈。

第五期第四卷

此卷论人官骸、咽喉、肢体及腹内之病。原皆系登医学志报之文。与已梓行之《衷中参西录》互相发明，至论中所论之病有不周备之处，宜与前四期《衷中参西录》参看。

论目疾由于脑充血者治法

愚识瞽者数人，问其瞽目之由，皆言病目时兼头疼不已，医者不能治愈头疼，所以目终不愈，以至于瞽。因悟目系连脑，其头疼不已者，脑有充血之病也。古方书无治脑充血之方，是以医者遇脑充血头疼皆不能治。因头疼而病及于目，是病本在脑，病标在目，病本未清，无论有何等治目妙药，亦等于扬汤止沸耳。

愚在奉时，有高等检察厅书记官徐华亭，年逾四旬，其左目红胀肿疼，入西人所设施医院中治数日，疼胀益甚。其疼连脑，彻夜不眠。翌晨视之，目上已生肉螺，严遮目睛。其脉沉部有力，而浮部似欠舒畅，自言胸中满闷且甚热。投以调胃承气汤加生石膏两半，柴胡二钱，下燥粪若干，闷热顿除，而目之胀疼如故。再诊其脉，变为洪长，仍然有力。恍悟其目之胀疼连其脑中亦觉胀疼者，必系脑部充血，因脑而病及于目也。急投以拙拟建瓴汤（方载第三卷论脑充血证可预防篇中），服一剂，目脑之疼胀顿愈强半。又服二剂，痊愈。至其目中所生肉螺，非但服药所能愈。点以拙拟磨翳药水（方载三期第八卷），月余其肉螺消无芥蒂。

【附录】磨翳药水：生炉甘石一两（轧细过罗），硼砂八钱，胆矾二钱，薄荷叶三钱，蝉蜕（带全足，去土）三钱。先将薄荷叶、蝉蜕煎水一茶盅，和甘石、硼砂、胆矾同入药钵，研至数万遍，所研之药皆可随水飞去，连水贮瓶中。用时连水带药点眼上，日六七次。

论目疾由于伏气化热者治法

目疾有实热之证，其热屡服凉药不解，其目疾亦因之久不愈者，大抵皆因伏气化热之后，而移热于目也。

丙寅季春，愚自沧来津，馆于珍簠胡道尹家。有门役之弟李汝峰，为纺纱厂学徒，病目久不愈。眼睑红肿，胬肉遮睛，觉目睛胀疼甚剧，又兼耳聋鼻塞，见闻俱废，跬步须人扶持。其脉洪长甚实，左右皆然。其心中甚觉发热，舌有白苔，中心已黄，其从前大便原燥，因屡服西药大便日行一次。知系冬有伏寒，感春阳而化热，其热上攻，目与耳鼻皆当其冲也。

拟用大剂白虎汤以清阳明之热，更加白芍、龙胆草兼清少阳之热。病人谓厂中原有西医，不令服外人药，今因屡服其药不愈，偷来求治于先生，或服丸散犹可，断乎不能在厂中煎服汤药。愚曰：此易耳。我有自制治眼妙药，送汝一包，服之眼可立愈。遂将预轧生石膏细末两半与之，嘱其分作六次服，日服三次，开水送下，服后又宜多喝开水，令微见汗方好。持药去后，隔三日复来，眼疾已愈十之八九，耳聋鼻塞皆愈，心中已不觉热，脉已和平。复与以生石膏细末一两，俾仍作六次服。将药服尽痊愈。至与以生石膏细末而不明言者，恐其知之即不敢服也。

后屡遇因伏气化热病目者，治以此方皆效。

答郭炳恒问小儿耳聋口哑治法

小儿之耳聋口哑，乃连带

相关之证也。盖小儿必习闻大人之言，而后能言。故小儿当未能言时或甫能言时，骤然耳聋不闻，必至哑不能言。是以治此证者，当专治其耳聋。然耳聋之证有可治者，有不可治者。其不可治者，耳膜破也。其可治者，耳中核络有窒塞也。用灵磁石一块口中含之，将细铁条插耳内，磁铁之气相感，如此十二日，耳之窒塞当通。若仍不通，宜口含铁块，耳际塞磁石，如此十二日耳中之窒塞当通矣。

论鼻渊治法

《内经》谓："胆移热于脑则辛頞鼻渊。"頞者，鼻通脑之径路也。辛頞，则頞中觉刺激也。鼻渊者，鼻流浊涕如渊之不竭也。盖病名鼻渊，而其病灶实在于頞，因頞中黏膜生炎，有似腐烂，而病及于脑也。其病标在上，其病本则在于下，故《内经》谓系胆之移热。而愚临证品验以来，知其热不但来自胆经，恒有来自他经者。而其热之甚者，又恒来自阳明胃腑。胆经之热，大抵由内伤积热而成。胃腑之热，大抵由伏气化热而成。临证者若见其脉象弦而有力，宜用药清其肝胆之热，若胆草、白芍诸药，而少加连翘、薄荷、菊花诸药辅之，以宣散其热，且以防其有外感拘束也。若见其脉象洪而有力，宜用药清其胃腑之热，若生石膏、知母诸药，亦宜少加连翘、薄荷、菊花诸药辅之。且浊涕常流，则含有毒性，若金银花、甘草、花粉诸药皆可酌加也。若病久阴虚，脉有数象者，一切滋阴退热之药皆可酌用也。后世方书治此证者，恒用苍耳、辛夷辛温之品，此显与经旨相背也。夫经既明言为胆之移热，则不宜治以温药可知。且明言頞辛鼻渊，不宜更用辛温之药助其頞益辛，更可知矣。即使证之初得者，或因外感拘束，宜先投以表散之药，然只宜辛凉而不可用辛温也。是以愚遇此证之脉象稍浮者，恒先用西药阿斯必林瓦许汗之，取其既能解表又能退热也。拙著四期《衷中参西录》石膏解中，载有重用生石膏治愈此证之案数则，可以参观。又此证便方，用丝瓜蔓煎汤饮之，亦有小效。若用其汤当水煎治鼻渊诸药，其奏效当尤捷也。

自述治愈牙疼之经过

愚素无牙疼病。丙寅腊底，自津回籍，早六点钟之车站候乘，至晚五点始得登车，因此感冒风寒，觉外表略有拘束，抵家后又眠于热炕上，遂陡觉心中发热，继而左边牙疼。因思解其外表，内热当消，牙疼或可自愈。服西药阿斯必林一瓦半（此药原以一瓦为常量），得微汗，心中热稍退，牙疼亦觉轻。迟两日，心中热又增，牙疼因又剧。方书谓上牙龈属足阳明，下牙龈属手阳明，愚素为人治牙疼有内热者，恒重用生石膏少佐以宣散之药清其阳明，其牙疼即愈。于斯用生石膏细末四两，薄荷叶钱半，煮汤分两次饮下，日服一剂。两剂后，内热已清，疼遂轻减。翌日因有重证应诊远出，时遍地雪深三尺，严寒异常，因重受外感，外表之拘束甚于初次，牙疼因又增剧，而心中却不觉热。遂单用麻黄六钱（愚身体素强壮，是以屡次用药皆倍常量，非可概以之治他人也），于临睡时煎汤服之。未得汗。继又煎渣再服，仍未得汗。睡至夜半始得汗，微觉肌肤松畅，而牙疼如故。剧时觉有气循左侧上潮，疼彻辅颊，且觉发热。有时其气旁行，更疼如锥刺。恍悟此证确系气血挟热上冲，滞于左腮，若再上升至脑部，即为脑充血矣。遂用怀牛膝、生赭石细末各一两煎汤服之，其疼顿愈，分毫不复觉疼，且从前头面畏风，从此亦不复畏风矣。盖愚向拟建瓴汤方，见第三卷论脑充血证可预防篇中，用治脑充血证甚效，方中原重用牛膝、赭石，今单用此二药以治牙疼，更捷如影响，此诚能为治牙疼者别开一门径矣，是以详志之。

论喉证治法

愚弱冠时已为人疏方治病，然因年少，人多不相信。值里中有病喉者，延医治疗，烦愚作陪，病者喉肿甚，呼吸颇难，医者犹重用发表之剂，而所用发表之药又非辛凉解肌，愚甚不以为然，出言驳之。医者谓系缠喉风证，非发透其汗不能消肿。病家信其说，误服其药，竟至不救。后至津门应试，值《白喉忌表抉微》书新出，阅之。见其立论以润燥滋阴清热为主，惟少加薄荷、连翘以散郁热，正与从前医者所用之药相反。因喜而试用其方，屡奏功效。后值邑中患喉证者颇多，用《白喉忌表抉微》治法，有效有不效。观喉中，不必发白，恒红肿异常。有言此系烂喉痧者，又或言系截喉痈者，大抵系一时之疠气流行而互相传染也。其病初得脉多浮而微数，或浮而有力，久则兼有洪象，此喉证兼瘟病也。此时愚年近三旬，临证恒自有见解，遇脉之初得浮数有力者，重用玄参、花粉以

清其热，牛蒡、连翘以利其喉，再加薄荷叶二钱以透其表，类能奏效。其为日既深，脉象洪而有力者，又恒用白虎汤加银花、连翘、乳香、没药治愈。为其有截喉痈之名，间有加炙山甲，以消其痈肿者。其肿处甚剧，呼吸有窒碍者，恒先用铍针刺出恶血，俾肿消然后服药，针药并施，其奏功亦愈速。然彼时虽治愈多人，而烂喉痧、截喉痈之名究未见诸书也。后读《灵枢》痈疽篇谓："痈发于嗌中，名曰猛疽，猛疽不治，化为脓，脓不泻，塞咽，半日死。"经既明言痈发嗌中，此后世截喉痈之名所由来也。至谓不泻其脓则危在目前，是针刺泻脓原为正治之法，即不待其化脓，针刺以出其恶血亦可为正治之法矣。又阅《金匮》"阳毒之为病，面赤斑斑如锦纹，咽喉痛，唾脓血，五日可治，七日不可治。"王孟英解曰：阳毒即后世之烂喉痧耳。是烂喉痧衍之伤寒，而相传已久，截喉痈即烂喉痧之重者也。盖白喉与烂喉痧证均有外感，特白喉证内伤重而

外感甚轻，其外来之邪惟袭入三焦，三焦色白，是以喉现白色，故方中宣散之品但少用薄荷、连翘已能逐邪外出。至烂喉痧原即《金匮》之阳毒，其中挟有瘟毒之气，初得之时，原宜重用宣散之品，然宜散以辛凉，而断不可散以温热，且又宜重用凉药以佐之。此为喉证之大略也。而愚临证数十年，知喉证中原有诸多变证，今详录二则以备参观。

愚在籍时，有姻家刘姓童子，年逾十龄，咽喉肿疼，心中满闷杜塞，剧时呼吸顿停，两目上翻，身躯后挺。然其所以呼吸顿停者，非咽喉杜塞，实觉胸膈杜塞也。诊其脉微细而迟，其胸膈常觉发凉，有时其凉上冲，即不能息而现目翻身挺之象。即脉审证，知系寒痰结胸无疑。其咽喉肿疼者，寒痰充溢于上焦，迫其心肺之阳上浮也。为拟方：生赭石细末一两，干姜、乌附子各三钱，厚朴、陈皮各钱半。煎服一剂，胸次顿觉开通，咽喉肿

疼亦愈强半。又服两剂痊愈。

又在奉天时，治高等师范学生孙拐九，年二十，贵州人，得喉证。屡经医治，不外《白喉忌表抉微》诸方加减，病日增重，医者诿谓不治。后愚为诊视，其脉细弱而数，黏涎甚多，须臾满口，即得吐出。知系脾肾两虚，肾虚则气化不摄，阴火上逆，痰水上泛，而脾土虚损又不能制之（若脾土不虚不但能制痰水上泛并能制阴火上逆），故其咽喉肿疼，黏涎若斯之多也。投以六味地黄汤加于术，又少加苏子。连服十剂痊愈。

详论咽喉证治法

咽喉之证，有内伤外感，或凉或热，或虚或实，或有传染或无传染之殊。今试逐条详论之于下。

伤寒病恒兼有咽喉之证。《伤寒论》阳明篇第二十节云："阳明病但头眩，不恶寒，故能食而咳，其人必咽痛。若不咳者，咽亦不痛。"

按：此节但言咽痛，未言治法。乃细审其文义，是由太阳初传阳明，胃腑之热犹未实（是以能食），其热兼弥漫于胸中（胸中属太阳当为阳明病连太阳），上熏肺脏，所以作咳，更因咳而其热上窜，所以咽痛。拟治以白虎汤去甘草加连翘、川贝母。

伤寒少阴篇第三节："病人脉阴阳俱紧，反汗出者，亡阳也，此属少阴，法当咽痛。"此节亦未列治法。按少阴脉微细，此则阴阳俱紧，原为少阴之变脉。紧脉原不能出汗，因其不当出汗者而反自汗，所以知其亡阳。其咽痛者，无根之阳上窜也。拟用大剂八味地黄汤，以芍药易丹皮，再加苏子、牛膝，收敛元阳归根以止汗，而咽痛自愈也。

【加减八味地黄汤】

大怀熟地（一两） 净萸肉（一两） 生怀山药（八钱） 生杭芍（三钱） 大云苓片（二钱） 泽泻（钱半） 乌附子（二钱） 肉桂（二钱，去粗皮，后入） 怀牛膝（三钱） 苏子（二钱，研炒）

煎汤盅半，分两次温服。

少阴篇第三十节云："少阴病，下利，咽痛，胸满，心烦者，猪肤汤主之。"

按：此证乃少阴之热弥漫于三焦也。是以在上与中，则为咽痛烦满，因肾中真阴不能上升与阳分相济，所以多生燥热也；在下，则为下利，因脏病移热于腑，其膀胱瘀滞，致水归大肠而下利也。至治以猪肤汤者，以猪为水畜，其肤可熬胶，汁液尤胜，原能助肾阴上升与心阳调剂以化燥热。而又伍以白蜜之凉润，小粉之冲和，熬之如粥，服后能留恋于肠胃，不致随下利泻出，自能徐徐敷布其气化，以清三焦弥漫之热也。

少阴篇第三十一节云："少阴病二三日，咽痛者，可与甘草汤。"不差者，与桔梗汤。此亦少阴病之热者也。用甘草汤取其能润肺利咽，而其甘缓之性又能缓心火之上炎，则下焦之燥热可消也。用桔梗汤者，取其能升提肾中之真阴，俾阴阳之气互相接续，则上焦之阳自不浮越以铄肺熏咽，且其上达之力又善散咽喉之郁热也。

按： 后世治咽喉证者皆忌用桔梗，然果审其脉为少阴病之微细脉，用之固不妨也。况古所用之桔梗皆是苦桔梗，其性能升而兼能降，实具有开通之力也。

少阴篇第三十二节云："少阴病，咽中伤，生疮，不能言语，声不出者，苦酒汤主之。"

按： 少阴之脉原络肺上循喉咙，是以少阴篇多兼有咽喉之病。至治以苦酒汤，唐氏为苦酒与半夏同用可使咽中之疮速破。苦酒即今之醋，醋调生半夏末外敷原可消疮，不必皆攻之使破也。至张氏注谓："鸡卵壳坚白似金，故能入肺，亦颇近理。"惟陈古愚谓："所用生半夏破如枣核大十四枚，则鸡子壳中不能容。"尝阅古本谓将半夏一枚破为十四枚则又未免太少，且如枣核大四字亦无交代，以愚意测之，枣核当为枣仁之误，若谓如枣仁大十四枚，则鸡卵壳中容之有余矣。又古人用半夏，汤洗七次即用，故半夏下注有洗字。若今之制半夏用于此方，必然无

效。如畏其有毒不敢用，可将生半夏破作数瓣，以水煮之，或换水煮两三次，尝之不甚辛辣，然后入药亦可。

厥阴篇第九节云："伤寒先厥后发热，下利必自止，而反汗出，咽中痛，其喉为痹。"

按： 此节之咽痛，以多汗亡阴也，与少阴篇之汗出亡阳者原互相对照。盖其人之肝脏蕴有实热，因汗出过多耗其阴液，其热遂上窜郁于咽中而作痛，故曰其咽为痹。痹者热与气血凝滞不散也。仲师当日未言治法，而愚思此证当用酸敛之药以止其汗，凉润之药以复其液，宣通之药以利其咽，汇集为方，庶可奏功。爰将所拟之方详录于下。

【敛阴泻肝汤】

生杭芍（两半）　天花粉（一两）　射干（四钱）　浙贝母（四钱，捣碎）　酸石榴（一个，连皮捣烂）

同煎汤一盅半，分两次温服下。

上所录伤寒兼咽喉病者六节，伤寒中之咽喉证大略已备。而愚临证多年，知伤寒兼

·100·

病咽喉又有出于六节之外者，试举治验之案一则明之。

愚在奉时治一农业学校朱姓学生，患伤寒三四日，蜷卧昏昏似睡，间作谵语，呼之眼微开，舌上似无苔，而舌皮甚干，且有黑斑，咽喉疼痛，小便赤而热，大便数日未行，脉微细兼沉，心中时觉发热，而肌肤之热度如常。此乃少阴伤寒之热证，因先有伏气化热，乘肾脏虚损而窜入少阴，遏抑肾气不能上达，是以上焦燥热而舌斑咽痛也，其舌上有黑斑者，亦为肾虚之现象。至其病既属热而脉微细者，诚以脉发于心，肾气因病不能上达与心相济，其心之跳动即无力，此所以少阴伤寒无论或凉或热其脉皆微细也。遂为疏方，生石膏细末二两，生怀山药一两，大潞参六钱，知母六钱，甘草二钱，先用鲜茅根二两煮水，以之煎药，取清汤三盅，每温服一盅调入生鸡子黄一枚。服药一次后，

六脉即起。服至二次，脉转洪大。服至三次，脉象又渐和平，精神亦复，舌干咽痛亦见愈。翌日即原方略为加减，再服一剂，诸病痊愈。

按：上所用之方，即本期六卷鼠疫门中坎离互根汤。方之细解详于本方后，兹不赘。

至于温病，或温而兼疹，其兼咽喉证者尤多。方书名其证为烂喉痧，其证多系有传染之毒菌。治之者，宜注意清其温热，解其疹毒，其咽喉之证亦易愈。试举治验之案以明之。

戊辰在津，有第一中学教员宋志良君素喜阅拙著。孟夏时其长子慕濂患温疹兼喉证。医者皆忌重用凉药，服其药数剂，病转增剧。继延愚为诊视，其脉洪长有力，纯乎阳明胃腑蕴有实热；其疹似靥未靥；视其咽喉两旁红，微有烂处；心中自觉热甚；小便短赤，大便三日未行。为开大剂白虎汤，加连翘四钱，薄荷叶钱半以托疹外出。方中石膏重用生者四

两，恐药房中以煅者充之，嘱取药者视其将大块生石膏捣细，且带一小块来视其果系生石膏否。迨药取至，其小块果为生石膏，而细面灰白，乃系煅者。究问其故，是预制为末，非当面捣细者，愚因谓志良曰：石膏煅用，性同鸩毒。若用至一两，即足误人性命。可向杂货铺中买生者，自制细用之。于是依愚言办理，将药煎汤三盅，分三次温饮下，病大见愈，而脉仍有力，咽喉食物犹疼。继又用原方，先取鲜白茅根二两煮水以煎药，仍分三次服下，尽剂而愈，大便亦通下。后其次子亦患温疹喉证，较其兄尤剧。仍治以前方，初次即用茅根汤煎药，药方中生石膏初用三两，渐加至五两始愈。继其幼女年七岁亦患温疹喉证，较其两兄尤重，其疹周身成一个，肉皮皆红（俗谓此等疹皆不能治愈）。亦治以前方，为其年幼，方中生石膏初用二两，后加至六两，其热稍退而喉

痛不减，其大便六日未行，遂单用净芒硝俾淬水服下，大便即通，其热大减，喉痛亦愈强半。再诊其脉虽仍有力，实有浮而还表之象，遂用西药阿斯必林一瓦，因病机之外越而助其出汗。果服后周身得汗，霍然痊愈。志良因告愚曰：余从前有子女四人，皆因此证而殇，今此子女三人，服先生药完全得愈，始知医术之精，洵有夺命之权也。

按：温疹之证，西人名为猩红热，有毒菌传染，原不易治，而兼咽喉证者治之尤难。仲景所谓"阳毒之为病，面赤斑斑如锦纹，咽喉痛，唾脓血"者，当即此证。近世方书中又名为烂喉痧，谓可治以《伤寒论》麻杏甘石汤。然麻杏甘石汤中石膏之分量原为麻黄之二倍，若借用其方则石膏之分量当十倍于麻黄（石膏一两麻黄一钱），其热甚者，石膏之分量又当二十倍于麻黄（石膏二两麻黄一钱），然后用之无弊。本期第五卷中曾详

论之。

近闻友人杨达夫言，有名医精于伤寒，偶患喉证，自治以麻杏甘石汤，竟至不起。想其所用之分量皆按原方而未尝为之通变也，使其早见拙论，又何至有此失乎。

又，治沧州友人董寿山，年过三旬，初则感冒发颐，继则渐肿而下延至胸膺，服药无效。时当中秋节后，淋雨不止，因病势危急，冒雨驱车迎愚。既至，见其颔下连项，壅肿异常，抚之硬而且热，色甚红，纯是一团火毒之气，下肿已至心口；其牙关不开，咽喉肿疼，自牙缝进水半口，必以手掩口，十分用力始能下咽；且痰涎填满胸中，上至咽喉，并无容水之处，进水少许，必换出痰涎一口；且觉有气自下上冲，常作呃逆；其脉洪滑而长，重按有力，一分钟约近九十至；大便数日未行。愚曰：此俗所称虾蟆瘟也。其毒热炽盛，盘踞阳明之腑，

若火之燎原，必重用生石膏清之，乃可缓其毒热之势。从前医者在座，谓曾用生石膏一两，毫无功效。愚曰：石膏乃微寒之药，《本经》原有明文，仅用两许何能清此炽盛之热毒。遂为疏方，用生石膏四两，清半夏四钱，金线重楼三钱，连翘二钱，射干二钱。煎服后，觉药停胸间不下，其热与肿似有益增之势。知其证兼结胸，火热无下行之路，故益上冲也。幸药房即在本村，复急取生石膏四两，赭石三两，又煎汤服下，仍觉停于胸间。又急取赭石三两，蒌仁二两，芒硝八钱，又煎汤饮下，胸中仍不开通。此时咽喉益肿，再饮水亦不能下咽，病家惶恐无措。愚晓之曰：余所以连次亟亟用药者，正为此病肿势浸长，恐稍缓则药不能进。今其胸中既贮如许多药，断无不下行之理。药下行则结开便通，毒火随之下降，而上焦之肿热必消矣。时当晚十点钟，至夜半觉药力下

行，黎明下燥粪若干，上焦肿热觉轻，水浆可进，晨饭时牙关亦微开，服茶汤一碗。午后肿热又渐增，抚其胸，热又烙手，脉仍洪实。意其燥粪必未尽下，遂投以大黄四钱，芒硝五钱，又下燥粪，兼有溏粪，病遂大愈。而肿处之硬者仍不甚消，胸间抚之犹热，脉象亦仍有余热。又用生石膏四两，金银花、连翘各五钱，煎汤一大碗，分数次温饮下，日服一剂，三日痊愈。寿山从此愤志学医，今已成名医矣。

按：此病实温疫（疫有寒温两种而寒者甚少），确有传染至猛至烈之毒菌，是以难治。

又按：此证当二次用药时，若加硝、黄于药中，早通其大便，或不至以后如此危险，而当时阅历未深，犹不能息息与病机相赴也。

又有白喉证，其发白或至腐烂，西医名为实夫的历，实为传染病之一端。其证大抵先有蕴热，则易受传染。为其证内伤为重，宜用凉润滋阴清火之品，而忌用表散之剂。然用辛凉之药以散其火郁，若薄荷、连翘诸药固所不忌也。《白喉忌表抉微》中之养阴清肺汤、神仙活命汤二方，原为治白喉良方。而神仙活命汤中宜加连翘三钱；热甚者可将方中生石膏加倍，或加两倍；若大便不通者，大黄、芒硝皆可酌加。

白喉之病，又恒有与烂喉痧相并者。

辛未仲春，天津法租界瑞云里沈姓学生，年十六岁，得温疹兼喉痧证。其得病之由，因其身体甚胖，在体育场中游戏努力过度，周身出汗，为风所袭。初微觉恶寒头疼，翌日即表里俱壮热，咽喉闷疼。延医服药病未见轻，喉中疼闷似加剧，周身又复出疹，遂延愚为诊治。其肌肉甚热，出疹甚密，连无疹之处其肌肉亦发红色，诚西人所谓猩红热也。其心中亦自觉热甚，其喉中扁桃处皆红肿，其左边有如榆荚一块发白。自谓不惟饮食疼难下咽，即呼吸亦甚觉有碍。其脉左右皆洪滑有力，一分钟九十八至。愚为刺其少商出血，复为针其合谷，又为拟一清咽表疹泻火之方俾服之。

生石膏（二两，捣细）　玄参（六钱）　天花粉（六钱）　射干（三钱）　牛蒡子（三钱，捣碎）　浙贝母（三钱）　青连翘（三钱）　鲜茅根（三钱，无鲜茅根可代以鲜芦根）　甘草（钱半）　粳米（三钱）

共煎汤两大盅，分两次温服下。

翌日复为诊视，其表里之热皆稍退，脉象之洪滑亦稍减，疹出又稍加多。前三日未大便，至此则通下一次。再视其喉，其红肿似加增，其白处则大如钱矣。病人自谓：此时饮水必须努力始能下咽，呼吸之滞碍似又加剧。愚曰：此为极危险之候，非刺患处出血不可。遂用圭式小刀尖于喉左右红肿之处各刺一长口，放出紫血若干，

呼吸骤觉顺利。继再投以清热、消肿、托表疹毒之剂，病遂痊愈。

又《灵枢》痈疽篇谓："痈发于嗌中，名曰猛疽，猛疽不治，化为脓，脓不泻，塞咽，半日死。"

按：此证即后世所谓截喉痈。初起时，咽喉之间红肿甚剧，宜用消疮之药散之，兼用扁针刺之使多出血。若待其脓成而后泻之，恐不容待其成脓即有危险也。

【消肿利咽汤】
天花粉（一两）　连翘（四钱）　金银花（四钱）　丹参（三钱）　射干（三钱）　玄参（三钱）　乳香（二钱）　没药（二钱）　炙山甲（钱半）　薄荷叶（钱半）

脉象洪实者加生石膏一两，小便不利者加滑石六钱，大便不通者加大黄三钱。

咽喉之证热者居多，然亦间有寒者。

愚在籍时，有姻家刘姓童子，年逾十龄，咽喉肿疼，胸中满闷杜塞，剧时呼吸停

顿，两目上翻，身躯后挺。然细审其所以呼吸停顿者，非因咽喉杜塞，实因胸膈杜塞也。诊其脉微细而迟，其心中常觉发凉，有时其凉上冲，即不能息而现目翻身挺之象。即脉审证，知系寒痰结胸无疑。其咽喉肿疼者，寒痰充溢于上焦，迫其心肺之阳上浮也。为拟方，生赭石细末一两，干姜、乌附子各三钱，厚朴、陈皮各钱半。煎服一剂，胸次顿觉开通，咽喉肿疼亦愈强半。又服两剂痊愈。

又咽喉两旁微高处，西人谓之扁桃腺，若红肿西人谓之扁桃腺炎。若其处屡次红肿，渐起疙瘩，服清火药则微消，或略有感冒，或稍有内热复起者，此是扁桃腺炎已有根蒂，非但服药所能愈，必用手术割去之，再投以清火消肿之药，始能除根。若不割去，在幼童可累其身体之发达。

又《金匮》谓妇人咽中如有炙脔（吐之不出吞之不下，俗谓之梅核气病），此亦咽喉证之一也。

按：此证注疏家谓系痰气阻塞咽喉之中，然此证实兼有冲气之冲也。原方半夏厚朴汤主之，是以半夏降冲，厚朴开气，茯苓利痰，生姜、苏叶以宣通其气化。愚用此方时，恒加赭石数钱，兼针其合谷，奏效更速（此证不但妇人，男子亦间有之）。

【附录】前哲治喉奇案一则。忆愚少时，出诊邻县庆云，见案头多书籍，中有记事闲书，载有名医某（书与医皆忘其名）外出，偶歇巨第门旁，其门中人出入甚忙迫，询之，言其家只有少年公子一人，患喉证奄奄一息，危在目前，急为备其身后事，故忙迫也。医者谓此证我善治，虽至危亦能挽救，可为传达。其人闻言而入，须臾宅主出肃客入。视病人，见其脖项肿甚剧，闭目昏昏似睡，呼之不应，牙关紧闭，水浆亦不能入。询其家人，知不食将周旬矣。医者遂俾其家人急煮稠粥一盆，晾半温，待其病人愈后服之。又令备细木棍数条及斧锯之属。其家人皆窃笑，以为斯人其疯癫乎？医者略不瞻顾，惟用锯与斧将木棍截短，一端削作鸭嘴形，且催将所煮之粥盛来视凉热可食否，遂自尝之曰：犹热可少待。乃徐用所制鸭嘴之最细薄者撬病人齿，齿少启，将鸭嘴填入，须臾又填以略粗略厚之鸭嘴，即将初次所填者抽出。如此填抽至五次，其口可进食矣，而骤以制鸭嘴所锯之木屑投病人喉中，其家人见之大惊，欲加恶声，病人遂大咳连连，须臾吐脓血碗余，遂能言呼饥，进以所备粥，凉热适口，连进数碗。举家欢喜感谢。因问：病至如此，先生何以知犹可救？答曰：病者六脉有根而洪紧，洪者为热，紧者为毒。且其脖项肿热，因喉生痈毒，为日已多，又确知其痈已溃脓。然咽喉肿满，药不能入，以针透脓，不知自吐，亦所出有限，不能救眼前之急。故深思而得此法。尝见咳之剧者，能将肺咳破

吐血，况喉中已熟之疮疡乎。此所谓医者意也。惟仁人君子始可以学医，为其能费尽苦心以救人也。病家乃大叹服。

按：此案用法甚奇，又若甚险，若预先言明，病家未必敢用，然诊断确实，用之自险而能稳也。

阅刘华封氏烂喉痧证治辨异书后

丙寅中秋后，接到华封刘君自济南寄赠所著《烂喉痧证治辨异》一书。细阅一过，其辨证之精，用药之妙，立论之通，于喉证一门实能令人起观止之叹。咽喉为人身紧要之处，而论喉证之书向无善本。自耐修子托之鸾语，著《白喉忌表抉微》，盛行于一时，初则用其方效者甚多，继而用其方者有效有不效，更有用之不惟不效而病转增剧者。于斯议论纷起，有谓白喉不忌表散，但宜表以辛凉，而不可表以温热者。又有谓白喉原宜表散，虽麻黄亦可用，但不可与升提

之药并用者。

按：其人或有风寒外束不得汗，咽喉疼而不肿者，原可用麻黄汤解其表。然麻黄可用，桂枝不可用。若用麻黄汤时，宜去桂枝，加知母、连翘。至升提之药，惟忌用升麻。若桔梗亦升提之药，而《伤寒论》有桔梗汤治少阴病咽痛，因其能开提肺气散其咽喉郁热也。若与凉药并用，又能引凉药之力至咽喉散热。惟咽喉痛而且肿者，似不宜用。又有于《白喉忌表抉微》一书痛加诋毁，谓其毫无足取者。而刘君则谓白喉证原分两种，耐修子所谓白喉忌表者，内伤之白喉也。其病因确系煤毒、洋烟及过服煎炒辛热之物，或贪色过度，以致阴液亏损虚火上炎所致，用药养阴清肺原为正治。其由外感传染者，为烂喉痧，喉中亦有白腐，乃系天行时气入于阳明，上蒸于肺，致咽喉溃烂，或兼有疹子，正是温热欲出不得所致，正宜疏通发表使毒热外出。二证之辨：白喉则咽中干，喉痧则咽中多痰涎。白喉只五心烦热，喉痧则浑身大热

云云。诚能将此二证，一内因，一外因，辨别极精。及至后所载治喉痧诸方，详分病之轻重浅深，而措施咸宜，洵为喉科之金科玉律也。惟其言今日之好人参难得，若用白虎加人参汤及小柴胡汤，方中人参可以沙参代之，似非确论。盖小柴胡汤中之人参或可代以沙参，若当下后小柴胡汤证仍在者，用小柴胡汤时，亦不可以沙参代人参。至白虎加人参汤，若其热实脉虚者，以沙参代人参其热必不退，此愚由经验而知，非想当然尔之谈也。且古方中人参即系今之党参，原非难得之物。若恐人工种植者不堪用，凡党参之通体横纹者（若胡莱菔之纹）皆野生之参也。至其后论喉证原有因下焦虚寒迫其真阳上浮致成喉证者，宜治以引火归原之法，洵为见道之言。

论结胸治法

结胸之证，有内伤外感之殊。内伤结胸，大抵系寒饮凝于贲门之间，遏抑胃气不能上达，阻隔饮食不能下降。当用干姜八钱，赭石两半，川朴、

甘草各三钱开之。其在幼童，脾胃阳虚，寒饮填胸，呕吐饮食成慢惊，此亦皆寒饮结胸证。可治以庄在田《福幼编》逐寒荡惊汤。若用其方寒痰仍不开，呕吐仍不能止者，可将方中胡椒倍用二钱。若非寒饮结胸，或为顽痰结胸，或为热痰结胸者，阻塞胸中之气化不能升降，甚或有碍呼吸，危在目前，欲救其急，可用硼砂四钱开水融化服之，将其痰吐出。其为顽痰者，可再用瓜蒌仁二两，苦葶苈三钱（袋装）煎汤饮之，以涤荡其痰。其为热痰者，可于方中加芒硝四钱。有胸中大气下陷兼寒饮结胸者，其证尤为难治。

曾治一赵姓媪，年近五旬，忽然昏倒不语，呼吸之气大有滞碍，几不能息，其脉微弱而迟。询其生平，身体羸弱，甚畏寒凉，恒觉胸中满闷，且时常短气。即其素日资禀及现时病状以互勘病情，其为大气下陷兼寒饮结胸无疑。然此时形势将成痰厥，住在乡村取药无及，

遂急用胡椒二钱捣碎煎两三沸，澄取清汤灌下。须臾胸中作响，呼吸顿形顺利。继用干姜八钱煎汤一盏，此时已自能饮下。须臾气息益顺，精神亦略清爽，而仍不能言，且时作呵欠，十余呼吸之顷必发太息，知其寒饮虽开，大气之陷者犹未复也。遂投以拙拟回阳升陷汤（方在三期第四卷，系生箭芪八钱，干姜六钱，当归四钱，桂枝尖三钱，甘草一钱）。服数剂，呵欠与太息皆愈，渐能言语。

按：此证初次单用干姜开其寒饮，而不敢佐以赭、朴诸药以降下之者，以其寒饮结胸又兼大气下陷也。设若辨证不清而误用之，必至凶危立见，此审证之当细心也。

至于外感结胸，伤寒与温病皆有。伤寒降早可成结胸，温病即非降早亦可成结胸，皆外感之邪内陷与胸中痰饮互相胶漆也。无论伤寒、温病，其治法皆可从同。若《伤寒论》大陷胸汤及大陷胸丸，俱为治

外感结胸良方，宜斟酌病之轻重浅深，分别用之。至拙拟之荡胸汤（载三期六卷，系瓜蒌仁新炒者捣细二两，生赭石细末二两，苏子六钱，病剧者加芒硝五钱，煎盅半徐徐饮下），亦可斟酌加减，以代诸陷胸汤、丸。

又有内伤结胸与外感结胸相并而成一至险之结胸证者。

在奉天时曾治警务处科长郝景山，年四十余，心下痞闷杜塞，饮食不能下行，延医治不效。继入东人医院，治一星期，仍然无效。浸至不能起床，吐痰腥臭，精神昏愦。再延医诊视，以为肺病已成，又兼胃病，不能治疗。其家人惶恐无措，适其友人斐云峰视之，因从前曾患肠结证，亦饮食不能下行，经愚治愈，遂代为介绍，迎愚诊治。其脉左右皆弦，右部则弦而有力，其舌苔白厚微黄，抚其肌肤发热，问其心中亦觉热，思食凉物，大便不行者已四五日，自言心中满闷异常，食物已数日不进，吐痰不惟腥臭，且又觉凉。愚筹思再四，知系温病结胸。然其脉不为洪而有力，而为弦而有力，且所吐之痰臭而且凉者何也？盖因其人素有寒饮，其平素之脉必弦，其平素吐痰亦必凉（平素忽不自觉，今因病温，咽喉发热觉痰凉耳），因有温病之热与之混合，所以脉虽弦而仍然有力，其痰虽凉，而为温病之热熏蒸，遂至腥臭也。为疏方，用蒌仁、生赭石细末各一两，玄参、知母各八钱，苏子、半夏、党参、生姜各四钱，煎汤冲服西药硫苦四钱。一剂胸次豁然，可进饮食，右脉较前柔和，舌苔变白，心中犹觉发热，吐痰不臭，仍然觉凉。遂将原方前四味皆减半，加当归三钱，服后大便通下，心中益觉通豁。惟有时觉有凉痰自下发动，逆行上冲，周身即出汗。遂改用赭石、党参、干姜各四钱，半夏、白芍各三钱，川朴、五味、甘草各二钱，细辛一钱，连服数剂，寒痰亦消矣。

按：此证原寒饮结胸与温病结胸相并而成，而初次方中但注重温病结胸，惟生姜一味为治寒饮结胸之药。因此二病之因，一凉一热，原难并治。若将方中之生姜改为干姜，则温病之热必不退。至若生姜之性虽热，而与凉药并用实又能散热。迨至温病热退，然后重用干姜以开其寒饮。此权其病势之缓急先后分治，而仍用意周匝，不至顾此失彼，是以能循序奏效也。

论肠结治法

肠结最为紧要之证，恒于人性命有关。或因常常呕吐，或因多食生冷及硬物，或因怒后饱食，皆可致肠结，其结多在十二指肠及小肠间，有结于幽门者。其证有腹疼者，有呕吐者，尤为难治。因投以开结之药，不待药力施展而即吐出也。亦有病本不吐，因所服之药行至结处不能通过，转而上逆吐出者。是以治此证者，当使服药不使吐出为第一要着。

愚于此证吐之剧者，八九日间杓饮不存，曾用赭石细末五两，从中又罗出极细者一两，将所余四两煎汤，送服极细者，其吐止而结亦遂开。若结证在极危急之时，此方宜放胆用之。虽在孕妇恶阻呕吐者，亦可用之（三期第二卷参赭镇气汤后载有数案可参观），有谓孕妇恶阻，无论如何呕吐，与性命无关者，乃阅历未到之言也。

有患此证急欲通下者，愚曾用赭石细末三两，芒硝五钱，煎汤送服甘遂细末钱半，服后两点半钟其结即通下矣。后有医者得此方以治月余之肠结证，亦一剂而愈。后闻此医自患肠结，亦用此方煎汤先服一半，甘遂亦送下一半，药力下行，结不能开，仍复吐出。继服其余一半，须臾仍然吐出，竟至不起。由此知用药一道，过于放胆固多失事，若过于小心亦多误事也。

况甘遂之性，无论服多服少，初次服之尚可不吐，若连次服之，虽佐以赭石，亦必作吐。是以拙著《衷中参西录》有荡胸加甘遂汤（方在三期三卷癫狂门），原用大剂大承气汤加赭石二两煎汤，送服甘遂细末二钱。方下注云：若服一剂不愈者，须隔三日方可再服。此固欲缓服以休养其正气，实亦防其连服致吐也。至于赭石可如此多用者，以其原质为铁氧化合，性甚和平，且善补血，不伤气分，虽多用于人无损也。特是药房中赭石，必火煅醋激然后轧细，如此制法，则氧气不全，不如径用生者之为愈也。况其虽为石类，与铁锈相近（铁锈亦铁氧化合），即服生赭石细末，亦于人肠胃毫无伤损。若嫌上方中甘遂之性过猛烈者，本书第三卷载有硝菔通结汤方，药性甚稳善，惟制此药时，略费手续。方用净芒硝六两，鲜莱菔八斤，用水将芒硝入锅中熔化，再将莱菔切片，分数次入锅中煮之，至烂熟，将莱菔捞出，再换以生莱菔片，屡换屡煮。所备莱菔片不必尽煮，但所煮之水余一大碗许，尝之不至甚咸者，其汤即成。若尝之仍甚咸者，可少搀以凉水，再加生莱菔片煮一次。分作两次服下。服一次后，迟三点钟若不见行动，再将二次温服下。

此方愚在籍时曾用之治愈肠结之险证数次，本方后载有治验之案二则。后至奉天遇肠结证数次，皆以此方治愈。

曾治警务处科员孙俊如，年四十余，其人原管考取医生，精通医学。得肠结后，自用诸药以开其结，无论服何等猛烈之药，下行至结处皆转而上逆吐出。势至危急，求为诊治。为制此汤，服未尽剂而愈。愈后喜甚，称为神方。又治清丈局科员刘敷陈，年近五旬，患肠结旬余不愈，腹疼痛甚剧，饮水移时亦吐出。亦为制此汤，服一半其结即通下。适其女公子得痢证，俾饮其所余之一半，痢亦顿愈。敷陈喜曰：先生救余之命，而更惠及小女，且方本治肠结，而尤善治痢，何制方若是之妙也。

盖此汤纯系莱菔浓汁而微咸，气味甚佳，且可调以食料，令其适口，是以服他药恒吐者，服此汤可不作吐。且芒硝软坚破瘀之力虽峻，而有莱菔浓汁以调和之，故服后并不觉有开被之力，而其结自开也。

又，丁卯孟夏，愚因有事自天津偶至小站，其处有医士祝君，字运隆，一方之良医也。初见如旧相识，言数年来最喜阅《衷中参西录》，其中诸方用之辄随手奏效。有其处商务会长许翁，年过六旬，得结证，百药不效，病势极危，已备身后诸事。运隆视其脉象有根，谓若服此汤，仍可治愈。病家疑药剂太重。运隆谓：病危至此，不可再为迟延，若嫌药剂过重，可分三次服下，病愈不必尽剂，此以小心行其放胆也。遂自监视，为制此汤。服至两次后，结开通下，精神顿复其旧，有若未病者然。

论肢体痿废之原因及治法（附起痿汤、养脑利肢汤）

《内经》谓："五脏有病，皆能使人痿。"至后世方书，有谓系中风者，言风中于左，则左偏枯而痿废，风中于右则右偏枯而痿废。有谓系气虚者，左手足偏枯痿废，其左边之气必虚，右手足偏枯痿废，其右边之气必虚。有谓系痰瘀者。有谓系血瘀者。有谓系风寒湿相并而为痹，痹之甚者即令人全体痿废。因痰瘀、血瘀及风寒湿痹皆能阻塞经络也。乃自脑髓神经司知觉运动之说倡自西人，遂谓人之肢体痿废皆系脑髓神经有所伤损。而以愚生平所经验者言之，则中西之说皆不可废。今试历举素所经验者于下，以征明之。

忆在籍时，曾见一猪，其两前腿忽不能动，须就其卧处饲之，半月后始渐愈。

又旬余解此猪，见其肺上新愈之疮痕宛然可辨，且有将愈未尽愈者。即物测人，原可比例，此即《内经》所谓因肺热叶焦发为痿躄者也。

由斯知五脏有病皆使人痿者，诚不误也。

又，在奉天曾治一妇人，年近三旬，因夏令夜寝当窗，为风所袭，遂觉半身麻木，其麻木之边，肌肤消瘦，浸至其一边手足不遂，将成偏枯。其脉左部如常，右部则微弱无力，而麻木之边适在右。此因风袭经络，致其经络闭塞不相贯通也。不早祛其风，久将至于痿废。为疏方，用生箭芪二两（用黄芪者为其能去大风，《本经》有明文也），当归八钱（用当归者取其血活风自去也），羌活、知母、乳香、没药各四钱，全蝎二钱，全蜈蚣三条。煎服一剂即见轻，又服数剂痊愈。

此中风能成痿废之明

征也。

又，在本邑治一媪，年过六旬，其素日气虚，呼吸常觉短气。偶因劳力过度，忽然四肢痿废，卧不能起，呼吸益形短气，其脉两寸甚微弱，两尺重按仍有根柢，知其胸中大气下陷，不能斡旋全身也，为疏方用生箭芪一两，当归、知母各六钱，升麻、柴胡、桔梗各钱半，乳香、没药各三钱，煎服一剂，呼吸即不短气，手足略能屈伸。又即原方略为加减，连服数剂痊愈。

此气虚成痿废之明征也。

又，在本邑治一媪，年五旬，于仲冬之时忽然昏倒不知人，其胸中似有痰涎，大碍呼吸。诊其脉，微细欲无，且甚迟缓。其家人谓其平素常觉心中发凉，咳吐黏涎。知其胸中素有寒饮，又感冬日严寒之气，其寒饮愈凝结杜塞也。急用胡椒三钱捣碎，煎两三沸，

·114·

取浓汁多半杯灌下，呼吸顿形顺利。继用干姜六钱，桂枝尖、当归各三钱，连服三剂，可作呻吟，肢体渐能运动，而左手足仍不能动。继治以助气消痰活络之剂，左手足亦渐复旧。

此痰瘀能成痿废之明征也。

又，在本邑治一室女，素本虚弱，医者用补敛之药太过，月事闭塞，两腿痿废，浸至抑搔不知疼痒，其六脉皆有涩象，知其经络皆为瘀血闭塞也。为疏方，用拙拟活络效灵丹（方载三期四卷，系当归、丹参、乳香、没药各五钱），加怀牛膝五钱，红花钱半，䗪虫五个。煎服数剂，月事通下，两腿已渐能屈伸，有知觉。又为加生黄芪、知母各三钱，服数剂后，腿能任地。然此等证非仓猝所能痊愈，俾将汤剂作为丸剂，久久服之，自能脱然。

此血瘀能成痿废之明征也。

又，治族兄世珍冬令两腿作疼，其腿上若胡桃大疙瘩若干。自言其少时恃身体强壮，恒于冬令半冰半水之中捕鱼。一日正在捕鱼之际，朔风骤至，其寒彻骨，遂急还家歇息，片时两腿疼痛不能任地，因卧热炕上，覆以厚被。数日后，觉其疼在骨，皮肤转麻木不仁，浸至两腿不能屈伸。后经医调治，兼外用热烧酒糟熨之，其疼与木渐愈，亦能屈伸，惟两腿皆不能伸直。有人教坐椅上，脚踏圆木棍来往，令木棍旋转，久之腿可伸直。如法试演，迫至春气融和，两腿始恢复原状。然至今已三十年，每届严寒之时，腿仍觉疼，必服热药数剂始愈。至腿上之疙瘩，乃当时因冻凝结，至今未消者也。愚曰：此病犹可除根。然其寒在骨，非草木之品所能奏效，必须服矿质之药，因人之骨中多函矿质也。俾先用生硫黄细末五分，于食前服之，日两次，品验渐渐加多，以服后觉心中微温为度。果用此方将腿疼之病除根。

此风寒湿痹能成痿废之明征也。

至西人谓此证关乎脑髓神经者，愚亦确有经验。原其神经之所以受伤，大抵因脑部充血所致。盖脑部充血之极，可至脑中血管破裂。至破裂之甚者，管中之血溢出不止，其人即昏厥不复苏醒。若其血管不至破裂，因被充血排激隔管壁将血渗出，或其血管破裂少许，出血不多而自止，其所出之血若黏滞于左边司运动之神经，其右边手足即痿废；若黏滞其右边司运动之神经，其左边之手足即痿废。因人之神经原左右互相管摄也。此证皆脏腑气血挟热上冲，即《内经》所谓"血之与气并走于上之大厥"也。其人必有剧烈之头疼，其心中必觉发热，其脉象必然洪大或弦长有力。《内经》又谓此证"气反则生，不反则死"，盖气反则气下行，血亦下行，血管之未破裂者，不再虞其破裂，其偶些些破裂者，亦可因气血之下行而自愈；若其气不反，血必随之上升不已，将血管之未破裂者可至破裂，其已破裂者更血流如注矣。愚因细参《内经》之旨，而悟得医治此证之方，当重用怀牛膝两许，以引脑中之血下行，而佐以清火降胃镇肝之品，俾气与火不复相并上冲。数剂之后，其剧烈之头疼必愈，脉象亦必和平。再治以化瘀之品以化其脑中瘀血，而以宣通气血、畅达经络之药佐之，肢体之痿废者自能徐徐愈也。特是因脑充血而痿废者，本属危险之证，所虑者辨证不清，当其初得之时若误认为气虚而重用补气之品，若王勋臣之补阳还五汤，或误认为中风而重用发表之品，若《千金》之续命汤，皆益助其气血上行，而危不旋踵矣。至用药将其脑充血治愈，而其肢体之痿废或仍不愈，亦可少用参、芪以助其气分，然必须用镇肝、降胃、清热、通络之药辅之，方能有效。因敬拟两方于下，以备采用。

【起痿汤】治因脑部充血以致肢体痿废，迨脑充血治愈，脉象和平，而肢体仍痿废者。徐服此药，久自能愈。

生箭芪（四钱）　生赭石（六钱，轧细）　怀牛膝（六钱）　天花粉（六钱）　玄参（五钱）　柏子仁（四钱）　生杭芍（四钱）　生明没药（三钱）　生明乳香（三钱）　䗪虫（四枚，大的）　制马钱子末（二分）

共药十一味。将前十味煎汤，送服马钱子末。至煎渣再服时，亦送服马钱子末二分。

【养脑利肢汤】治同前证，或服前方若干剂后肢体已能运动而仍觉无力者。

野台参（四钱）　生赭石（六钱，轧细）　怀牛膝（六钱）　天花粉（六钱）　玄参（五钱）　生杭芍（四钱）　生滴乳香（三钱）　生明没药（三钱）　威灵仙（一钱）　䗪虫（四枚，大的）　制马钱子末（二分）

共药十一味。将前十味煎汤，送服马钱子末。至煎渣再服时，亦送服马钱子末二分。

上所录二方，为愚新拟之方，而用之颇有效验，恒能随手建功，试举一案以明之。

天津南马路南东兴大街永和牲木厂经理贺化南，得脑充血证，左手足骤然痿废，其脉左右皆弦硬而长，其脑中疼而且热，心中异常烦躁。投以建瓴汤（见前），为其脑中疼而且热，更兼烦躁异常，加天花粉八钱。连服三剂后，觉左半身筋骨作疼，盖其左半身从前麻木无知觉，至此时始有知觉也。其脉之弦硬亦稍愈。遂即原方略为加减，又服数剂，脉象已近和平，手足稍能运动，从前起卧转身皆需人，此时则无需人矣。于斯改用起痿汤，服数剂，手足之运动渐有力，而脉象之弦硬又似稍增，且脑中之疼与热从前服药已愈，至此似又微觉疼热，是不受黄芪之升补也。因即原方将黄芪减去，又服数剂，其左手能持物，左足能任地矣，头中亦分毫不觉疼热。再诊其脉已和平如常，遂又加黄芪，将方中花粉改用八钱，又加天冬八钱，连服六剂可扶杖徐步，仍觉乏力。继又为拟养脑利肢汤，服数剂后，心中又似微热，因将花粉改用八钱，又加带心寸麦冬七钱，连服十剂痊愈。

按：此证之原因不但脑部充血，实又因脑部充血之极而至于溢血。迨至充血溢血治愈，而痿废仍不愈者，因从前溢出之血留滞脑中未化，而周身经络兼有闭塞处也。是以方中多用通气化血之品。又恐久服此等药或至气血有损，故又少加参、芪助之，且更用玄参、花粉诸药以解参、芪之热，赭石、牛膝诸药以防参、芪之升，可谓熟筹完全矣。然服后犹有觉热之时，其脉象仍有稍变弦硬之时，于斯或减参、芪，或多加凉药，精心酌斟，息息与病机相赴，是以终能治愈也。至于二方中药品平均之实偏于凉，而服之犹觉热者，诚以参、芪之性可因补而生热，兼以此证之由来，又原因脏腑之热挟气血上冲也。

论四肢疼痛其病因凉热各异之治法

从来人之腿疼者未必臂疼，臂疼者未必腿疼，至于腿臂一时并疼，其致疼之因，腿与臂大抵相同矣。而愚临证四十余年，治愈腿臂一时并疼者不胜记。独在奉曾治一媪，其腿臂一时并疼，而致腿疼臂疼之病因则各异，今详录其病案于下，以广医界之见闻。

奉天西塔邮务局局长佟世恒之令堂，年五十七岁，于仲冬渐觉四肢作疼，延医服药三十余剂，浸至卧床不能转侧，昼夜疼痛不休。至正月初旬，求为诊视，其脉左右皆浮而有力，舌上微有白苔，知其兼有外感之热也。西药阿斯必林善发外感之汗，又善治肢体疼痛，俾用一瓦半，白糖水送下，以发其汗。翌日视之，自言汗后疼稍愈，能自转侧。而其脉仍然有力，遂投以连翘、花粉、当归、丹参、白芍、乳香、没药诸药，两臂疼愈强半，而腿疼则加剧。自言两腿得热则疼减，若服热药其疼当愈。于斯又改用当归、牛膝、续断、狗脊、骨碎补、没药、五加皮诸药，服两剂后腿疼见愈，而臂疼又加剧。是一人之身，腿畏凉、臂畏热也。夫腿既畏凉，其疼也必因有凝结之凉；臂既畏热，其疼也必因有凝结之热。筹思再三，实难疏方。细诊其脉，从前之热象已无，其左关不任重按。恍悟其上热下凉者，因肝木稍虚，或肝气兼有郁滞，其肝中所寄之相火不能下达，所以两腿畏凉；其火郁于上焦，因肝虚不能敷布，所以两臂畏热。向曾治友人刘仲友左臂常常发热，其肝脉虚而且郁，投以补肝兼舒肝之剂而愈（详案在三期第四卷曲直汤下），以彼例此，知旋转上热下凉之机关，在调补其肝木而已。遂又为疏方用净萸肉一两，当归、白芍各五钱，乳香、没药、续断各四钱，连翘、甘草各三钱，

每日煎服一剂。又俾于每日用阿斯必林一瓦分三次服下。数日痊愈。方中重用萸肉者，因萸肉得木气最全，酸敛之中大具条畅之性，是以善补肝又善舒肝。《本经》谓其逐寒湿痹，四肢之作疼，亦必有痹而不通之处也。况又有当归、白芍、乳香、没药以为之佐使，故能奏效甚捷也。

答余姚周树堂为母问疼风证治法

详观六十二号《绍兴医报》所登病案，曾患两膝肿疼，愈而复发，膝踝趾骨皆焮热肿痛，连臀部亦肿，又兼目痛。此诚因心肝皆有郁热，而关节经络之间又有风湿热相并，阻塞血脉之流通，故作肿疼也。

后见有胡君天中、张君汝伟皆有答复，所论病因及治法又皆尽善尽美，似勿庸再为拟议。然愚从前治此等证，亦纯用中药，后阅东人医报见治急性偻麻质斯（即热性历节风），

喜用西药阿斯必林，载有历治诸案可考验，后乃屡试其药，更以中药驾驭之，尤效验异常。

在奉曾治一幼童得此证，已危至极点，奄奄一息，数日未断，舁至院中亦治愈（详案在三期四卷处方编中热性关节疼痛用阿斯必林治法中）。由斯知西药之性近和平，试之果有效验，且洞悉其原质者，固不妨与中药并用也。爰拟方于下，以备采择。

阿司必林一瓦半，生怀山药一两，鲜茅根去净皮切碎二两，将山药、茅根煎汤三茶杯，一日之间分三次温服，每次送服阿斯必林半瓦。若服一次周身得汗后，二次阿斯必林可少用。至翌日三次皆宜少用。以一日间三次所服之阿斯必林有一次微似有汗即可，不可每次皆有汗也。如此服之，大约两旬即可愈矣。

按： 阿斯必林之原质存于杨柳皮中，西人又制以硫酸，其性凉而能散，最善治人之肢体关节因风热肿疼。又加生山药以滋阴，防其多汗伤液；加鲜茅根以退热，即以引湿热自小便出也。

论肢体受寒疼痛可熨以坎离砂及坎离砂制法

药房中所鬻坎离砂，沃之以醋自能发热，以熨受寒腿疼及臂疼，颇有效验，而医者犹多不知其所以然之故。究其实际，不外物质化合之理也。

按： 此砂纯系用铁屑制成。其制法将铁屑煅红，即以醋喷灭之，晾干收贮。用时复以醋拌湿，即能生热。盖火非氧气不着，当铁屑煅红之时，铁屑中原具有氧气，经醋喷灭，其氧气即永留铁中。况氧气为酸素，醋味至酸，其含氧气颇多，以之喷灭煅红之铁，醋中之氧气亦尽归铁中。用时再沃之以醋，其从前所蕴之氧气，遂感通发动而生热。以熨因寒痹疼之处，不惟可以驱逐凝寒，更可流通血脉，以人之血脉得氧气则赤，而血脉之瘀者可化也。

答宗弟相臣问右臂疼治法

据来案云云，臂疼当系因热。而愚再三思之，其原因断乎非热。或经络间因瘀生热，故午服辛凉之品似觉轻也。盖此证纯为经络之病，治之者宜以经络为重，而兼顾其脏腑，盖欲药力由脏腑而达经络也。西人治急性关节疼痛，恒用阿斯必林。然用其药宜用中药健运脾胃通行经络之品辅之。又细阅素服之方皆佳，所以不见效者，大抵因少开痹通窍之药耳。今拟一方于下。

于白术（此药药房中多用麸炒殊非所宜，当购生者自炒熟，其大小片分两次炒之轧细）取净末一两，乳香、没药（二药须购生者轧成粗渣，隔纸在锅内烘融化，取出晾干轧细）各取净末四钱，朱血竭（此药未研时外皮作黑色，若研之色若朱砂者方真）研细三钱，当归身（纸裹置炉旁候干轧细）净末七钱，细辛、香白芷细末各钱半，冰片（用樟脑升成者，不必用梅片）、薄荷冰细末各三分，诸药和匀，贮瓶密封。每服一钱半，络石藤（俗名爬山虎，能蔓延砖壁之上，其须自粘于壁上不落者方真）煎汤送服，日两次。方中之义：以白术健脾开痹为主（《本经》谓白术逐风寒湿痹），佐以白芷去风，细辛去寒，当归、乳香、没药、血竭以通气活血，冰片、薄荷冰以透窍即以通络。且脾主四肢，因其气化先行于右（右关候脾脉是明征），故右臂尤为脾之所主。丁氏《化学本草》谓没药善养脾胃，其温通之性不但能治气血痹疼，更可佐白术以健补脾胃，故于此证尤宜也。至阿斯必林，初次宜服半瓦，以得微汗为度，以后每日服两次，搏节服之，不必令其出汗，宜与自制末药相间服之，或先或后皆可（后接来函按法治愈）。

论治偏枯者不可轻用王勋臣补阳还五汤

今之治偏枯者多主气虚之说，而习用《医林改错》补阳还五汤。然此方用之有效有不效，更间有服之即偾事者，其故何也？盖人之肢体运动原脑髓神经为之中枢，而脑髓神经所以能司运动者，实赖脑中血管为之濡润，胸中大气为之斡旋。乃有时脑中血管充血过度，甚或至于破裂，即可累及脑髓神经，而脑髓神经遂失其司运动之常职；又或有胸中大气虚损过甚，更或至于下陷，不能斡旋脑髓神经，而脑髓神经亦恒失其司运动之常职。此二者，一虚一实，同为偏枯之证，而其病因实判若天渊。设或药有误投，必至凶危立见。是以临此证者，原当细审其脉，且细询其未病之先状况何如。若其脉细弱无力，或时觉呼吸短气，病发之后并无心热头疼诸证，投以补阳还五汤恒见效。即不效，亦必不至有何弊病。若其脉洪大有力，或弦硬有力，更预有头疼眩晕之病，至病发之时，更觉头疼眩晕益甚，或兼觉心中发热者，此必上升之血过多，致脑中血管充血过甚，隔管壁泌出血液，或管壁少有罅漏流出若干血液。若其所出之血液，黏滞左边司运动之神经，其右半身即偏枯，若黏滞右边司运动之神经，其左半身即偏枯。此时若投以拙拟建瓴汤（方载第二卷脑充血证可预防篇中），一二剂后头疼眩晕即愈。继续服之，更加以化瘀活络之品，肢体亦可渐愈。若不知如此治法，惟确信王勋臣补阳还五之说，于方中重用黄芪，其上升之血益多，脑中血管必将至破裂不止也，可不慎哉！如以愚言为不然，而前车之鉴固有医案可征也。

邑中孝廉某君，年过六旬，患偏枯原不甚剧。欲延城中某医治之，不遇。适有在津门行道之老医初归，造门自荐。服其药后，即昏不知人，迟延半日而卒。后其家人持方质愚，系仿补阳还五汤，重用黄芪八钱。知其必系脑部充血过度以致偏枯也，不然服此等药何以偾事哉？

又尝治直隶商品陈列所长王仰泉，其口眼略有歪斜，左半身微有不利，时作头疼，间或眩晕，其脉象洪实，右部尤甚，知其系脑部充血。问其心中，时觉发热。治以建瓴汤，连服二十余剂痊愈。王君愈后甚喜，而转念忽有所悲，因告愚曰：五舍弟从前亦患此证，医者投以参、芪之剂，竟至不起。向以为病本不治，非用药有所错误，今观先生所用之方，乃知前方固大谬也。统观两案及王君之言，则治偏枯者不可轻用补阳还五汤，不愈昭然哉！而当时之遇此证者，又或以为中风而以羌活、防风诸药发之，亦能助其血益上行，其弊与误用参、芪者同也。盖此证虽有因兼受外感而得者，然必其外感之热传入阳明，而后激动病根而猝发，是以虽挟有外感，亦不可投以发表之药也。

答徐韵英问腹疼治法

少年素有痃癖，忽然少腹胀疼。屡次服药，多系开气行气之品，或不效，或效而复发。脉象无力。以愚意见度之，不宜再用开气行气之药。

近在奉天立达医院有治腹疼二案，详录于下，以备参考。

一为门生张德元，少腹素有寒积，因饮食失慎，肠结，大便不下，少腹胀疼，两日饮食不进。用蓖麻油下之，便行三次而疼胀如故。又投以温暖下焦之剂，服后亦不觉热，而疼胀如故。细诊其脉，沉而无力。询之，微觉短气。疑系胸中大气下陷，先用柴胡二钱煎汤试服，疼胀少瘥。遂用生箭芪一两，当归、党参各三钱，升麻、柴胡、桔梗各钱半，煎服一剂，疼胀全消，气息亦顺，惟觉口中发干。又即原方去升麻、党参，加知母三钱，连服数剂痊愈。

一为奉天女师范史姓学生，少腹疼痛颇剧，脉左右皆

·123·

沉而无力。疑为气血凝滞，治以当归、丹参、乳香、没药各三钱，莱菔子二钱，煎服后疼益甚，且觉短气。再诊其脉，愈形沉弱。遂改用升陷汤（方见第一卷大气诠篇）一剂而愈。此亦大气下陷，迫挤少腹作疼，是以破其气则疼益甚，升举其气则疼自愈也。

若疑因有痃癖作疼，愚曾经验一善化痃癖之法。

忆在籍时，有人问下焦虚寒治法，俾日服鹿角胶三钱，取其温而且补也。后月余晤面，言服药甚效，而兼获意外之效。少腹素有积聚甚硬，前竟忘言，因连服鹿角胶已尽消。盖鹿角胶具温补之性，而又善通血脉，林屋山人阳和汤用之以消硬疽，是以有效也。又尝阅喻氏《寓意草》，载有袁聚东痞块危证治验，亦宜参观。

论腰疼治法

方书谓：腰者肾之府，腰疼则肾将惫矣。夫谓腰疼则肾将惫，诚为确论。至谓腰为肾之府，则尚欠研究。何者？凡人之腰疼，皆脊梁处作疼，此实督脉主之。督脉者，即脊梁中之脊髓袋，下连命门穴处，为人之副肾脏（是以不可名为肾之府）。肾虚者，其督脉必虚，是以腰疼。治斯证者，当用补肾之剂，而引以入督之品。曾拟益督丸一方，徐徐服之，果系肾虚腰疼，服至月余自愈。

【附录】益督丸：杜仲（四两，酒浸炮黄） 菟丝子（三两酒浸蒸熟） 续断（二两，酒浸蒸熟） 鹿角胶（二两） 将前三味为细末，水化鹿角胶为丸，黄豆粒大。每服三钱，日两次。服药后，嚼服熟胡桃肉一枚。

诸家本草皆谓，杜仲宜炒断丝用，究之将杜仲炒成炭而丝仍不断，如此制法殊非所宜。是以此方中惟用生杜仲炮黄为度。胡桃仁原补肾良药，因其含油质过多，不宜为丸，故于服药之后单服之。

若证兼气虚者，可用黄芪、人参煎汤送服此丸。若证兼血虚者，可用熟地、当归煎汤送服此丸。

有因瘀血腰疼者，其人或过于任重，或自高坠下，或失足闪跌，其脊梁之中存有瘀血作疼。宜治以活络效灵丹（方载三期第四卷，系当归、丹参、乳香、没药各五钱），加蟅虫三钱，煎汤服，或用葱白作引更佳。

天津保安队长李雨霖，依兰镇守使李君之弟，腰疼数年不愈。适镇守使署中书记贾蔚青来津求为治病，因介绍为之诊治。其疼剧时心中恒觉满闷，轻时则似疼非疼，绵绵不已，亦恒数日不疼。其脉左部沉弦，右部沉牢。自言得此病已三年，服药数百剂，其疼卒未轻减。观从前所服诸方，虽不一致，大抵不外补肝肾强筋骨诸药，间有杂以祛风药者。因思《内经》谓通则不痛，而此则痛则不通也。且即其脉象之沉弦、沉牢，心中恒觉满闷，其关节经络必有瘀而不通之处可知也。爰为拟利关节通络之剂，而兼用补正之品以辅助之。

生怀山药（一两）　大甘枸杞（八钱）　当归（四钱）　丹参（四钱）　生明没药（四钱）　生五灵脂（四钱）　穿山甲（炒捣二钱）　桃仁（二钱）　红花（钱半）　蟅虫（五枚）　广三七（二钱，捣细）

药共十一味。先将前十味煎汤一大盅，送服三七细末一半。至煎渣再服时，仍送服其余一半。

此药服至三剂，腰已不疼，心中亦不发闷，脉较前缓和，不专在沉分。遂即原方去山甲，加胡桃肉四钱。连服十剂，自觉身体轻爽。再诊其脉，六部调匀，腰疼遂从此除根矣。

就此证观之，凡其人身形不羸弱而腰疼者，大抵系关节经络不通；其人显然羸弱而腰疼者，或肝肾有所亏损而然也。

在妇女又恒有行经时腰疼者。

曾治一人，年过三旬，居恒呼吸恒觉短气，饮食似畏寒凉。当行经时觉腰际下坠作疼。其脉象无力，至数稍迟。知其胸中大气虚而欲陷，是以呼吸气短，至行经时因气血下注大气亦随之下陷，是以腰际觉下坠作疼也。为疏方用生箭芪一两，桂枝尖、当归、生明没药各三钱。连服七八剂，其病遂愈。

又，治一妇人行经腰疼且兼腹疼，其脉有涩象，知其血分瘀也。治以当归、生鸡内金各三钱，生明没药、生五灵脂、生箭芪、天花粉各四钱，连服数剂痊愈。

答黄雨岩问接骨方并论及接筋方

接骨之方甚多，然求其效而速者，独有一方可以公诸医界。方用甜瓜子、生菜子各一两，小榆树的鲜嫩白皮一两，再加真脂麻油一两，同捣如泥，敷患处，以布缠之。不过半点钟，觉骨接上即去药，不然恐骨之接处起节。自得此方后，门人李子博曾用以治马甚效，想用以治人亦无不效也。且试验可在数刻之间，设有不效，再用他方亦未晚也。

人之筋骨相着，然骨以刚而易折，筋以韧而难断，是以方书中治接骨之方甚伙，而接筋之方甚鲜也。诸家本草多言旋覆花能续断筋，《群芳谱》谓菖根能续断筋。菖根愚未试过，至旋覆花邑中有以之治牛马断筋者，甚效。其方初则秘而不传，当耕地之时，牛马多有因惊骇奔逸被犁头铲断腿上筋者，敷以所制之药，过两旬必愈。后愚为其家治病，始详言其方。且言此方受之异人，本以治人，而以治物类亦无不效。因将其方详录于下。

方用旋覆花细末五六钱，加白蔗糖两许，和水半茶杯同熬成膏。候冷加麝香少许（无麝香亦可），摊布上，缠伤处。至旬日，将药揭下，筋之两端皆长一小疙瘩。再换药一帖，其两小疙瘩即连为一，而断者续矣。若其筋断在关节之处，又必须设法闭住，勿令其关节屈伸，筋方能续。

按：《外台》有急续断筋

方，取旋覆花根洗净捣敷创上。日一二易，瘥止，是取其鲜根捣烂用之也。因药房无旋覆花根，是以后世用者权用其花，想性亦相近，故能奏效。

然旋覆花各处皆有，多生泽边。棵高二尺许，叶如棉柳（编筐之柳），多斜纹。六月开黄花，作圆形，瓣细如丝，大如小铜钱，故亦名金钱菊。

第五期第五卷

点校者说明：因本卷的内容主要论述"伤寒论"（也包括温病等内容），故将该卷内容编入《伤寒论讲义》一书。

第五期第六卷

此卷论黄疸、痢疾、霍乱、鼠疫四证。黄疸原分内伤、外感两种。痢疾似属内伤，然多感初秋之气而成，是亦兼外感也。霍乱、鼠疫虽为外感传染之证，而病霍乱者多先脾胃伤损，病鼠疫者多先肾脏虚弱，是亦恒兼内伤也。因将四证汇为一编，细细论之。

论黄疸有内伤外感及内伤外感之兼证并详治法

黄疸之证，中说谓脾受湿热，西说谓胆汁滥行，究之二说原可沟通也。黄疸之载于方书者，原有内伤、外感两种，试先以内伤者言之。内伤黄疸，身无热而发黄，其来以渐，先小便黄，继则眼黄，继则周身皆黄，饮食减少，大便色白，恒多闭塞，乃脾土伤湿（不必有热）而累及胆与小肠

也。盖人身之气化由中焦而升降，脾土受湿，升降不能自如以敷布其气化，而肝胆之气化遂因之湮瘀（黄坤载谓肝胆之升降由于脾胃，确有至理），胆囊所藏之汁亦因之湮瘀而蓄极妄行，不注于小肠以化食，转溢于血中而周身发黄。是以仲景治内伤黄疸之方，均是胆脾兼顾。试观《金匮》黄疸门，其小柴胡汤显为治少阳胆经之方无论矣。他如治谷疸之茵陈蒿汤，治酒疸之栀子大黄汤，一主以茵陈，一主以栀子，非注重清肝胆之热，俾肝胆消其炎肿而胆汁得由正路以入于小肠乎？至于治女劳疸之硝石矾石散，浮视之似与胆无涉，深核之实亦注重治胆之药。何以言之？硝石为焰硝，亦名火硝，性凉而味辛，得金之味；矾石为皂矾，又名青矾、绿矾（矾石是皂矾，不是白矾，解在三期第三卷审定

《金匮》硝石矾石散下），系硫酸与铁化合，得金之质，肝胆木盛，胆汁妄行，故可借含有金味金质之药以制之（皂矾色青味酸尤为肝胆专药）。彼訾中医不知黄疸之原因在于胆汁妄行者，其生平未见仲景之书，即见之而亦未能深思也。

特是《金匮》治内伤黄疸，虽各有主方，而愚临证经验以来，知治女劳疸之硝石矾石散不但治女劳疸甚效，即用以治各种内伤黄疸，亦皆可随手奏效。惟用其方时，宜随证制宜而善为变通耳。

按： 硝石矾石散原方，用硝石、矾石等分为散，每服方寸匕（约重一钱），大麦粥送下。其用大麦粥者，所以调和二石之性，使之与胃相宜也（大麦初夏即熟，得春令发生之气最多，不但调胃又善调和肝胆）。至愚用此方时，为散药难服，恒用炒熟大麦面，或小麦面亦可，与二石之末等分，和水为丸，如五味子大，每服二钱，随证择药之相宜者，数味煎汤送下（因药中已有麦面为丸，不必再送以大麦

粥）。其有实热者，可用茵陈、栀子煎汤送服。有食积者，可用生鸡内金、山楂煎汤送服。大便结者，可用大黄、麻仁煎汤送服。小便闭者，可用滑石、生杭芍煎汤送服。恶心呕吐者，可用赭石、青黛煎汤送服。左脉沉而无力者，可用生黄芪、生姜煎汤送服。右脉沉而无力者，可用白术、陈皮煎汤送服。其左右之脉沉迟而弦，且心中觉凉，色黄黯者，附子、干姜皆可加入汤药之中。脉浮有外感者，可先用甘草煎汤送服西药阿斯必林一瓦，出汗后再用甘草汤送服丸药。又凡服此丸药而嫌其味劣者，皆可于所服汤药中加甘草数钱以调之。

至内伤黄疸证皆宜用此丸者，其原因有数端。脾脏为湿所伤者，其膨胀之形有似水母。尝见渔人得水母，敷以矾末，所含之水即全然流出。因此散中有矾石，其控治脾中之水，亦犹水母之敷以矾末也。又黄疸之证，西人谓恒有胆石阻塞胆囊之口，若尿道之有淋石也。硝石、矾石并用，则胆

石可消。又西人谓小肠中有钩虫亦可令人成黄疸。硝石、矾石并用，则钩虫可除。此所以用此统治内伤黄疸，但变通其送服之汤药，皆可随手奏效也。

至外感黄疸，约皆身有大热。乃寒温之热，传入阳明之腑，其热旁铄，累及胆脾，或脾中素有积湿，热入于脾与湿合，其湿热蕴而生黄，外透肌肤而成疸；或胆中所寄之相火素炽，热入于胆与火并，其胆管因热肿闭，胆汁旁溢混于血中，亦外现成疸。是以仲景治外感黄疸有三方，皆载于《伤寒论》阳明篇，一为茵陈蒿汤，二为栀子柏皮汤，三为麻黄连翘赤小豆汤，皆胆脾并治也。且统观仲景治内伤、外感黄疸之方，皆以茵陈蒿为首方。诚以茵陈蒿为青蒿之嫩者，其得初春生发之气最早，且性凉色青，能入肝胆，既善泻肝胆之热，又善达肝胆之郁，为理肝胆最要之品，即为治黄疸最要之品。然非仲景之创见也，《本经》茵陈蒿列为上品，其主治之下早明言之

矣。以西人剖验后知之病因，早寓于中华五千年前开始医学之中也。

至愚生平治外感黄疸，亦即遵用《伤寒论》三方。而于其热甚者，恒于方中加龙胆草数钱。又用麻黄连翘赤小豆汤时，恒加滑石数钱。诚以《伤寒论》古本连翘作连轺，系连翘之根，其利小便之力原胜于连翘，今代以连翘，恐其利水之力不足，故加滑石以助之。至赤小豆，宜用作饭之赤小豆，断不可误用相思子。至于奉天药房皆用相思子亦名红豆者为赤小豆，误甚。若其证为白虎汤或白虎加人参汤证及三承气汤证，而身黄者，又恒于白虎、承气中，加茵陈蒿数钱。其间有但用外感诸方不效者，亦可用外感诸方煎汤，送服硝石矾石散。

黄疸之证又有先受外感未即病，迨酿成内伤而后发现者。

岁在乙丑，客居沧州，自仲秋至孟冬一方多有黄疸证。其人身无大热，心中满

闷，时或觉热，见饮食则恶心，强食之恒作呕吐，或食后不能下行，剧者至成结证，又间有腹中觉凉，食后饮食不能消化者。愚共治六十余人，皆随手奏效。其脉左似有热，右多郁象，盖其肝胆热而脾胃凉也。原因为本年季夏阴雨连旬，空气之中所含水分过度，人处其中脏腑为湿所伤。肝胆属木，禀少阳之性，湿郁久则生热；脾胃属土，禀太阴之性，湿郁久则生寒，此自然之理也。为木因湿郁而生热，则胆囊之口肿胀，不能输其汁于小肠以化食，转溢于血分，色透肌表而发黄。为土因湿郁而生寒，故脾胃火衰，不能熟腐水谷，运转下行，是以恒作胀满，或成结证。为疏方用茵陈、栀子、连翘各三钱，泻肝胆之热，即以消胆囊之肿胀；厚朴、陈皮、生麦芽（麦芽生用不但能开胃且善舒肝胆之郁）各二钱，生姜五钱开脾胃之郁，即以祛脾胃之寒；茯苓片、生薏米、赤小豆、甘草各三钱，泻脏腑之湿，更能培土以胜湿，且重用甘草即以矫茵陈蒿之劣味也（此证闻茵陈之味多恶心呕吐，故用甘草调之）。

服一剂后，心中不觉热者，去栀子，加生杭芍三钱，再服一剂。若仍不能食者，用干姜二钱以代生姜。若心中不觉热转觉凉者，初服即不用栀子，以干姜代生姜。凉甚者，干姜可用至五六钱。呕吐者，加赭石六钱或至一两。服后吐仍不止者，可先用开水送服赭石细末四五钱，再服汤药。胃脘肠中结而不通者，用汤药送服牵牛（炒熟）头末三钱，通利后即减去。如此服至能进饮食，即可停药。黄色未退，自能徐消。此等黄疸，乃先有外感内伏，酿成内伤，当于《伤寒论》《金匮》所载之黄疸以外另为一种矣。

或问：医学具有科学性质，

原贵征实，即议论之间，亦贵确有实据。仲景治黄疸虽云胆脾并治，不过即其所用之药揣摩而得。然尝考之《伤寒论》，谓："伤寒脉浮而缓，手足自温，是为系在太阴，太阴者，身当发黄。"是但言发黄证由于脾也。又尝考之《金匮》，谓："寸口脉浮而缓，浮则为风，缓则为痹，痹非中风，四肢苦烦，脾色必黄，瘀热以行。"是《金匮》论黄疸亦责重脾也。夫古人立言原多浑括，后世注疏宜为详解。当西医未来之先，吾中华方书之祖述仲景者，亦有显然谓黄疸病由于胆汁溢于血中者乎？答曰：有之。明季喻嘉言著《寓意草》，其论钱小鲁嗜酒成病，谓胆之热汁满而溢于外，以渐渗于经络，则身目俱黄，为酒疸之病云云。岂非显然与西说相同乎？夫西人对于此证必剖验而后知，喻氏则未经剖验而已知。非喻氏之智远出西人之上，诚以喻氏最深于《金匮》《伤寒论》，因熟读仲景之书，观其方中所用之药而有所会心也。由斯观之，愚谓仲景治黄疸原胆脾并治者，固非无稽之谈也。

徐伯英论审定硝石矾石散

《金匮》硝石矾石散方，原治内伤黄疸，张寿甫氏之发明功效卓然大著。至矾石即皂矾，张石顽亦曾于《本经达源》论及，而先生则引《本经》兼名涅石，《尔雅》又名羽涅，即一涅字，知其当为皂矾，又即其服药后大便正黑色，愈知其当为皂矾，可谓具有特识。又于临证之时，见其左脉细弱者，知系肝阳不能调畅，则用黄芪、当归、桂枝尖诸药煎汤送服；若见其右脉濡弱者，知系脾胃不能健运，则用白术、陈皮、薏米诸药煎汤送服，不拘送以大麦粥，此诚善用古方，更能通变化裁者也。

友人史九州，治一妇人病黄病五六年，肌肤面目俱黄，癸亥秋感受客邪，寒热往来，周身浮肿。九州与柴胡桂枝汤和解之，二剂肿消，寒热不作。遂配硝石矾石散一剂，俾用大麦粥和服。数日后复来云：此药入腹似难容受，得无有他虑否？九州令放胆服之，倘有差错，吾愿领咎。又服两剂其黄尽失。九州欣然述之于予。

予曰：仲圣之方固属神矣，苟非张先生之审定而阐发之，则亦沉潜汩没，黯淡无光耳。噫，古人创方固难，而今人用方亦岂易易哉！

论痢证治法

（附开胃资生丹）

唐容川曰："《内经》云：'诸呕吐酸，暴注下迫，皆属于热'。下迫与吐酸同言，则知其属于肝热也。仲景于下利后重便脓血者，亦详于厥阴篇中，皆以痢属肝经也。盖痢多发于秋，乃肺金不清，肝木遏郁。肝主疏泄，其疏泄之力太过，则暴注里急，有不能待之势。然或大肠开通，则直泻下矣。乃大肠为肺金之腑，金性收涩，秋日当令，而不使泻出，则滞塞不得快利，遂为后重。是以治痢者，开其肺气，清其肝火，则下痢自愈。"

按：此论甚超妙，其推详痢之原因及治痢之法皆确当。愚今特引申其说，复为详悉言之。盖木虽旺于春，而其发荣滋长实在于夏。故季夏六月为未月，未者，木重叶也，言木至此旺之极也。而肝脏属木，故于六月亦极旺。肝木过旺而侮克脾土，是以季夏多暴注下泻之证，而痢证甚少，因肺金犹未当令，其收涩之力甚微也。即其时偶有患痢者，亦多系湿热酿成，但利湿清热，病即可愈。是以六一散为治暑痢之定方，而非所论于秋日之痢也。迨至已交秋令，金气渐伸，木气渐敛，人之脏腑原可安于时序之常，不必发生痢证也。惟其人先有蕴热，则肝木乘热恣肆，当敛而不敛，又于饮食起居之间感受寒凉，肺金乘寒凉之气，愈施其肃降收涩之权，则金木相犯，交迫于肠中，而痢作矣。是知痢之成也，固由于金木相犯，而金木

·134·

之相犯，实又因寒火交争之力以激动之也。若唐氏所谓开肺清肝，原为正治之法。然只可施于病之初起，非所论于痢病之已深也。且统观古今治痢之方，大抵皆用之于初期则效，用之于末期则不效。今特将痢证分为数期，详陈其病之情状及治法于下。

痢之初得也，时时下利脓血，后重，肠疼，而所下脓则甚稠，血则甚鲜，腹疼亦不甚剧，脉之滑实者，可用小承气汤加生杭芍四钱，甘草二钱下之。盖方中朴、实原可开肺；大黄、芍药又善清肝；且厚朴温而黄、芍凉，更可交平其寒热，以成涤肠荡滞之功；加甘草者，取其能调胃兼能缓肝，即以缓承气下降之力也。

其脉按之不实者，可治以拙拟化滞汤（方载三期痢疾门，系生杭芍一两，当归、山楂各六钱，莱菔子五钱，甘草，生姜各二钱）。方中之义，用芍药以泄肝之热；甘草以缓肝之急；莱菔子以开气分之滞；当归、山楂以化血分之滞；生姜与芍药并用又善调寒

热之互相凝滞；且当归之汁液最滑，痢患滞下而以当归滑之，其滞下愈而痢自愈也。

若当此期不治，或治以前方而仍不愈，或迁延数旬或至累月，其腹疼浸剧，所下者虽未甚改色，而间杂以脂膜，其脉或略数或微虚，宜治以拙拟燮理汤（方载三期痢疾门，系生怀山药八钱，生杭芍六钱，金银花五钱，牛蒡子、甘草各二钱，黄连、肉桂各钱半）。方中之义，黄连、肉桂（煎时后入）等分并用，能交阴阳于顷刻，以化其互争，实为燮理阴阳之主药，即为解寒火凝滞之要品，况肉桂原善平肝，黄连原善厚肠，二药相助为理，则平肝不失于热，厚肠不失于凉；又佐以芍药、甘草，善愈腹疼，亦即善解寒火凝滞也；用山药者，下痢久则阴分必亏，山药之多液，可滋脏腑之真阴，且下痢久则气化不固，山药之益气，更能固下焦之气化也；用金银花、牛蒡子者，因所下者杂以脂膜，肠中似将腐烂，二药善解疮疡热毒即可预防肠中腐烂也。其脉象若有

实热，或更兼懒进饮食者，宜用此药汤送服去皮鸦胆子三十粒。

痢证虽因先有积热后为凉迫而得，迨其日久，又恒有热无凉，犹伤于寒者之转病热也。所以此方虽黄连、肉桂等分并用，而肉桂之热究不敌黄连之凉。况重用白芍以为黄连之佐使，见其脉象有热者，又以之送服鸦胆子仁，是此汤为燮理阴阳之剂，而实则清火之剂也。愚生平用此方治愈之人甚多，无论新痢久痢皆可用。铁岭医士田聘卿，用此方治愈痢证多人，曾登《绍兴医报》声明。

乙丑春在沧州，遇沧州城南宜卿白君，非业医而好阅医书，言其族弟年三十余，患痢近一年，百药不效，浸至卧床不起，为开此方授之，服三剂痊愈。

用上方虽新痢久痢皆可奏效，而其肠中大抵未至腐烂也。乃有腹中时时切疼后重，所下者多如烂炙，杂以脂膜，是其肠中已腐烂矣，当治以拙拟通变白头翁汤（方载三期痢疾门，系生山药一两，白头翁、生杭芍各四钱，秦皮、生地榆、三七各三钱，鸦胆子去皮六十粒，甘草二钱，先用白糖水送服三七、鸦胆子一半，再将余药煎服，至将药煎渣时，仍先用白糖水送服三七、鸦胆子余一半）。方中之义，用白头翁、秦皮、芍药、生地榆以清热；三七、鸦胆子以化瘀生新，治肠中腐烂；而又重用生山药以滋其久耗之津液，固其已虚之气化，所以奏效甚捷也。

愚在奉时，有陆军团长王剑秋君下痢甚剧，住东人南满医院中两旬无效，曾以此方治愈，其详案载此方之后可考也。

至素有鸦片嗜好者，无论其痢之初得及日久，皆宜治以此方，用之屡建奇功。至地榆方书多炒炭用之，而此方生用者，因生用性凉，善保人之肌肤，使不因热溃烂。是以被汤火伤肌肤者，用生地榆为末，香油调敷立愈。痢之热毒侵入肠中肌肤，久至腐烂，亦犹汤火伤人肌肤至溃烂也，此地榆之所以生用也。至白头翁汤原方，原白头翁、秦皮与黄连、黄柏并用，方中药品若此纯用苦寒者，诚以其方本治厥阴热痢，原挟有伤寒实热。今用以治痢久肠中腐烂，故不得不为变通也。

上之痢证，又可治以拙拟生化丹（方载三期痢疾门，系金银花一两，生杭芍六钱，粉甘草三钱，三七细末三钱，鸦胆子去皮六十粒）。为其虚甚，加生怀山药一两。先用白糖水送服三七、鸦胆子各一半，再将余四味煎汤服。至煎渣服时，仍先用白糖水送服所余之三七、鸦胆子，再煎服汤药。盖痢证至此，西人谓之肠溃疡，不可但以痢治，宜半从疮治，是以用金银花、粉甘草以解疮家之热毒；三七、鸦胆子以化瘀生新；而鸦胆子味至苦，且有消除之力（捣膏能点疣），又可除痢证传染之毒菌；用芍药泄肝火，以治痢之本

病；又恐其痢久伤阴及下焦气化不固，是以又重用生山药以滋阴液固气化，此所以投之必效也（第三期本方后载有医案可参观）。当愚初拟此方时，犹未见西人肠溃疡之说。及后见西书，其所载治法，但注重肠溃疡，而不知兼用药清痢之本源，是以不如此方之效也。

又有下痢日久，虚热上蒸，饮食减少，所下者形如烂炙，杂以脂膜，又兼腐败之色，腥臭异常，腹中时时切疼益甚者，此腹中生机将断，其为病尤重矣。宜治以前方，再加潞党参、天门冬各三钱。此用参以助其生机，即用天冬以调剂参之热也。

又有因素伤烟色，肾经虚惫，复下痢日久，肠中欲腐烂，其下焦之气化愈虚脱而不能固摄者，宜治以拙拟三宝粥（方载三期痢疾门，系生怀山药细末一两煮作粥，送服去皮鸦胆子五十粒，三七细末二钱）。方中之义，用三七、鸦胆子以治肠中之腐烂，用山药粥以补下焦之虚脱也。

戊午中秋，愚初至奉天，有铁岭少年李济臣者，素有嗜好，又多内宠，患痢四十余日，屡次延医服药而病势浸增，亦以为无药可医矣。后愚诊治，其脉细弱而数，两尺重按即无。所下者脓血相杂，或似烂炙，亦间有见好粪之时。治以三宝粥方，服后两点钟腹疼一阵，下脓血若干。其家人疑药不对证。愚曰：非也，肠中瘀滞下尽则愈矣。俾再用白糖水送服鸦胆子仁五十粒。时已届晚九点钟，一夜安睡，至明晨大便不见脓血矣。后俾用山药粥送服鸦胆子仁二十粒，连服数次，将鸦胆子仁递减至六七粒，不惟病愈，身体亦渐强壮矣。闻济臣愈后，其举家欣喜之余，又忽痛哭；因济臣之尊翁（本溪湖煤矿总办）于前一岁因痢病故，今因济臣得救而愈，转悲从前之未遇良医而枉死也。

由斯知，药果对证，诚有夺命之权也。

又有下痢或赤、或白、或赤白参半，后重腹疼，表里俱觉发热，服凉药而热不退，痢亦不愈，其脉确有实热者。此等痢证原兼有外感之热，其热又实在阳明之腑，非少阴篇之桃花汤所能愈，亦非厥阴篇之白头翁汤所能愈也。惟治以拙拟通变白虎加人参汤则随手奏效（方载三期痢疾门，系生石膏二两，生杭芍八钱，生怀山药六钱，野台参五钱，甘草二钱，煎汤两盅，分三次温饮下）。痢证身热不休，服清火药而热亦不休者，方书多诿为不治。然治果对证，其热焉有不休之理？此诚因外感之热邪随痢深陷，永无出路，以致痢为热邪所助，日甚一日，而永无愈期。治以此汤，以人参助石膏，能使深陷之热邪徐徐上升外散，消解无余，加以芍药、甘草以理后重腹疼，生山药以滋阴固下，连服数剂，热退而痢亦遂愈。方中之药原以芍药代知母，生山药代粳米，与白虎加人参汤之原方犹相仿佛，故曰通变白虎加人参汤也。愚生平用此方治愈此等痢证甚多，第三期本方后载有数案可参观也。

按：此外感之热与痢相并，最为险证。尝见东人志贺洁著有《赤痢新论》，大为丁仲祜所推许。然其中载有未治愈之案二则。

一体温至三十八度七分，脉搏至百一十至，神识蒙昏，言语不清，舌肿大干燥，舌苔剥离，显然夹杂外感之实热可知，乃东人不知以清其外感实热为要务，而惟日注射以治痢之血清，竟至不救；其二发剧热，夜发躁狂之举动，后则时发谵语，体温达四十度二分，此又显然有外感之大热也。案中未载治法，想其治法，亦与前同，是以亦至不救。

设此二证若治以拙拟之通变白虎加人参汤，若虑病重药轻，可将两剂并作一剂，煎汤四五茶杯，分多次徐徐温饮下，病愈不必尽剂，其热焉有不退之理？大热既退，痢自随愈。而东人见不及此者，因东人尽弃旧日之中学，而专尚西学也。盖中、西医学原可相助为理，而不宜偏废，吾国果欲医学之振兴，固非沟通中西不可也。

上所论之痢证乃外感之热已入阳明之腑者也。然痢证初得，恒有因外感束缚而激动其内伤者，临证者宜细心体察。果其有外感束缚也，宜先用药解其外感，而后治痢；或加解表之药于治痢药中；或用治痢药煎汤送服西药阿斯必林瓦许亦可解表。设若忽不加察，则外感之邪随痢内陷，即成通变白虎加人参汤所主之险证，何如早治为愈也。

痢证虽为寒热凝滞而成，而论者多谓白痢偏寒，赤痢偏热。然此为痢证之常，而又不可概论也。今试举治愈之两案以明之。

同庄张申甫表兄之夫人，年近六旬，素多疾病。于季夏晨起，偶下白痢，至暮十余次。秉烛后，忽周身大热，昏不知人，循衣摸床，呼之不应，其脉洪而无力，肌肤之热烙手。知其痢因伤暑而成，且多病之身不禁暑热之熏蒸，所以若是昏沉也。急用生石膏三两，野台参四钱，煎汤一大碗，俾徐徐温饮下，至夜半尽剂而醒。诘朝煎渣再服，热退痢亦遂愈。此纯系白痢而竟若是之热也。

又奉天陆军连长何阁臣，年三十许，因初夏在郑州驻防多受潮湿，患痢数月不愈。至季秋还奉，病益加剧，下多紫血，杂以脂膜，间似烂炙，腹中时时切疼。或授以龙眼肉包鸦胆子仁方，服之益增重，来院求为诊治。其脉微弱而沉，左脉几不见。俾用生硫黄细末搀熟麦面少许作丸，又重用生山药、熟地黄、龙眼肉煎汤送服，日两次，每次服硫黄约有七八分。服至旬余始愈。此纯系赤痢而竟若是之寒也。

又有前后连两次病痢，其前后寒热不同者，为细诊其脉，前后迥异，始能用药各得其宜，无所差误。今复举两案

于下以征明之。

岁己巳，在德州，有卢雅雨公曾孙女，适桑园镇吴姓，年五十六岁。于季夏下痢赤白，延至仲冬不愈。延医十余人，服药百剂，皆无效验。其弟卢月潭，素通医学，偶与愚觌面谈及，问还有治否？答曰：此病既可久延岁月，并非难治之证，但视用药何如耳。月潭因求往视，其脉象微弱，至数略数，饮食减少，头目时或眩晕，心中微觉烦热，便时下坠作疼，惟不甚剧，所下者赤白参半，间有脂膜相杂。询其生平下焦畏凉。是以从前服药略加温补，上即烦热，略为清解，下即泄泻也。乃为初次拟得三宝粥方治之，药虽偏于凉，而有山药粥以补其下焦，服后必不至泄泻。上午服一剂，病觉轻。至晚间又服一剂，其病遂愈。后旬日，因登楼受凉，其痢陡然反复，日下十余次，腹疼剧于从前。其脉象微弱如前，

而至数不数。俾仍用山药粥送服生硫黄末三分，亦一日服二次，病大见愈，脉象亦较前有力。翌晨又服一次，心微觉热。继又改用三宝粥方，一剂而愈。

又愚在奉天时，有二十七师炮兵第一营营长刘铁山，于初秋得痢证甚剧。其痢脓血稠黏，脉象弦细，重诊仍然有力。治以通变白头翁汤，两剂痊愈。隔旬余，痢又反复，自用原方治之，病转增剧，复来院求诊。其脉弦细兼迟，不任循按，知其已成寒痢，所以不受原方也。俾用生怀山药细末煮粥，送服小茴香细末一钱、生硫黄细末四分，数次痊愈。

上所治二案，皆前病痢则热、后病痢则寒者也。而治之者随病机之转移，而互治以凉热之药，自能随手奏效。至于第一案，初次用凉药治愈，后用热药之将愈，而又以凉药收功，此又在临证时细心研究，息息与病机相符也。

又有痢证，上热下凉，所用之药宜上下分途，以凉治上，以热治下者。

曾治天津张姓媪，年近五旬，于孟秋患痢，两旬不愈。所下者赤痢杂以血水，后重腹疼，继则痢少泻多，亦兼泻血水，上焦烦热，噤口不食，闻食味即恶心欲呕，头目眩晕，不能起床，其脉关前浮弦，重诊不实，两尺则微弱无根，一息五至，病人自觉心中怔忡，精神恍惚，似难支持，此乃虚极将脱之兆也。遂急用净萸肉、生怀山药各一两，大熟地、龙眼肉、白龙骨各五钱，生杭芍、云苓片、炙甘草各二钱，俾煎汤两盅，分两次温服下。初服一次，心神即觉安稳。尽剂后，少进饮食，泻痢亦少止。又即原方加生地黄四钱，炙甘草改用三钱，煎汤两盅，分两次温服下，每服一次送服生硫黄细末二分半，日服一剂，数日痊愈。

至于暑天热痢，宜治以六

一散，前已言之。然南方之暑热兼湿，用六一散诚为至当；北方之暑热恒不兼湿，且有兼燥之时，若用六一散时，原当有所变通。愚尝拟得一方，用之甚效。方用滑石、生石膏各五钱，朱砂、粉甘草细末各二钱，薄荷冰一分，共和匀，每服二钱，开水送下。热甚痢剧者，一日可服五六次，名之曰加味益元散，盖以六一散加朱砂为益元散，兹则又加石膏、薄荷冰也。

按：暑热之痢恒有噤口不食者，而治以加味益元散，即可振兴其食欲。若非暑热之痢而亦不思饮食者，宜用朱砂、粉甘草细末等分，少加薄荷冰，每服一钱，竹茹煎汤送下，即可思食。盖此等证多因肝胆之火挟胃气上递，其人闻食味即恶心欲呕，所以不能进食，用朱砂以降胃镇肝，甘草以和胃缓肝，竹茹以平其逆气，薄荷冰以散其郁热，所以服之即效也。因此方屡次奏功，遂名之曰开胃资生丹。

又有当暑热之时，其肝胆肠胃先有蕴热，又更奔走作劳于烈日之中，陡然下痢，多带鲜血，其脉洪大者。宜治以大剂白虎汤，煎数盅，分数次温饮下，每次送服鸦胆子仁三十粒。若其脉虽洪大而按之虚者，宜治以大剂白虎加人参汤，送服鸦胆子仁。

又有痢久清阳下陷者，即胸中大气因痢下陷也。其病情常觉下坠腹疼（此气分下陷迫其下焦腹疼），或痢或泻，多带虚气，呼吸短气，或兼有寒热往来，其脉象迟弱者，宜治以拙拟升陷汤（方载三期第四卷，系生箭芪六钱，知母三钱，柴胡、桔梗各钱半，升麻一钱），去知母，加生怀山药六钱，白头翁三钱。盖原方之义，原用生箭芪以升补胸中大气，而以柴胡、桔梗、升麻之善升清阳者以辅之，更加知母以调剂黄芪之热也。兹因下焦泻痢频频，气化不固，故以白头翁易知母，而更以山药辅之。因知母之性寒而滑，白头翁之性凉而涩，其凉也能解黄芪之热，其涩也能固气化之脱，且为治痢要药，伍以山药，又为止泻之要药也。

又方书中论痫证，有所谓奇恒痫者，言其迥异乎恒常之痫也。愚于此证未见过，特录前哲之说以补之。

张隐庵曰：奇恒痫证，三阳并至，三阴莫当，九窍皆塞，阳气旁溢，咽干喉塞痛，并于阴则上下无常，薄为肠澼，其脉缓小迟涩。血温身热者死，热见七日者死。盖因阳气偏剧，阴气受伤，是以脉小沉涩。此证急宜用大承气汤泻阳养阴，缓则不救。若不知奇恒之因，见脉气平缓而用平易之剂，必至误事。

陈修园曰：嘉庆戊午，夏泉王孝廉患痫七日，忽于寅卯之交声微哑，谵语半刻即止，酉刻死。七月，榕城叶广文观风之弟患同前证来延，言伊弟患痫不甚重，饮食如常，惟早晨咽微疼，如见鬼状，午刻即止。时届酉刻，告以不必往诊，令其速回看视。果于酉戌之交死。此皆奇恒痫也。若早投以大承气汤，犹可挽回。细审隐庵、修园所言奇恒痫之病状病情，知当系少阴热痫。盖冬伤于寒未即发，或他时所受之寒未即发，伏于三焦脂膜之中，久而化热，下陷于少阴，若在冬令，则为少阴伤寒（此少阴伤寒之热证，初得之即宜治以凉药者也），若在他时，则为少阴温病（即温病中其热甚实而脉反细者），若再有肝火乘之，可纯下青色之水。宜急用大承气汤下之，《伤寒论》有明文也。盖乙癸同源，肾热而肝亦恒热，当此少阴病热之时，肝肾之火相并，可迫胆汁妄行而下青水，即可累肠中生炎下利脓血。下青水者宜治以大承气汤，下脓血者亦宜治以大承气汤，固可比例而知也。况修园所遇之两证，皆年在戊午，天干为火运，地支又为少阴司天，肾中之火必旺（司天者可主一岁之令，不但主上半年，况其病发于秋，而其病根多伏于夏）。至七月，则阳明燥金在泉，热而且燥，其热愈甚。前证未详病发何月，而后证之发则在于七月也。至二证之危皆在酉时者，燥金正旺之时也。隐庵谓此病之危在于七日，修园所录二案亦一死于七日，因火之数生于二而成于七也。

特是隐庵之论奇恒痢虽甚确，然仍系浑同言之，须代为剖析，其理始明。盖浑曰三阳并至，其脉象当浮大，何以反沉而小乎？浑曰三阴莫当，凡阳盛阴虚者，脉搏必数，何以其脉之沉小者又复兼涩，涩非近于迟乎？惟确知其系少阴热痢（少阴有寒痢，桃花汤所主之证是也），其可疑之处自涣然冰释。盖少阴之热证，因伏气之热下陷耗其真阴，致肾中阴气不能上潮与心中阳气相济，则心脉之跳动必无力，是以少阴之病无论或凉或热，其脉皆微细，此证之脉小沉涩，与少阴病之脉微细者同也。少阴之病因阴气不上潮，其上焦多生燥热，致咽痛，咽中伤生疮。此证之咽干、微痛、微哑，与少阴病之咽痛、咽中伤生疮者同也。至其所谓偶发谵语，如见鬼状者，诚以少阴病因阴阳之气不相接续，所以多兼烦躁，其烦躁之极，言语状态或至狂妄，而仍与阳明大热谵语不省人事者不同，是以旋发而旋止也。夫少阴病原多险证，以其阴阳之气果分毫不相接续，其危险即可生于顷刻之间。而奇恒痢证又加以肝胆之火，与伏气下陷之热相助为虐，是以较他少阴证尤险。隐庵谓治以大承气汤，乃急下之以存真阴也。若下后而真阴不能自复，其脉仍不起，热仍不退者，拟以大剂白虎加人参汤，去粳米，代以生怀山药一两，煎汤数盅，分数次徐徐温饮下，自当脉起热退，而痢亦遂愈也。方中之义，用白虎汤以清肝肾之热，用山药以滋肾中真阴，兼可代粳米调胃，协同甘草以缓白虎之下趋，其滋肾之力又能协同人参以助阴气之上潮，其阴阳之气互相接续，脉之跳动自然舒畅，脏腑之郁热亦即随脉外透矣。

又东人志贺洁《赤痢新论》谓，热带之地有阿米巴赤痢。阿米巴之现状，为球形或为椭圆之结核，与寻常赤痢菌之为杆状者不同。其外有包，为玻璃透明形。其内结之核为血球，间有脓球。取新便下之混血黏液一滴置玻璃片上，加以生理的食盐水，更以小玻璃片轻覆其上，以显微镜视之，若有假足之伸缩助其活动，即为阿米巴赤痢之原虫。其剧者，痢中混有坏疽溃疡片，而带有腐肉样之臭气，或为污泥色。至其证状之经过，与慢性赤痢大略相似。其身体大率无过热之温度，或迟至累年累月而犹可支持者。此证治法，宜日服甘汞十分瓦之三（当分三次服），连服七八日。但须注意于中毒状，稍发现中毒形状，宜速停。又可服硫黄半瓦，一日三次。又宜用金鸡纳霜为注肠剂，惟不可即用浓厚之液，最初当用五千倍之溶液，继乃可用至千倍水者，数日后则用至五百倍水者。

观东人此段议论，可谓于痢证研究甚细。愚未至热带，所以未治过阿米巴痢，然彼又云间有传至温带者，而愚生平所治之痢，若彼所述阿米巴之状况者亦恒有之，而但用自所制诸方亦皆治愈，其中有阿米巴痢与否，原难决定，以后再遇此等证当亦用其法验之。至彼谓阿米巴痢当治以硫黄，而愚生平治痢原恒有用硫黄之

时，非因见其书而始知用硫黄也。

诸痢之外又有所谓休息痢者，其痢大抵皆不甚重而不易除根，治愈恒屡次反复，虽迁延日久而犹可支持，有若阿米巴痢之轻者，至累年累月不愈而犹可支持也。或此等痢即阿米巴痢欤？须待后实验。然其所以屡次反复者，实因有原虫伏于大小肠曲折之处，是以愈而复发，惟用药除净其原虫则不反复矣。至除之之法，证之近于热者，可用鸦胆子仁，以治痢之药佐之；近于凉者，可用硫黄末，而以治痢之药佐之。再者，无论或热或凉，所用药中皆宜加木贼一钱，为其性善平肝，又善去肠风止血，故后世本草谓其善治休息痢也。其脾胃不健壮者，又宜兼用健补脾胃之药以清痢之上源，自能被除病根也。

又有非因痢之毒菌未净，实因外感之热潜伏未净，而成休息痢者。

邑中诸生王荷轩，年六十七岁，于中秋得痢证，医

治二十余日不效。后愚诊视，其痢赤白胶滞，下行时觉肠中热而且干，小便亦觉发热，腹痛下坠，并迫其脊骨尽处亦下坠作疼。且时作眩晕，其脉洪长有力，舌有白苔甚厚。愚曰：此外感之热挟痢毒之热下迫，故现种种病状，非治痢兼治外感不可。投以通变白虎加人参汤，两剂诸病皆愈。诊其脉犹有余热，拟再用石膏清之，病家疑年高之人，石膏不可屡服，愚亦应聘他往。后二十余日，痢复作。延他医治疗，于治痢药中杂以甘寒濡润之品，致外感之余热永留不去，其痢虽愈而屡次反复。延至明年仲夏，反复甚剧。复延愚诊治，其脉象、病证皆如旧。因谓之曰：去岁若肯多服生石膏数两，何至有以后屡次反复，今不可再留邪矣。仍投以通变白虎加人参汤，连服三剂痊愈，而脉亦和平，自此永不反复。

痢证又有日下痢频频，其肠中仍有燥结，必去其燥结而痢始愈者，此固属罕见之证，而治痢者实不可不知也。

表弟刘昌绪，年二十四岁，于中秋下痢，脓血稠黏，一日十五六次，腹疼后重甚剧。治以化滞汤，连服两剂，下痢次数似少减，而后重腹疼如旧。细诊其脉，尺部重按甚实，疑其肠有结粪，投以小承气汤加生杭芍数钱，下燥粪长约四寸，后重腹疼顿愈十之八九。再与以化滞汤一剂，病若失。

治痢最要药品，其痢之偏热者，当以鸦胆子为最要之药，其痢之偏寒者，当以硫黄为最要之药，以此二药皆有消除痢中原虫之力也。此二种药，上所录方案中已屡言之。今再详细论之。

鸦胆子，一名鸭蛋子，为其形椭圆若鸭卵也。大如梧桐子，外有黑硬皮，其味极苦，实为苦参所结之子，药行中亦有名为苦参子者。服时须去其硬皮，若去皮时其中仁破者，即不宜服，因破者服后易消，其苦味遽出，恒令人呕吐，是以治痢成方，有用龙眼肉包鸦胆子仁囫囵吞服者。药房中秘方，有将鸦胆子仁用益元散为衣，名之为菩提丹者，是皆防其入胃即化出其苦味也，若以西药房中胶囊盛之吞服，虽破者亦可用。其性善凉血止血，兼能化瘀生新。凡痢之偏于热者，用之皆有捷效，而以治下鲜血之痢，泻血水之痢则尤效。

岁在壬寅，有沧州友人滕玉可，设教于邻村。其年过五旬，当中秋时下赤痢甚剧，且多鲜血，服药二十余日无效。适愚他出新归，过访之，求为诊治。其脉象洪滑，知其纯系热痢。彼时愚虽深知鸦胆子之功效，而犹以为苦参子系通行共知之名，因谓之曰：此易治，买苦参子百余粒去皮，拣其仁之成实者，每服六十粒，白糖水送下，两次即愈矣。翌日愚复他出，二十余日始归，又访之，言：遍询药房皆无苦

参子，后病益剧，遣人至敝州购来，果如法服之两次痊愈，真仙方也。愚曰：前因粗心，言之未详。苦参子即鸦胆子，药房中又名为鸭蛋子，各药房中皆有，特其见闻甚陋，不知其为苦参子耳。后玉可旋里，其族人有自奉天病重归来者，大便下血年余，一身悉肿，百药不效，玉可授以此方，如法服之，三次痊愈。

鸦胆子又善清胃腑之热，凡胃脘有实热充塞、噤口不食者，服之即可进食。

邻村武生李佐廷，年五旬，素有嗜好，身形羸弱。当霍乱盛行之时，忽然腹中觉疼，恶心呕吐，下利脓血，惧甚，以为必是霍乱证。诊其脉，毫无闭塞之象，惟弦数无力，左关稍实，遂晓之曰：此非霍乱，乃下焦寒火交迫，致腹中作疼下脓血，上焦虚热壅滞，故恶心呕吐，实系痢证之剧者。遂投以生

杭芍六钱，竹茹、清半夏各三钱，甘草、生姜各二钱。一剂呕吐即愈，腹疼亦轻，而痢犹不愈，不思饮食。俾但用鸦胆子仁二十五粒，一日服两次，白糖水送下，病若失。

审斯知鸦胆子不但善理下焦，即上焦郁热用之亦妙，此所以治噤口痢而有捷效也。

硫黄原禀火之精气，其挟有杂质者有时有毒，若其色纯黄，即纯系硫质，分毫无毒，为补相火暖下焦之主药。痢证下焦凉者，其上焦恒有虚热，硫黄质重，其热力直达下焦而不至助上焦之虚热。且痢之寒者虽宜治以热药，而仍忌温补收涩之品。至硫黄，诸家本草谓其能使大便润、小便长，西人谓系轻泻之品，是其性热而能通，故以治寒痢最宜也。愚屡次品验此药，人之因寒作泻者，服之大抵止泻之时多。更有五更泻证，服他药不效，而放胆服硫黄即愈者。又间有本系因寒作泻，服硫黄而泻转剧者，惟与干姜、白术、五味等药同用，则确能治因寒作泻而无更泻之弊。古方书用硫黄皆系制用，然制之则热力减，必须多服，有时转因多服而生燥，实不如少服生者之为宜也。且择其纯系硫质者用之，原分毫无毒，亦无须多方制之也。至其用量，若以治寒痢，一次可服二三分，极量至五六分，而以治他证，则不在此例。

曾治邻村泊北庄张氏妇，年二十余，胃寒作吐，所吐之食分毫不能消化（凡食后半日吐出不消化者皆系胃寒），医治半年无效，虽投以极热之药亦分毫不觉热，脉甚细弱，且又沉迟。知其胃寒过甚，但用草木之品恐难疗治。俾用生硫黄细末一两，分作十二包，先服一包，过两句钟不觉热，再服一包。又为开汤剂干姜、炙甘草各一两，乌附子、广油桂、补骨脂、于术各五钱，厚朴二钱，日煎服一剂。其硫黄当日服至八包，犹不觉热，然自此即不吐食矣。后数日，

·148·

似又反复，遂于汤剂中加代赭石细末五钱，硫黄仍每日服八包，其吐又止。连服数日，觉微热，俾将硫黄减半，汤剂亦减半，惟赭石改用三钱。又服二十余日，其吐永不反复。愚生平用硫黄治病，以此证所用之量为最大。

至于西药中硫黄三种，其初次制者名升华硫黄，只外用于疮疡，不可内服。用升华硫黄再制之，为精制硫黄，用精制硫黄再制之为沉降硫黄，此二种硫黄可以内服。然欲其热力充足，服之可以补助元阳、温暖下焦，究不若择纯质生硫黄服之之为愈也。三期第八卷载有服生硫黄法，附有医案若干可参观。

论霍乱治法

霍乱为最险要紧急之证，且其证分阴阳，阴证宜治以温药，阳证宜治以凉药，设或辨证不清，而凉热误投，必凶危立见。即辨证清矣，而用药凉热不爽，亦未必能救其强半也。

己未孟秋，奉天霍乱盛行，吐泻转筋，甚者脉闭，身冷如冰，而心中发热，嗜饮凉水。愚断为阳证，而拟得急救回生丹一方，药性虽凉，然善发汗，且善解毒，能使内伏之毒热透表外出，而身之凉者可温，脉之闭者可现。时奉天警务处长王莲波君，兼为临时防疫总办，询方于愚，因开此方与之。后凡服此方者大抵皆愈。继又拟得卫生防疫宝丹方，于前方之中加辛香温通之药两味，俾其药性凉热适均，日服数十粒可暗消病根于无形。若含数粒，可省视病人不受传染。时有刘耀华者，沧州城里人，充奉天财政厅司书，见丐者病卧街头，吐泻转筋，病势垂危，而耀华适带有卫生防疫宝丹，与以数十粒，复至茶馆寻开水半盏，俾送下，须臾吐泻转筋皆愈，而可起坐矣。继有福顺县飘尔屯煤矿经理尚习珍，来院购防疫之药，即将卫生防疫宝丹二百包与之。其煤矿工人患霍乱者，或服八十粒，或服一百二十粒，皆完全救愈。一方竟托尚君来购此药，呼为神丹。

由斯知卫生防疫宝丹之于霍乱，既可防之于未然，又可制之于既发，其功效亦不减急救回生丹也。

【《时行伏阴刍言》李君贡三评语原文】

辛酉六月三十日，余方就诊戚家，不意长儿大新（现年十二）大泻不止，及余回家，而吐亦作矣。其脉尤紧而迟，四末微麻，头疼，身热，无汗，口渴，此伏阴而兼外感也，投以急救回生丹。此方系张寿甫先生所创，载在《医学衷中参西录》。本年暑假内余按法制有数剂，用之无不获效。小儿此证虽属伏阴，因有兼证，须兼解表，且先生谓此丹服之可温覆得汗，故与之。从此可知无论伏阴霍乱，其病初起时，可先与此丹，令其得汗以减其势，而后再分途治之可也

（若但系伏阴证先与以先生所制卫生防疫宝丹更妙）。乃服药后，须臾汗出，吐泻之势亦稍缓。继与以漂苍术三钱，枳壳二钱，厚朴钱半，西砂仁、广陈皮、炙甘草、苏叶各一钱，薄荷八分，加生姜、大枣，煎汤服之，未尽剂而愈。

按：其哲嗣兼外感，所以身热口渴；若但为伏阴，初则吐泻，继则身冷、转筋、目眶塌陷，无一不与霍乱相同，惟心中不觉发热，且四肢有拘急之象耳。斯实仿佛阴证霍乱，与《伤寒论》所载之霍乱相似，故其书所载复阳消阴法即系附子理中汤。今李君于其初得，谓可治以急救回生丹，且谓若治以卫生防疫宝丹更妙。盖卫生防疫宝丹，初服下觉凉，继则终归于热，因冰片、薄荷冰皆性热用凉也，况细辛、白芷原属温热之品，是以此丹之妙用，在上能清，在下能温耳。至急救回生丹，无辛、芷之热，朱砂又加重，药性似偏于凉矣，然朱砂原汞硫

化合，凉中含有热性，况冰片、薄荷冰亦加多，发汗甚捷，服后无论新受之外感，久伏之邪气，皆可由汗透出。由斯观之，若果系阳证霍乱，即放胆投以急救回生丹，必能回生。若不能断其为阴为阳，即投以卫生防疫宝丹，亦无不效也。夫方自愚制，经李君发明之，而其用愈广，亦愈妙，李君真愚之益友矣。爰将二方之制法服法详列于下。

【急救回生丹】 顶好朱砂（一钱半） 粉甘草（细末一钱）冰片（三分） 薄荷冰（二分）

共为细末，分三次服。多半点钟服一次，开水送下，温覆得汗即愈。若初服即得汗者，后二次可徐徐服之。吐剧者，宜于甫吐后服之。

【卫生防疫宝丹】 粉甘草（细末，十两） 细辛（细末，两半）香白芷（细末，一两） 薄荷冰（细末，四钱） 冰片（细末，三钱） 顶好朱砂（细末，三两）

将前五味水泛为丸，绿豆大，阴干（不宜晒），朱砂为衣，勿令余剩，务令外皮坚实、光滑，可不走味。霍乱轻者，服一百二十粒，重者服一百六十粒或二百粒，开水送下，服一次未痊愈者，可继续服至数次。二方皆宜服之痊愈然后停服。

按： 卫生防疫宝丹多服亦可发汗，无论霍乱因凉因热，用之皆效，并治一切暴病痧证，头疼，心烦，四肢作疼，泄泻，痢疾，呃逆（治此证尤效）。若无病者，每饭后服二十粒，能使饮食速消，饭量骤加，实为健胃良药。且每日服之，尤能预防一切杂证，不受传染。

霍乱之证，有但用上二方不效者，其吐泻已极、奄奄一息将脱者是也。方书有谓霍乱为脱疫者，实指此候。此时无论病因为凉为热，皆当急用人参八钱以复其阳，生山药一两、生杭芍六钱以滋其阴，山萸肉八钱以敛肝气之脱（此证吐泻之始，肝木助邪侮土，吐泻之极而肝气转先脱，将肝气敛住而元气可固），炙甘草三钱以和中气之漓，赭石细末四钱引人参之力下行即以防其呕吐，朱砂、童便（先用温热童

·151·

便送服朱砂细末五分，再煎服前药）以交其心肾。此方载三期第四卷名急救回阳汤，实阴阳俱补也。心中觉热者，加天冬六七钱；身凉、脉不见、心中分毫不觉热者，去芍药，加乌附子一钱；若心中犹觉热，虽身凉脉闭，不可投以热药；汗多者，萸肉可用至两余。方中人参若用野台参，即按方中分量，若用东省野山参，分量宜减半，另炖兑服。

按： 此方当用于吐泻既止之后，若其势虽垂危，而吐泻犹未止，仍当审其凉热，用前二方以清内毒，然后以此方继之。其服药距离时间，约在多半点钟。

曾治奉天小南关寇姓媪，霍乱吐泻一日夜，及愚诊视时，吐泻已止，周身皆凉，六脉闭塞，精神昏愦，闭目无声，而呼之仍有知觉，且恒慂其额，知霍乱之毒犹扰乱于其心中也。问其吐泻时情状，常觉心中发热，频频嗜饮凉水，知其确系阳证。先与以急救回生丹三分之一，和温开水灌下。迟半点钟，视其形状较安，仍身凉无脉，俾煎急救回阳汤一剂，徐徐灌下，且嘱其服药以后，且不时少与以温开水。至翌晨，复为诊视，身热脉出，已能言语，仍自言心中热甚。遂用玄参二两，潞参一两，煎汤一大碗，俾徐徐温饮下，尽剂而愈。

详观此案，当知用急救回阳汤之方针矣。

上所拟治霍乱三方，急救回生丹宜于霍乱之偏热者；卫生防疫宝丹宜于霍乱之偏凉者；急救回阳汤以救霍乱之将脱者。治霍乱之方，似已略备。然霍乱中间有大凉大热之证，似宜另商治法，今更进而申论之。

《伤寒论》之论霍乱也，主于寒，且主于大寒，若理中加附子、通脉四逆加人参诸方，皆治大寒之药也。然其各节中多言恶寒，四肢拘急，厥冷，或吐利汗出，或寒多不用水，必其病象中现如此形状，且脉象沉细欲无者，方可酌用《伤寒论》中诸方以急回其阳。阳回之后，间有觉烦热者，又宜急服凉润滋阴之药，以善其后。盖阳回其心脏跳动有力，则脉可复，身可热，吐泻亦可止。因其从前吐泻过剧，伤其阴分，是以阳回之后恒有觉烦热者，故又宜服凉润滋阴之药以善其后也。然此等证极少，愚经历霍乱多次，所治若此等证者不过四五焉。

至霍乱之大热者，则恒有之。

忆昔壬寅孟秋，邑中霍乱盛行，按凉治者多偾事，按热治者亦愈否参半，惟放胆恣饮新汲井泉水者皆愈，愚则重用羚羊角治愈此证若干。因岁逢少阳相火司天（司天者虽管上半年，实能主一岁，况其病根原伏于夏），岁干又是木运，因其肝胆木气过旺伤土，故重用羚羊角平之有效也。后愚问恣饮井泉水愈者数人，皆言彼时虽吐泻交作，脉微身凉，而心中则热而且渴，须臾难忍，惟恣饮凉水可稍解，饮后须臾复吐出，又须再饮，过半日凉水饮近一大水桶，热渴渐愈而吐泻亦止矣。

按：此原当饮以冰水，或食冰块，而乡村无冰，故以井泉水代之。

又丁卯季夏，天气炎热非常，愚临睡时偶食西瓜数块，睡至黎明，觉心中扰乱恶心，连吐三次，继又作泻。急服急救回生丹钱许，心中稍安。须臾病又如旧，且觉心中发热，火气上腾，右腿转筋，而身不凉，脉不闭。自知纯系热证。《千金方》治霍乱用治中汤（即理中汤），转筋者加石膏，是霍乱之兼热者原可重用石膏也。遂煎白虎加人参汤一大剂，服后病又稍愈。须臾仍然反复，心中热渴，思食冰。遂买冰若干，分作小块吞之，阅点半钟，约食冰二斤，热渴、吐泻俱止，而病若失矣。此虽因食凉物激动伏暑之热，然吐泻转筋非霍乱而何也？上二案皆证之大热者也，若无井泉水与无冰之处，可用鲜梨片或西瓜蘸生石膏细末食之，此愚治寒温之病阳明大热且呕不受药者之方也。究之其病发动之时，其大凉者仍宜先服卫生防疫宝丹，其大热者仍宜先服急救回生丹，因此二药皆能除毒菌、助心脏，使心脏不至受毒麻痹，病自无危险也。

时贤申济人（顺义县人）曰："霍乱有阴阳之辨。若于六七月间，或栖当楼窗，或夜卧露地，忽患上吐下泻、两腿筋抽、眼窝青、唇黑、身凉、有汗、脉沉伏者，此阴证也，急以针刺尺泽、少泽、委中（此穴宜深寸许）、十宣，若吐泻不止，刺中脘、水分，其病立愈。若身热、无汗、脉沉紧、腹疼甚、呕而不得上出、胀而不得下泻，此阳证也，急用针刺少商、委中、尺泽，腹疼不止，刺气海、章门、足三里，依法灸刺，无不愈者。"

按：此论辨阴阳之证颇精确。其谓阴证腿筋抽者，非转筋也，即《伤寒论》所谓四肢拘急也。若转筋，则阴阳之证皆有矣。其谓眼窝青、唇黑者，斯实阴证之明征。其谓身

凉、脉沉伏者，阳证亦间有之，然阴证至此时恒恶寒，身欲厚覆；阳证则始终不恶寒，即覆以单被亦不欲。至其谓阴证有汗，阳证无汗，此论最确。又其论阴证，未言腹疼，论阳证则言腹疼甚，盖阳证邪正相争，仍有抗拒之力，其吐不得吐、泻不得泻者必然腹疼，即吐泻频频者亦恒腹疼。至阴证则邪太盛，正太衰，毫无抗拒之力，初得或犹有腹疼者，至吐泻数次后即不腹疼矣。至其以腹疼、吐不能吐、泻不能泻，名为干霍乱者，专属于阳证，尤具有特识。所论针刺十余穴皆为治此证要着，即不谙针灸者亦宜单习此十余穴，以备不时之需，且临时果能针药并用，证愈必速。总之证无论凉热，凡验其病原虫若蝌蚪形而曲其尾者，皆霍乱也。又天津医友鲍云卿曰：余遇纯阴霍乱，分毫不觉热者，恒用大块生姜切成方片，密排脐上两层，拄艾绒如枣大灸之，其吐泻转筋可立止。

从前壬寅岁，少阳相火司天，厥阴风木在泉，风火相

煽，岁气主热，其岁孟秋发生霍乱，传染甚广，其病皆肝胆之火炽盛，前已言之。今岁壬申，其天干与壬寅年皆为木运（丁壬化木），地支寅与申，其司天在泉皆同，是以发生之霍乱亦多肝胆火盛，因之呕吐恒甚剧。

曾治一妇人得斯病，即饮水一口下咽亦即吐出，医者皆穷于用药。后愚视之，其六脉若有若无，自言心中热不能支。问想食冰否？答言想甚。遂俾买冰若干，嘱其尽量吞服小冰块，约食冰斤半，其呕吐止矣。与以急救回生丹一剂，俾分三次服下，病遂愈。

按：《内经》司天在泉之说，当时医者多不信。然临证之际固不必拘拘本此，而病证与气运之会合，恒有显然可征者，千古诒留之圣训，岂可尽视为荒渺哉。

今岁霍乱过后，有河南公安局刘镇南君来函言，当霍乱盛行之时，偶披阅《衷中参西录》，得卫生防疫宝丹，自出资配药一料，服者皆愈。同人见药甚效，又共集资配药若干，广为施舍，并登本市民报，且将方送全省赈务会，以分送各县分会，广为施舍，而同时灾黎之赖以全活者不胜计矣。

又山东烟台同善社高砚樵来函言，其处当霍乱猖獗之时，绅商富户共计配卫生防疫宝丹一百六十余料，约计治愈一万多人。且遇吐泻已极将脱者，兼治以急救回阳汤，其阳回后，间有发生火热，急投以白虎加人参汤治愈者。其详函在后第八卷中可参观。

论鼠疫之原因及治法
（附坎离互根汤）

自鼠疫之证流毒甚烈，医者对于此证未之前闻，即治疗此证未有专方，致国家一遇此证之发生，即设局防疫委之西医，而西医又毫无确实疗法，惟置之隔离所中听其自死，致患此证者百中难愈二三，良可慨也。不知此证发生之初，原是少阴伤寒中之热证类，至极点始酝酿成毒，互相传染。今欲知此证之原因及治法，须先明少阴伤寒之热证。

尝读《伤寒论》少阴篇，所载之证有寒有热，论者多谓寒水之气直中于少阴，则为寒证；自三阳传来，则为热证。执斯说也，何以阴病两三日即有用黄连阿胶汤及大承气汤者？盖寒气侵人之重者，若当时窜入阴为少阴伤寒之寒证。其寒气侵人之轻者，伏于三焦脂膜之中，不能使人即病，而阻塞气化之流通，暗生内热，后因肾脏虚损，则伏气所化之热即可乘虚而入肾。或肾中因虚生热，与伏气所化之热相招引，伏气为同气之求，亦易入肾，于斯虚热实热，相助为虐，互伤肾阴，致肾气不能上潮于心，多生烦躁（此少阴病有心中烦躁之理）。再者，心主脉，而属火，必得肾水之上济，然后阴阳互根，跳动常旺；今既肾水不上潮，则阴阳之气不相接续，失其互根之妙

用，其脉之跳动多无力（此少阴病无论寒热其脉皆微细之理）。人身之精神与人身之气化原相凭依，今因阴阳之气不相接续，则精神失其凭依，遂不能振作而昏昏欲睡（此少阴病但欲寐之理）。且肾阴之气既不能上潮以濡润上焦，则上焦必干而发热，口舌无津，肺脏因干热而咳嗽，咽喉因干热而作痛，此皆少阴之兼证，均见于少阴篇者也。《内经》谓："冬伤于寒，春必病温"，此言伏气化热为病也。然其病未必入少阴也。《内经》又谓："冬不藏精，春必病温"，此则多系伏气化热乘虚入少阴之病，因此病较伏气入他脏而为病者难于辨认，且不易治疗，故于冬伤于寒春必温病之外，特为明辨而重申之也。盖同是伏气发动，窜入少阴为病，而有未届春令先发于冬令者，则为少阴伤寒，即系少阴伤寒之热证，初得之即宜用凉药者也；其感春阳之萌动而后发，及发于夏，发于秋者，皆可为少阴温病，即温病之中有郁热，其脉象转微细无力者也。

其病虽异而治法则同也。既明乎此，试再进而论鼠疫。

鼠疫之证初起，其心莫不烦躁也；其脉不但微细，恒至数兼迟（间有初得脉洪数者乃鼠疫之最轻者）；其精神颓败异常，闭目昏昏，不但欲睡，且甚厌人呼唤；其口舌不但发干，视其舌上，毫无舌苔，而舌皮干亮如镜；其人不但咳嗽咽痛，其肺燥之极，可至腐烂，呕吐血水（奉天人言辛亥年此证垂危时多呕吐血水）。由斯而论，鼠疫固少阴热证之至重者也。虽其成鼠疫之后，酿为毒菌，互相传染，变证歧出，有为结核性者，有为败血性者。而当其起点之初，大抵不外上之所述也。然此非愚之凭空拟议也，试举一案以征之。

民国十年，黑龙江哈尔滨一带鼠疫盛行，奉天防范甚严，未能传染入境。惟中国银行与江省银行之间互相交通，鼠疫之毒菌因之有所传染。其行中经理施兰孙者，浙江人，年三十余，发生肺炎性鼠疫，神识时明时愦，恒作谵语，四肢逆冷，心中发热，思食凉物，小便短赤，大便数日未行。其脉沉细而迟，心虽发热，而周身肌肤之热度无异常人，且闭目昏昏似睡，呼之眼微开，此诚《伤寒论》少阴篇所谓但欲寐之景象也。其舌上无苔，干亮如镜，喉中亦干甚，且微觉疼，时作干咳，此乃因燥生热，肾气不能上达，阴阳不相接续，故证象、脉象如此，其为鼠疫无疑也。此证若燥热至于极点，肺叶腐烂，咳吐血水，则不能治矣。犹幸未至其候，急用药调治，尚可挽回。其治之之法，当以润燥清热为主，又必须助其肾气，使之上达，与上焦之阳分相接续而成坎离相济之实用，则脉变洪大，始为吉兆。爰为疏方于下：

生石膏（三两，捣细） 知母（八钱） 玄参（八钱） 生怀山药（六钱） 野台参（五钱） 甘草（三钱）

共煎汤三茶盅，分三次

温饮下。

按：此方即拙著《衷中参西录》三期六卷白虎加人参汤以山药代粳米而又加玄参也。方中之义，用石膏以清外感之实热；用山药、知母、玄参以下滋肾阴、上润肺燥；用人参者，诚以热邪下陷于少阴，遏抑肾气不能上达，而人参补而兼升之力既能助肾气上达，更能助石膏以逐除下陷之热邪，使之上升外散也。且凡阴虚兼有实热者，恒但用白虎汤不能退热，而治以白虎加人参汤始能退热，是人参与石膏并用，原能立复真阴于邪热炽盛之时也。

将药三次服完，身热，脉起，舌上微润，精神亦明了，惟大便犹未通下，内蕴之热犹未尽清。俾即原方再服一剂，其大便遂通下，余热亦遂尽消矣。为此证无结核败血之现象，而有肺燥、舌干、喉疼之征，故可名之为肺炎性鼠疫也。

后又治一人，其病之状况大致皆与前证同，惟其脉之沉细及咽喉之干疼则较前尤甚，仍投以前方，俾用鲜白茅根煎汤，以之代水煎药，及将药煎成，又调入生鸡子黄同服。服后效验异常，因名其方为坎离互根汤。爰将其方详细录出，以备医界之采用。

【坎离互根汤】

生石膏（三两，捣细） 知母（八钱） 玄参（八钱） 野台参（五钱） 生怀山药（五钱） 甘草（二钱） 鸡子黄（三枚） 鲜茅根（四两，切碎）

先将茅根煎数沸，视茅根皆沉水底，取其汤以之代水，煎方中前六味，取汤三盅，分三次温服下。每服一次，调入生鸡子黄一枚。此方比前方多鸡子黄，而又以茅根汤煎药者，因鸡子黄生用善滋肾润肺，而茅根禀少阳最初之气，其性凉而上升，能发起脉象之沉细也。上方乃取《伤寒论》少阴篇黄连阿胶汤与太阳篇白虎加人参汤之义，而合为一方也。黄连阿胶汤原黄连、黄芩、芍药、阿胶、鸡子黄并用。为此时无真阿胶，故以玄参代之；为方中有石膏、知母，可以省去黄连、黄芩诸药。西人谓鸡子黄中含有副肾髓质之分泌素，故能大滋肾中真阴，实为黄连阿胶汤中之主药，而不以名汤者，以其宜生调入而不可煎汤也。是以单用此一味，而黄连阿胶汤之功用仍在。至于白虎加人参汤中去粳米，而以生山药代之，以山药之性既能和胃（原方用粳米亦取其和胃），又能助玄参、鸡子黄滋肾也。用白虎汤以解伏气之热，而更加人参者，取人参与石膏并用，最善生津止渴，以解寒温之燥热，而其补益之力，又能入于下焦，以助肾气之上达，俾其阴阳之气相接续，其脉之微细者可变为洪大，而邪可外透矣。继又服之，脉之洪大者渐臻于和平，而病即痊愈矣。

咳嗽者，加川贝母三钱。咽喉疼者，加射干三钱。呕吐血水者，加三七细末二钱，犀角、羚羊角细末各一钱，三味和匀，分三次送服，无力者但用三七亦可。其大便不实者，

宜斟酌缓服。若大便滑泻者，非下焦有寒，实因小便不利，宜服拙拟滋阴清燥汤（方载三期五卷，系生怀山药、滑石各一两，生杭芍药五钱，甘草三钱），滑泻止后，再服前方，又宜将方中石膏减作二两，生山药倍作一两，缓缓与服。其脉象间有不微细迟缓，而近于洪数者，此乃鼠疫之最轻者，治以此方，一服当即速愈。总之，此证燥热愈甚，则脉愈迟弱，身转不热。若服药后脉起身热，则病机已向愈矣。愚初治此证时，曾但用白虎加人参汤，以生山药代粳米，治愈后，拟得此方，奏效尤捷。

或疑寒温之证皆不传染，鼠疫既为少阴寒温证之剧者所成，何以独易传染？不知其传染之毒菌，皆生于病终不愈，甚至脏腑溃败，或因阴阳之气久不接续，血脉之流通可至闭塞，因闭塞而成腐败，此皆足以酿毒以相传染也，少阴寒温之未变鼠疫者，其剧不至此，所以不传染也。至此证之因传染而成者，其毒愈酝酿而愈甚，即病不甚剧而亦可传他

人。所以此病偶有见端，即宜严为防范也。

按：此证之传变，又分数种。后观哈尔滨斯年报告之病状，实甚复杂，今录其原文于下，以备参考。

民国十年春，哈尔滨防疫医官赵含章君报告文。斯年鼠疫之病状：染后三日至七日为潜伏期。先有头痛、眩晕、食欲不振、倦怠、呕吐等前驱证。或有不发前驱证者。继则恶寒、战栗，忽发大热，达三十九度至四十度以上，或稽留，或渐次降下，淋巴管发生肿胀。在发热前或发热之一二日内，概发肿块一个，有时一侧同发两个，如左股腺与左腋窝腺而并发是也。该肿块或化脓，或消散，殊不一定。大部沉嗜眠睡（此即少阴证之但欲寐之理），夜间每发谵语。初期多泄泻二三次。尿含蛋白（此伤肾之征）。病后一二日，肝脾常见肥大。轻证三四日体温下降可愈。重证二日至七日多心脏麻痹（其脉象细微同于少阴病脉可知）。此证可分腺肿性、败血性、肺炎性百斯笃

（即鼠疫）三种。腺肿百斯笃最占多数，一处或各处之淋巴管并其周围组织俱发炎证。其鼠蹊腺及大腿上三角部之淋巴腺尤易罹之。腋窝腺及头部腺次之。又间侵后头腺、肘前后腺、耳前后腺、膝腘腺等。其败血性百斯笃，发大如小豆之斑，疼痛颇甚，且即变为脓疱，或更进而变坏疽性溃疡，又有诱起淋巴腺炎者。肺炎性百斯笃之证，剧烈殊甚，一如加答尔性肺炎或格鲁布肺炎，咯出之痰中含有百斯笃菌，乃最猛恶者也。

按：上段述鼠疫之情状，可为详悉尽致，而竟未言及治法，想西医对于此证并无确实之治法也。且其谓轻证三四日体温下降可愈；至其重证，体温不下降，岂不可用药使之下降？至言重证垂危，恒至心脏麻痹，推其麻痹之由，即愚所谓肾气不上达于心，其阴阳之气不相接续，心脏遂跳动无力，致脉象沉迟细弱也。此证若当其大热之初，急投以坎离互根汤，既能退热，又能升达肾气，其心脏得肾气之助，不

·160·

至麻痹，即不难转危为安也。又其谓大部沉嗜眠睡，与愚所经历者之状似昏睡，皆有少阴病但欲寐之现象，亦足征愚谓此证系伏气化热入肾变成者，原非无稽之谈也。特是愚前用之方，因在奉天未见传染之毒，所以治法不备。后阅《山西医志》，载有厦门回春院院长吴君锡璜《鼠疫消弭及疗法》一篇，其用药注重解毒，实能匡愚所不逮，爰详录之于下，以备治斯证者之采取。

【吴锡璜君登志原文】 疫菌既染，危险万状。大略分为腺鼠疫、肺鼠疫二种。其为证也，先犯心脏，使心力衰弱，凡脉搏如丝，即为疫毒侵犯心脏惟一之确据。其次体温速升，头痛眩晕，或作呕吐，渐渐意识朦胧，陷于昏睡谵语，状态痴呆，行步蹒跚，眼结膜强度充血，舌带白色，如石灰撒上，或污紫如熟李，颈腺、腋窝、大腿上近阴处起肿胀疼痛，剧烈者三日即死。其神气清者，可多迁延数日。寻常用方，有效有不效。兹将历试有效者，详细录出，以公诸医界。

【王孟英治结核法】

初起用王孟英治结核方合神犀丹多服累效。方用金银花二两，蒲公英二两，皂刺钱半，粉甘草一钱。呕者，去甘草，加鲜竹茹一两，若无鲜竹茹，可以净青黛三钱代之。大便秘、热重者，加大黄三钱，水煎合神犀丹服。如仍不止，用藏红花二钱煎汤，送服真熊胆二分，即止。此方用蒲公英、金银花、皂刺合神犀丹，不但解毒，兼能解血热、散血滞，实为治鼠疫结核之圣药。若白泡疔，本方去皂刺，加白菊花一两。兼黑痘，用神犀丹、紫金锭间服。

达樵云：病者发头疼，四肢倦怠，骨节禁锢，或长红点，或发丹疹，或呕或泻，舌干喉痛，间有猝然神昏、痰涌窍闭者，此系秽毒内闭，毒气攻心，宜用芳香辟秽、解毒护心之品，辟秽驱毒饮主之。

西牛黄（八分，研冲） 人中黄（三钱） 九节菖蒲（五分）靛叶（钱半） 忍冬蕊（五钱，鲜者蒸露亦可） 野郁金（一钱）

水煎服。如见结核，或发斑，或生疔，加藏红花八分，桃仁三钱，熊胆四分（送服）。大渴引饮，汗多，加犀角、金汁。神昏谵语，宜用至宝丹或安宫牛黄丸，开水和服，先开内窍。此证初起，不可即下，审其口燥，神昏，热炽，有下证者，先辟秽解毒，然后议下，每获效。下法用大黄煮汤，泡紫雪丹五分良。忌早用大苦大寒，以致冰闭。若脉道阻滞，形容惨淡，神气模糊，恶核痛甚者，宜用解毒活血汤。

连翘（三钱） 柴胡（二钱） 葛根（二钱） 生地（五钱） 赤芍（三钱） 红花（五钱） 桃仁（八钱） 川朴（一钱后下） 当归（钱半） 甘草（二钱） 苏木（二两）

轻证初起，每三点钟服一次。危证初起，两点钟服一次，或合数剂熬膏，连连服之。或热，或渴，或出汗，或吐血，加生石膏一两，芦根汁一杯，和药膏服，并多服羚羊角及犀角所磨之汁。孕妇加桑寄生一两，黄芩一两，略减桃仁、红花。

热甚口燥无津，脉象洪数，唇焦大渴者，用清瘟败毒饮。项肿者，俗名虾蟆瘟，用普济消毒饮（二方俱见《温热经纬》），多服必效。吐红涎者，鲜芦根取汁和服。便秘者，加大黄三钱。

按：上所论者，开端虽分肺鼠疫、腺鼠疫，至后则浑论鼠疫，实未明言何者为肺鼠疫，何者为腺鼠疫。至西人则谓肺百斯笃，由鼻腔肺胃肠中而吸收其毒于血中，其证状因种类而殊，多有陡然恶寒，继则发热，一二日间或头痛，或有剧烈之脑证，发狂而死者；有状似昏睡，而起呕吐，腹痛雷鸣，或大便泄泻，或便秘，或便血者。腺百斯笃，首侵股腺，鼠蹊发肿痛，或先犯腋下腺而后及其他，该肿腺邻近之皮肤潮红灼热，终则呈败血证状而死。无论何地，苟发生此种病，当尽力防其传染。观此论，言肺鼠疫毒侵脏腑，由口鼻传入。而腺鼠疫只言其毒侵入之腺，而未言其侵入之路，以愚断之，亦由口鼻随呼吸之气传入。盖人身之腺，为卫气通行之道路，卫气固与肺气相贯通者也。其人若先有伏气之邪在内，则同气相招，疫毒即深入脏腑。其人若无伏气之邪，疫毒由口鼻传入，即随卫气流转，侵入腺中，发生毒核。其果发生毒核也，固宜用吴君所言消核逐秽解毒诸方。其非结核而毒气内陷也，欲清热兼托毒外出，仍宜用拙拟之坎离互根汤。盖如西人之所谓状似昏睡，赵君之所谓心脏麻痹，吴君之所谓热甚口渴无津者，皆与愚所论少阴证变鼠疫之状况相似也。为其心肾不相济，上焦燥热，肺先受伤，而治斯病者遂名之为肺鼠疫也。若其人肺鼠疫与腺鼠疫并见者，则愚与吴君之方又当并用，或相其所缓急而或先或后接续用之亦可。

由少阴寒温以变鼠疫，是实愚之创见。而近阅中古方书，似早寓有此说。《千金方》曰："恶核病者，肉中忽有核，累大如李核，小如豆粒，皮肉㥄痛，壮热瘰索，恶寒是也。与诸疮根瘰疬结筋相似。其疮根瘰疬因疮而生，似缓无毒。恶核病猝然而起，有毒，若不治，入腹烦闷杀人。皆由冬受温风，至春夏有暴寒相搏气结成此毒也。"观此论所谓恶核，似即系鼠疫之恶核。观其所谓冬受温风，至春夏又感寒而发，又似愚所谓伏气化热下陷少阴，由寒温而变鼠疫也。盖伏气化热之后，恒有因薄受外感而后发者。由斯知鼠疫之证，自唐时已有，特无鼠疫之名耳。

又鼠疫之名，非起自西人也。德州李保初《药言随笔》曰：滇黔两粤，向有时疫痒子证，患者十中难愈二三，甚至举家传染。俗名耗子（为鼠能耗物是以俗呼为耗子）病，以其鼠先感受，如见有毙鼠，人触其臭气则病，室中或不见鼠时，证必流行。所感病象，无论男女壮弱，一经发热，即生痒子，或在腋下，或现两胯、两腮，或痛而不见其形。迟则三五日，速则一昼夜即毙。辛丑夏邑，适有患此证者，诊之，其脉轻则细数，重则伏涩，遂悟时证之由，其所以鼠先感受者，非有奇异之毒，实感天地之气偏耳。以鼠穴居之性，昼伏夜动，借地气以生存，如地气不达，阴气失职，鼠失其养，即不能居，是以他徙，不徙则毙。人居天地气交之中，必二气均调，脏腑始顺适无病。设或二气有偏，其偏之极，更至于孤独，人处其间即大为所累。是以天地之气通则为泰，塞则为否，泰则万物生，否则万物枯，此自然之理也。今即物性以证人病，则知二气何者偏胜，何者偏虚，补偏救弊，必能奏效。

观《药言随笔》之所云云，知滇黔两粤早有鼠疫之病，亦早知其病起点于鼠，故名为耗子病。其所谓生痒子者，或在腋下，或现两胯两腮，即结核也。且其谓地气不达，阴气失职，则鼠病。又谓二气偏之极，则人即不堪。又谓天地之气通则为泰，而万物生，塞则为否，而万物枯，诸多名论，皆可与愚所谓少阴寒温病，因明阳之气不相接续，致变鼠疫之理相发明也。盖彼所论者，天地之气化；愚所论者，人身之气化，究之人身之气化实随天地之气化为转移。当此地气不达，阴气失职之时，人身下焦之气化亦必不能上达，此时有病少阴寒温者，其为鼠疫之起点固易易也。至《药言》谓鼠因穴居，故先受病，是又谓由鼠起点也。总之自鼠起点，或自人起点，原无二理。其起点之后，愈传愈广，亦愈传愈毒，则一也。《药言随笔》一书，诚于医学多所发明，惟其流传不广，医界多未见耳。

又尝考鼠疫之毒菌为杆形，两端实而中空。凡铁杆之含有电气者，必一端为阳电，一端为阴电。今观鼠疫毒菌之状，其两端实者，一端为阳，一端为阴可知；其中空者阴阳之气不相接续可知。病因如此，毒菌之现状亦如此，是气化之实际，亦可以迹象求也。由斯知阴阳之气相合，即为生旺之气；阴阳之气离，即为腐败之气。为其身有腐败之气，故内则气化否塞，致心脏麻痹，肺脏溃烂，外则血脉凝滞，而或为结核，或为败血性也。是以治此证者，仍当以燮和阴阳为保身立命之基，使身中气化生旺，自能逐毒气外出，而又佐以清火、消毒、逐秽之品，鼠疫虽至险，亦可随手奏效也。

愚初作此鼠疫论时，犹未见此《药言随笔》也，故论成之后，犹游移未遽以示人。后见此书，继又见汉皋友人冉雪峰《鼠疫问题解决》，谓水不济火则为阳燥，火不蒸水则又为阴燥，火衰不交于水固为阴燥，水凝自不与火交亦为阴燥。鼠疫之病，阴凝成燥，燥甚化毒之为病也。又谓：他证以脉洪数为热进，微弱为热退，此证则以微弱为热进，洪数为热退，皆与愚所论少阴证可变鼠疫，其病情脉状莫不吻合。因知拙论原不背谬，乃敢登于志报，以公诸医界。至冉君所著之书，详悉精微，无理不彻，无法不备，洵可为治鼠疫者之金科玉律，而拙论中未采用其方者，正以全书之方皆宜遵用，非仅可采用其一二也。欲研究鼠疫之治法者，取冉君之书与拙论参观可也。

又香山友人刘蔚楚，治鼠疫结核之剧者，曾重用麝香六分，作十余次，用解毒活血清火之药煮汤，连连送下而愈。冉君治鼠疫方中，亦有用所煮汤药送服麝香，以通络透毒者，又可补吴君方中所未备也。

又栾州友人朱钵文告愚曰：余有善消鼠疫结核之方，用川大黄五钱，甘草五钱，生牡蛎六钱（捣碎），栝楼仁四十粒（捣碎），连翘三钱。煎汤服之，其核必消。

按：此方大黄五钱似近猛烈，而与甘草等分并用，其猛烈之性已化为缓和矣，所以能稳善建功也。

绍兴名医何廉臣先生，愚之同庚友也，所编《全国名医验案类编》，最推重广东罗氏芝园，谓其经验弘富，细心揣摩，剖察病情如老吏断狱，罗列治法如名将谈兵，以活血去瘀之方，划清鼠疫主治界限，允推卓识，爰为节述其因、证、方、药，俾后学有所取法。

一探原因　城市污秽必

多，郁而成沴❶，其毒先见。乡村污秽较少，郁而成沴，其毒次及。故热毒重蒸，鼠先受之，人随感之，由毛孔气管入达于血管，所以血壅不行也。血已不行，渐红渐肿，微痛微热，结核如瘰疬，多见于颈胁腌膀大腿之间，亦见于手足头面腹背，尔时体虽不安，犹可支持，病尚浅也。由浅而深，愈肿愈大，邪气与正气相搏，而热作矣。热作而见为头痛身痹，热甚而见为大汗作渴，则病已重矣。

二辨证候 鼠疫初起，有先恶寒者，有不恶寒者，既热之后即不恶寒，有先核而后热者，有先热而后核者，有热核同见者，有见核不见热者，有见热不见核者，有汗有不汗者，有渴有不渴者，皆无不头痛、身痛、四肢酸痹，其兼见者疔疮、斑、疹、衄、嗽、咯、吐，甚则烦躁、懊憹、昏谵、癫狂、痞满、腹痛、便结旁流、舌焦起刺、鼻黑如煤、目瞑耳聋、骨痿足肿、舌唇裂裂、脉厥体厥，种种恶证，几难悉数，无非热毒迫血成瘀所

致。然其间亦有轻重。核小、色白、不发热，为轻证。核小而红、头微痛、身微热、体微酸，为稍重证。单核红肿、大热、大渴、头痛、身痛、四肢酸痹，为重证。或陡见热渴痛痹四证，或初恶寒旋见四证，未见结核，及舌黑起刺，循衣摸床，手足摆舞，脉厥体厥，与疫证盛时，忽手足抽搐，不省人事，面身红赤，不见结核，感毒最盛，坏人至速，皆至危证。

三论治法方药 古方如普济消毒饮、银翘败毒散，近方如银翘散、代赈普济散等，虽皆能清热解毒，而无活血去瘀之药，用之多不效。惟王清任活血解毒汤，桃仁八钱（去皮尖，打），红花五钱，当归钱半，川朴一钱，柴胡一钱，连翘三钱，赤芍三钱，生地五钱，葛根一钱，生甘草一钱。方以桃仁为君，而辅以当归，去瘀而通壅；连、芍为臣，而兼以地，清热而解毒；朴、甘为佐使，
———
❶ 沴（lì）：灾害。

疏气而和药，气行则血通；柴、葛以解肌退热而拒邪，邪除则病愈。惟其对证用药，故能投无不效。盖此证热毒本也，瘀血标也，而标实与本同重。故标本未甚者，原方可愈。标本已甚者，传表宜加白虎；传里宜加承气；毒甚宜加羚、犀。如连进后，汗出热清，可减除柴、葛；毒下瘀少，可减轻桃、红；其他当随证加减。轻证照原方一服。稍重证，日夜二服，加金银花、竹叶各二钱；如口渴微汗，加石膏五钱，知母三钱；重证、危证、至危证，于初起恶寒，照原方服，柴胡、葛根各加一钱；若见大热，初加金银花、竹叶各三钱，西藏红花一钱，危证钱半，或加紫草三钱，苏木三钱；疔疮，加紫花地丁三钱，洋菊叶汁一杯冲；小便不利，加车前子三钱；痰多加川贝母三钱，生莱菔汁两杯冲；若痰壅神昏，又非前药可治，当加鲜石菖蒲汁一瓢冲，鲜竹沥两瓢冲，或礞石滚痰丸三钱包煎；若见癫狂，双剂合服，加重白虎，并竹叶心、羚角、犀角、西藏红花各三钱；血从上逆，见衄咯等证，加犀角、丹皮各三钱，鲜茅根、鲜芦根各四两；见斑加石膏一两，知母五钱，元参二钱，犀角二钱；见疹加金银花、牛蒡子各三钱，竹叶、大青叶、丹皮各二钱。老弱幼小，急进只用单剂，日夜惟二服，加石膏，大黄减半。所加各药，小儿皆宜减半。五六岁，一剂同煎，分二次服。重危之证，一剂作一服。幼小不能服药，用针刺结核三四刺，以如意油调经验涂核散（山慈菇三钱，真青黛一钱，生黄柏钱半，浙贝钱半，赤小豆二钱，共研细末），日夜频涂十余次可愈。妇女同治。惟孕妇加黄芩、桑寄生各三钱以安胎。初起即宜急服，热甚尤宜急进，热久胎必坠。若疑桃仁、红花坠胎，可改用紫草、紫背天葵各三钱。惟宜下者除芒硝。以上诸法，俱从屡次试验得来。证以强壮者为多，故于人属强壮，毒盛热旺，家资有余者，每于重危之证，必加羚角、犀角、西藏红花，取其见效较捷耳。无如人情多俭，富者闻而退缩，贫者更可知矣。兹为推广，分别热盛毒盛两途，随证加药，亦足以治病。如初系热盛之证，加石膏、知母、淡竹叶或螺靥菜（或名雷公根）、龙胆草、白茅根之类，便可清热。如兼有毒盛之证，加金银花、牛蒡子、人中黄之类，便可以解毒。若热毒入心包，羚角、犀角、藏红花虽属紧要，然加生竹叶心、生灯心、黄芩、栀子、麦冬心、莲子心、元参心之类，便可除心包之热毒。若热毒入里，加大黄、朴硝、枳壳以泻之，便可去肠胃之热毒，如此则贫者亦所费无几矣。

平潭友人李健颐，当世名医，深得家学渊源，著有《鼠疫新篇》一书，蒙赠一册。论鼠疫之病，谓系有一种黑蚁传染于鼠，再传于人。其中所载之医案治法，莫不精良，而遇此证之热甚者，恒放胆重用生石膏，有一剂而用至八两者，有治愈一证而用至二斤强者，可为有胆有识。爰录其治愈之案一则，以为治斯病者之标准。平潭观音井蔡瑞春，年五十八岁，初起恶寒，旋即发热，热甚口渴，手足痹疼，胯下赘生一核，热痛非常，胸胀呕血，目赤神昏，脉数苔黄。因其先触睹死鼠，毛窍大开，毒气传入血管，潜伏体内，复因外感春阳之气而为引线，是以胃热则呕逆，肺伤则喷血，热深内窜肺络，肺与心近，影响阻碍，心不守舍，故昏迷谵语。此证涉危笃，急宜清胃、泻肺、攻毒、解热重剂急进，庶能挽救。方拟用加减解毒活血汤加石膏、芦根。

荆芥穗（三钱）　连翘（三钱）　金银花（五钱）　浙贝母（三钱）　生地黄（五钱）　赤芍药（三钱）　桃仁（五钱）　川红花（三钱）　紫草（三钱）　生石

膏（二两捣细）　鲜芦根（一两）　雄黄精（一钱）　冰片（五分）

　　将前十一味煎汤两盅，分两次温服。后二味共研细末，分两次用汤药送服。将

药连服二剂，呕平血止，热退胸舒。将原方减雄黄，加锦纹大黄五钱，以泻胃中余毒，服两剂，诸恙悉解。

第五期第七卷

此卷论痰饮、咳嗽、水臌、气臌、吐血诸杂证，多与前四期互相发明。至于治血臌、治疔、治癫、治革脉诸论，则补从前所未备也。后论妇女科、小儿科，亦宜与从前诸编汇通参观。末则附以治疯犬伤方、解触电气方、救外伤方，皆活人之要术也。

答台湾严坤荣代友问痰饮治法

详观来案，知此证乃寒饮结胸之甚者。拙著《衷中参西录》理饮汤，原为治此证的方，特其药味与分量宜稍为变更耳。今拟一方于下，以备采择。方用生箭芪一两，干姜八钱，于术四钱，桂枝尖、茯苓片、炙甘草各三钱，厚朴、陈皮各二钱，煎汤服。方中之义，用黄芪以补胸中大气，大气壮旺，自能运化水饮，仲景所谓"大气一转，其气（指水饮之气）乃散"也，而黄芪协同干姜、桂枝，又能补助心肺之阳，使心肺阳足，如日丽中天，阴霾自开；更用白术、茯苓以理脾之湿，厚朴、陈皮以通胃之气，气顺湿消，痰饮自除；用炙甘草者，取其至甘之味，能调干姜之辛辣，而干姜得甘草，且能逗留其热力，使之绵长，并能缓和其热力，使不猛烈也。

按：此方即《金匮》苓桂术甘汤，加黄芪、干姜、厚朴、陈皮，亦即拙拟之理饮汤（方在三期第三卷）去芍药也。原方之用芍药者，因寒饮之证，有迫其真阳外越，周身作灼，或激其真阳上窜，目眩耳聋者，芍药酸敛苦降之性，能收敛上窜外越之元阳归根也（然必与温补之药同用方有此效）。此病原无此证，故不用白芍。至黄芪在原方中，原以痰饮既开，自觉气不足者加之。兹则开始即重用黄芪者，诚以寒饮固结二十余年，非有黄芪之大力者，不能斡旋诸药以成功也。

又按： 此方大能补助上焦之阳分，而人之元阳，其根柢实在于下，若更兼服生硫黄，以培下焦之阳，则奏效更速。所言东硫黄亦可用，须择其纯黄者方无杂质，惟其热力减少，不如中硫黄耳。其用量，初次可服细末一钱，不觉热则渐渐加多。一日之极量，可至半两，然须分四五次服下。不必与汤药同时服，或先或后均可。

【附原问】 向读尊著《医学衷中参西录》，所拟诸方，皆有精义，每照方试用，莫不奏效。惟敝友患寒饮喘嗽，照方治疗未效。据其自述病因，自二十岁六月遭兵燹，困山泽中，绝饮食五日夜，归家急汲井水一小桶饮之，至二十一岁六月，遂发大喘。一日夜后，饮二陈汤加干姜、细辛、五味渐安。从此痰饮喘嗽，成为痼疾。所服之药，大燥大热则可，凉剂点滴不敢下咽。若误服之，即胸气急而喘作，须咳出极多水饮方止。小便一点钟五六次，如白水。若无喘，小便亦

照常。饮食无论肉味菜蔬，俱要燥热之品。粥汤、菜汤概不敢饮。其病情喜燥热而恶冷湿者如此。其病状暑天稍安，每至霜降后朝朝发喘，必届巳时吐出痰饮若干，始稍定。或饮极滚之汤，亦能咳出痰饮数口，胸膈略宽舒。迄今二十六七载矣。近用藜芦散吐法及十枣汤等下法，皆出痰饮数升，证仍如故。《金匮》痰饮篇及寒水所关等剂，服过数十次，证亦如故。想此证既能延岁月，必有疗法，乞夫子赐以良方，果能拔除病根，感佩当无既也。又《衷中参西录》载有服生硫黄法，未审日本硫黄可服否？

服药愈后谢函：接函教，蒙授妙方，治疗敝友奇异之宿病，连服四五剂，呼吸即觉顺适。后又照方服七八剂，寒饮消除，喘证痊愈。二竖经药驱逐，竟归于无何有之乡矣。敝友沾再造之恩，愧无以报。兹值岁暮将届，敬具敝处土产制造柑饼二瓶，附邮奉上，聊申谢忱，伏乞笑纳，幸勿见麾是荷。

答张汝伟问其令尊咳嗽治法

阅第九期（《杭州医报》）所登之案，原系失血阴亏之体，所用之药非不对证，而无大效者，药力不专也。治此等

证者，宜认定宗旨，择药之可用者两三味，放胆用之，始能有效。今拟两方于下，以备采用。

一方用怀熟地二两，炒薏米一两，此药须购生者，自炒作老黄色，旋炒旋用，捣成粗渣。将二味头次煎汤两茶杯，二次煎汤一杯半，同调和，为一日之量，分三次温服。方中之义，重用熟地以大滋真阴；恐其多用泥胃，故佐以薏米，以健胃利湿，即以行熟地之滞也。

曾治邻村武生李佐亭之令堂，年七旬，自少年即有痨疾，年益高疾益甚，浸至喘嗽，夜不能卧。俾用熟地切成小片，细细嚼咽之，日尽两许，服月余，忽然气息归根，喘嗽顿止，彻夜安睡。其家人转甚惶恐，以为数十年积劳，一日尽愈，疑非吉兆，仓猝迎为诊视。六脉和平无病，因笑谓其家人曰：病愈矣，何又惧为？此乃熟地之功也。后果痨疾大见轻减，寿逾八旬。

一方生怀山药轧为细末，每用一两，凉水调，入小锅煮作茶汤，送服西药含糖白布圣八分（若白布圣不含糖者宜斟酌少用），日服两次，若取其适口，可少用白糖调之。方中之义，用山药以补肺、补脾、补肾；恐其多服久服或有滞泥，故佐以白布圣，以运化之，因此药原用猪、牛之胃液制成，是以饶有运化之力也。

按： 山药虽系寻常服食之物，实为药中上品，拙著《衷中参西录》三期、四期所载重用山药治愈之险证甚伙，而以之治虚劳喘嗽，尤为最要之品，兄素喜阅拙著，想皆见之。今更伍以西药白布圣，以相助为理，实更相得益彰矣。

答张汝伟服药有效致谢书

阅本报第十七期，知尊大人服拙拟之方有效，不胜欣喜。其方常服，当必有痊愈之一日。诚以熟地黄与炒薏米并用，并非仅仿六味丸而取其君也（仿六味而取其君是谢书中语）。古之地黄丸，原用干地黄，即今之生地黄，其性原凉，而以桂、附济之，则凉热调和。且桂用桂枝，即《本经》之牡桂，其力上升下达，宣通气分，是以方中虽有薯蓣之补，萸肉之敛，而不失于滞泥。后世改用熟地黄，其性已温，再用桂、附佐之，无大寒者服之，恒失于热。于斯有钱仲阳之六味地黄丸出，其方虽近平易，然生地黄变为熟地黄，其性原腻，既无桂、附之宣通，又有蓣、萸之补敛，其方即板滞不灵矣。是以拙拟方中，既重用熟地黄，而薯蓣、萸肉概不敢用，惟佐以薏米，因薏米之性，其渗湿利痰有似苓、泽。苓、泽原为地黄之辅佐品，而以薏米代之者，因其为寻常食物，以佐味甘汁浓之熟地黄，可常服之而不厌也。且炒之则色黄气香，可以醒脾健胃，俾中土之气化壮旺，自能行滞化瘀，虽以熟地黄之滞泥，亦可常服而无弊也。

论水臌气臌治法
（附表里分消汤）

水臌、气臌形原相近。《内经》谓："按之窅而不起者，风水也。"愚临证品验以来，知凡水证，以手按其肿处成凹，皆不能随手而起。至气臌，以手重按成凹，则必随手而起。惟单腹胀病，其中水臌、气臌皆有，因其所郁气与水皆积腹中，不能外透肌肉，按之亦不成凹，似难辨其为水为气。然水臌必然小便短少，气臌必觉肝胃气滞，是明征也。今试进论其治法。

《金匮》论水病，分风水、皮水、正水、石水。谓风水、皮水脉浮，正水、石水脉沉。然水病之剧者，脉之部位皆肿，必重按之成凹其脉方见，原难辨其浮沉。及观其治法，脉浮者宜发汗，恒佐以凉润之药；脉沉者宜利小便，恒佐以温通之药。是知水肿原分凉热，其凉热之脉，可于有力无力辨之。愚治此证，对于脉之有力者，亦恒先发其汗，曾拟有表里分消汤，爰录其方于下。

麻黄（三钱）　生石膏　滑石（各六钱）　西药阿斯必林（一瓦）

将前三味煎汤，送服阿斯必林。若服药一点钟后不出汗者，再服阿斯必林一瓦。若服后仍不出汗，还可再服，当以汗出为目的。

麻黄之性，不但善于发汗，徐灵胎谓能深入积痰凝血之中，凡药力所不到之处，此能无微不至，是以服之外透肌表，内利小便，水病可由汗、便而解矣。惟其性偏于热，似与水病之有热者不宜，故用生石膏以解其热。又其力虽云无微不至，究偏于上升，故又用滑石引之以下达膀胱，即其利水之效愈捷也。至用西药阿斯必林者，因患此证者，其肌肤为水锢闭，汗原不易发透，多用麻黄又恐其性热耗阴，阿斯必林善发汗，又善清热，故可用为麻黄之佐使，且其原质存于杨柳皮液中，原与中药并用无碍也。

若汗已透，肿虽见消，未能痊愈者，宜专利其小便。而利小便之药，以鲜白茅根汤为最效，或与车前并用，则尤效。

忆辛酉腊底，自奉还籍，有邻村学生毛德润，年二十，得水肿证，医治月余，病益剧，头面周身皆肿，腹如抱瓮，夜不能卧，依壁喘息，盖其腹之肿胀异常，无容息之地，其气几不能吸入故作喘也。其脉六部细数，心中发热，小便不利，知其病久阴虚，不能化阳，致有此证。俾命人力剖冻地，取鲜茅根，每日用鲜茅根六两，锉碎，和水三大碗，以小锅煎一沸，即移置炉旁，仍近炉眼徐徐温之，待半点钟，再煎一沸，犹如前置炉旁，须臾茅根皆沉水底，可得清汤两大碗，为一日之量，徐徐当茶温饮之。再用生车前子数两，自炒至微熟，三指取一撮，细细嚼咽之，夜间睡醒时亦如此，嚼服一昼夜，约尽七八钱。如此二日，小便已利，其腹仍膨胀板硬。俾用大葱白三斤，切作丝，和醋炒至将熟，乘热裹以布，置脐上熨之。若凉，则仍置锅中，加醋少许炒热再熨。自晚间熨至临睡时止，一夜小便十余次，翌晨按其腹如常人矣。盖茅根如此煎法，取其新鲜凉润之性大能滋阴清热（久煎则无此效）。阴滋热清，小便自利。车前如此服法，取其如车轮之转输不已，力自加增。试观火车初行时甚迟，迨至行行不已，汽机之力加增无多，而其速率可加增数倍，自能悟其理也。若遇证之轻者，但用徐服车前子法亦可消肿，曾用之屡次奏功矣。

按：此证虽因病久阴虚，究非原来阴虚。若其人平素阴虚以致小便不利，积成水肿者，宜每用熟地黄两半，与茅根同煎服。若恐两沸不能将地黄煎透，可先将地黄煮十余沸，再加茅根同煮。至车前子，仍宜少少嚼服，一日可服四五钱。

至于因凉成水臌者，其脉必细微迟弱，或心中觉凉，或大便泄泻。宜用花椒目六钱，炒熟捣烂，煎汤送服生硫黄细末五分。若服后不觉温暖，可品验加多，以服后移时微觉温暖为度。盖利小便之药多凉，二药乃性温能利小便者也。若脾胃虚损，不能运化水饮者，宜治以健脾降胃之品，而以利小便之药佐之。

总之，水臌之证，未有小便通利而成者。是以治此证者，当以利小便为要务。今特录素所治愈小便不利之案两则，以备治水证者之参观。

邻村刘叟，年六旬，先小便带血数日，忽小便不通，以手揉挤小腹，流血水少许，数次揉挤，疼痛不堪，求为诊治。其脉沉而有力。时当仲夏，覆厚被犹觉寒凉，知其实热郁于下焦，溺管因热而肿胀也。为疏方，滑石、生杭芍各一两，知母、黄柏各八钱。煎一剂，小便通利。又加木通、海金沙各二钱，服两剂痊愈。

又奉天省公署护兵石玉

和，忽然小便不通，入西医院治之。西医治以引溺管，小便通出。有顷，小便复存蓄若干，西医又纳一橡皮管使久在其中，有溺即通出。乃初虽稍利，继则小便仍不能出。西医辞不治，遂来院求为诊治。其脉弦迟细弱，自言下焦疼甚，知其小便因凉而凝也。为疏方，用党参、椒目、怀牛膝各五钱，乌附子、广条桂、当归各三钱，干姜、小茴香、没药、威灵仙、甘草各二钱。连服三剂，小便利而腹疼亦愈。遂停药，俾日用生硫黄钱许，分两次服下，以善其后。方中之义，党参、灵仙并用，可治气虚小便不利；椒目与桂、附、干姜并用，可治因寒小便不利；又佐以当归、牛膝、茴香、没药、甘草诸药，或润而滑之，或引而下之，或辛香以透窍，或温通以开瘀，或和中以止疼，众药相济为功，所以奏效甚速也。此与前案均系小便不通，而病因之凉热判若天渊，治之者能

勿因证疏方哉。

又有因胞系了戾，致小便不通者。其证偶因呕吐咳逆，或侧卧欠伸，仍可通少许，俗名为转胞病。孕妇与产后及自高坠下者，间有此病。拙拟有升麻黄芪汤（方载三期二卷，系生箭芪五钱，当归四钱，升麻三钱，柴胡二钱），曾用之治愈数人，此升提胞系而使之转正也。

又华元化有通小便秘方，愚知之而未尝试用。后阅杭报，见时贤肖介青言用其方加升麻一钱，曾治愈其令妹二日一夜小便不通及陶姓男子一日夜小便不通，皆投之即效，方系人参、莲子心、车前子、王不留行各三钱，甘草一钱，肉桂三分，白果十二枚。

按：方中白果，若以治咳嗽，可连皮捣烂用之，取其皮能敛肺也；若以利小便，宜去皮捣烂用之，取其滑而能降也。

至于气臌，多系脾有瘀滞所致。盖脾为后天之主，居中央以运四旁，其中原多回血管，以流通气化。若有瘀滞以阻其气化，腹中即生胀满，久则积为气臌，《内经》所谓诸湿肿满皆属脾也。拙拟有鸡胵汤（方载三期二卷，系生鸡内金、白术、生杭芍各四钱，柴胡、陈皮各钱半，生姜三钱），曾用之屡次奏效。方中之义，用鸡内金以开脾之瘀；白术以助脾之运；柴胡、陈皮以升降脾气；白芍以利小便，防有蓄水；生姜以通窍络兼和营卫也。统论药性，原在不凉不热之间。然此证有偏凉者，则桂、附、干姜可以酌加；有偏热者，则芩、连、栀子可以酌加。若其脉证皆实，服药数剂不见愈者，可用所煎药汤送服黑丑头次所轧细末钱半，服后大便通行，病即稍愈。然须服原方数日，方用一次，连用恐伤气分。此水臌气臌治法之大略也（第三期二卷载有治水臌气臌诸方案宜参观）。

论血臌治法

水臌、气臌之外，又有所谓血臌者，其证较水臌、气臌尤为难治。然其证甚稀少，医者或临证数十年不一遇，即或遇之，亦只认为水臌、气臌，而不知为血臌。是以方书鲜有论此证者，诚以此证之肿胀形状，与水臌、气臌几无以辨，所可辨者，其周身之回血管紫纹外现耳。

血臌之由，多因努力过甚，激动气血，或因暴怒动气，血随气升，以致血不归经，而又未即吐出泻出，遂留于脏腑，阻塞经络，周身之气化因之不通，三焦之水饮因之不行，所以血臌之证初起，多兼水与气也。迨至瘀血渐积渐满，周身之血管皆为瘀血充塞，其回血管肤浅易见，遂呈紫色，且由呈紫色之处，而细纹旁达，初则两三处，浸至遍身皆是紫纹。若于回血管紫色初见时，其身体犹可支持者，宜先用《金匮》下瘀血汤加野台参数钱下之。其腹中之瘀血下后，可再用药消其血管中之瘀血，而辅以利水理气之品。程功一月，庶可奏效。若至遍身回血管多现紫色，病候至此，其身体必羸弱已甚，即投以下瘀血汤，恐瘀血下后转不能支持，可用拙拟化瘀通经散（方在后论女子癥瘕治法篇中），再酌加三七末服之，或用利水理气之药煎汤送服，久之亦可奏效。若腹中瘀血已下，而周身之紫纹未消者，可用丹参、三七末各一钱，再用山楂四钱煎汤，冲红糖水送服，日两次，久自能消。

《金匮》下瘀血汤：大黄三两（当为今之九钱），桃仁三十个，蟅虫二十枚去足熬（炒也）。上三味末之，炼蜜和为四丸，以酒一升（约四两强）煮一丸，取八合顿服之，新血下如豚肝。

按： 此方必先为丸而后作汤服者，是不但服药汁，实兼服药渣也。盖如此服法，能使药之力缓而且大，其腹中瘀久之血，可一服尽下。有用此方者，必按此服法方效。又杏仁之皮有毒，桃仁之皮无毒，其皮色红，活血之力尤大，此方桃仁似宜带皮生用。然果用带皮生桃仁时，须审辨其确为桃仁，勿令其以带皮之杏仁误

充。至于蟅虫，药房中尤多差误，第二卷中前有蟅虫辨，细阅之自能辨蟅虫之真伪。

究之，病血臌者，其身体犹稍壮实，如法服药，原可治愈。若至身体羸弱者，即能将其瘀治净，而转有危险，此又不可不知。临证时务将此事言明，若病家恳求，再为治之未晚也。

论吐血衄血之原因及治法

《内经》厥论篇谓"阳明厥逆衄呕血"，此阳明指胃腑而言也。盖胃腑以熟腐水谷，传送饮食为职，其中气化原以息息下行为顺。乃有时不下行而上逆，胃中之血亦恒随之上逆。其上逆之极，可将胃壁之膜排挤破裂而成呕血之证；或循阳明之经络上行，而成衄血之证。是以《内经》谓阳明厥逆衄呕血也。由此知，无论其证之或虚或实，或凉或热，治之者，皆当以降胃之品为主。而降胃之最有力者，莫赭石若也，故愚治吐衄之证，方中皆重用赭石，再细审其胃

气不降之所以然，而各以相当之药品辅之。兹爰将所用之方，详列于下。

【平胃寒降汤】治吐衄证，脉象洪滑重按甚实者，此因热而胃气不降也。

生赭石（一两，轧细） 栝楼仁（一两，炒捣） 生杭芍（八钱） 嫩竹茹细末（三钱） 牛蒡子（三钱，捣碎） 甘草（钱半）

此拙著第三期吐衄门中寒降汤，而略有加减也。服后血仍不止者，可加生地黄一两，三七细末三钱（分两次，用头煎二煎之汤送服）。

吐衄之证，忌重用凉药及药炭强止其血。因吐衄之时，血不归经，遽止以凉药及药炭，则经络瘀塞，血止之后，转成血痹虚劳之证。是以方中加生地黄一两，即加三七之善止血兼善化瘀血者以辅之也。

【健胃温降汤】治吐衄证，脉象虚濡迟弱，饮食停滞胃口，不能下行，此因凉而胃气不降也。

生赭石（八钱轧细） 生怀山药（六钱） 白术（四钱炒） 干姜（三钱） 清半夏（三钱，温水淘净矾味） 生杭芍（二钱） 厚朴（钱半）

此方亦载第三期处方篇吐衄门中，原名温降汤，兹则于其分量略有加减也。方中犹用芍药者，防肝中所寄之相火不受干姜之温热也。

吐衄之证因凉者极少，愚临证四十余年，仅遇两童子，一因凉致胃气不降吐血，一因凉致胃气不降衄血，皆用温降汤治愈，其详案皆载原方之后，可参观。

【泻肝降胃汤】治吐衄证，左脉弦长有力，或胁下胀满作疼，或频作呃逆，此肝胆之气火上冲胃腑，致胃气不降而吐衄也。

生赭石（八钱，捣细） 生杭芍（一两） 生石决明（六钱，捣细） 栝楼仁（四钱，炒捣） 甘草（四钱） 龙胆草（二钱） 净青黛（二钱）

此方因病之原因在胆火肝气上冲，故重用芍药、石决明及龙胆、青黛诸药，以凉之、镇之。至甘草多用至四钱者，取其能缓肝之急，兼以防诸寒凉之药伤脾胃也。

【镇冲降胃汤】治吐衄证，右脉弦长有力，时觉有气起在下焦，上冲胃腑，饮食停滞不下，或频作呃逆，此冲气上冲，以致胃不降而吐衄也。

生赭石（一两，轧细） 生怀山药（一两） 生龙骨（八钱，捣细） 生牡蛎（八钱，捣细） 生杭芍（三钱） 广三七细末（二钱，分两次用头煎二煎之汤送服） 甘草（二钱）

方中龙骨、牡蛎，不但取其能敛冲，且又能镇肝，因冲气上冲之由，恒与肝气有关系也。

【滋阴清降汤】治吐衄证，失血过多，阴分亏损，不能潜阳而作热，不能纳气而作喘，甚或冲气因虚上干，为呃逆、眩晕、咳嗽，心血因不能内荣，为怔忡、惊悸、不寐，脉象浮数重按无力者。

生赭石（八钱，轧细） 生怀山药（一两） 生地黄（八钱） 生龙骨（六钱，捣细） 生牡蛎（六钱，捣细） 生杭芍（四钱） 广三七细末（二钱，分两次用头煎二煎之汤送服） 甘草（二钱）

此方即三期吐衄门中清降汤，加龙骨、牡蛎、地黄、三七也。原方所主之病，原与此方无异，而加此数味治此病尤有把握。此因临证既多，屡次用之皆验，故于原方有所增加也。

【保元清降汤】治吐衄证，血脱气亦随脱，言语若不接续，动则作喘，脉象浮弦，重按无力者。

生赭石（一两，轧细） 野台参（五钱） 生地黄（一两） 生怀山药（八钱） 净萸肉（八钱） 生龙骨（六钱，捣细） 生杭芍（四钱） 广三七细末（三钱，分两次用头煎二煎之汤送服）

此方曾载于第三期吐衄门，而兹则略有加减也。

【保元寒降汤】治吐衄证，血脱气亦随脱，喘促咳逆，心中烦热，其脉上盛下虚者。

生赭石（一两，轧细） 野台参（五钱） 生地黄（一两） 知母（八钱） 净萸肉（八钱） 生龙骨（六钱，捣细） 生牡蛎（六钱，捣细） 生杭芍（四钱） 广三七细末（三钱，分两次用头煎二煎药汤送服）

此方亦载于三期吐衄门

中，而兹则略有变更也。至于第三期所载此二方之原方，非不可用，宜彼宜此之间，细为斟酌可也。

上所列诸方，用之与病因相当，大抵皆能奏效。然病机之呈露多端，病因即随之各异，临证既久，所治愈吐衄之验案，间有不用上列诸方者，今试举数案以明之。

奉天警务处长王连波君夫人，患吐血证，来院诊治。其脉微数，按之不实。其吐血之先，必连声咳嗽，剧时即继之以吐血。因思此证若先治愈其咳嗽，其吐血当自愈。遂用川贝八钱，煎取清汤四盅，调入生怀山药细末一两，煮作粥，分数次服之。一日连进二剂，咳嗽顿止。以后日进一剂，嗽愈吐血亦愈。隔旬日，夜中梦被人凌虐过甚，遂于梦中哭醒，病骤反复。因知其肝气必遏郁也，治以调肝、养肝兼镇肝之药，数剂无效，且夜中若作梦恼怒，其日吐血必剧。精思再四，恍悟平肝之药，

以桂为最要，单用之则失其热；降胃之药，以大黄为最要，单用之则失于寒，若二药并用，则寒热相济，性归和平，降胃平肝，兼顾无遗，必能奏效。遂用大黄、肉桂细末各一钱和匀，更用生赭石细末八钱煎汤送服，从此吐血遂愈，恶梦亦不复作矣。

继又有济南金姓少年，寓居奉天，其人身体强壮，骤得吐血证，其脉左右皆有力。遂变通上用之方，用生赭石细末六钱，与大黄、肉桂细末各一钱和匀，开水送服，其病立愈。

后因用此方屡次见效，遂将此方登于三期《衷中参西录》，名之为秘红丹。至身形不甚壮实者，仍如前方服为妥。

又治沧州城东路庄子马氏妇，咳血三年不愈，即延医治愈，旋又反复。后愚诊视，其夜间多汗，遂先用生龙骨、生牡蛎、净萸肉各一

两，以止其汗。连服两剂，汗止而咳血亦愈。自此永不反复。继有表弟张印权出外新归，言患吐血证，初则旬日或浃辰吐血数口，浸至每日必吐，屡治无效。其脉近和平，微有芤象。亦治以此方，三剂痊愈。后将此方传于同邑医友赵景山、张康亭，皆以之治愈咳血、吐血之久不愈者。

后又将其方煎汤送服三七细末二钱，则奏效尤捷。因名其方为补络补管汤，登于第三期吐衄门中。盖咳血者，多因肺中络破；吐血者，多因胃中血管破，其破裂之处，若久不愈，咳血、吐血之证亦必不愈。龙骨、牡蛎、萸肉皆善敛补其破裂之处，三七又善化瘀生新，使其破裂之处速愈，是以愈后不再反复也。若服药后血仍不止者，可加生赭石细末五六钱，同煎服。

又治旧沧州北关赵姓，年过四旬，患吐血证，从前治愈，屡次反复，已历三年，有一年重于一年之势，其脉濡而迟，气息虚，常觉呼气不能上达，且少腹间时觉有气下坠，此胸中宗气（亦名大气）下陷也。《内经》谓宗气积于胸中，以贯心脉而行呼吸，是宗气不但能统摄气分，并能主宰血分，因其下陷，则血分失其统摄，所以妄行也。遂投以拙拟升陷汤（方在三期四卷，系生箭芪六钱，知母四钱，桔梗、柴胡各钱半，升麻一钱），加生龙骨、生牡蛎各六钱。服两剂后，气息即顺，少腹亦不下坠。遂将升麻减去，加生怀山药一两，又服数剂，其吐血证自此除根。

按：吐衄证最忌黄芪、升、柴、桔梗诸药，恐其能助气上升血亦随之上升也。因确知病系宗气下陷，是以敢放胆用之，然必佐以龙骨、牡蛎，以固血之本源，始无血随气升之虞也。

吐衄证之因宗气下陷者极少，愚临证四十余年，仅遇赵姓一人，再四斟酌，投以升陷汤加龙骨、牡蛎治愈，然此方实不可轻试也。

近津沽有张姓，年过三旬，患吐血证，医者方中有柴胡二钱，服后遂大吐不止。仓猝迎愚诊视，其脉弦长有力，心中发热，知系胃气因热不降也。所携药囊中，有生赭石细末约两余，俾急用水送服强半。候约十二分钟，觉心中和平，又送服其余，其吐顿止。继用平胃寒降汤调之，痊愈。

是知同一吐血证也，有时用柴胡而愈，有时用柴胡几至误人性命，审证时岂可不细心哉。

至于妇女倒经之证，每至行经之期，其血不下行而上逆作吐衄者，宜治以四物汤去川芎，加怀牛膝、生赭石细末，先期连服数剂可愈。然其证亦间有因气陷者，临证时又宜细察。

曾治一室女吐血及一少妇衄血，皆系倒行经证，其脉皆微弱无力，气短不足以息，少腹时有气下坠，皆治以他止血之药不效，后再三斟酌，皆投以升陷汤，先期连服，数日痊愈。

总之，吐衄之证，大抵皆因热而气逆，其因凉气逆者极少，即兼冲气肝气冲逆，亦皆挟热，若至因气下陷致吐衄者，不过千中之一二耳。

又天津北宁路材料科委员赵一清，年近三旬，病吐血，经医治愈，而饮食之间若稍食硬物，或所食过饱，病即反复。诊其六脉和平，重按似有不足，知其脾胃消化弱，其胃中出血之处，所生肌肉犹未复原，是以被食物撑挤，因伤其处而复出血也。斯当健其脾胃，补其伤处，吐血之病庶可除根。为疏方，用生山药、赤石脂各八钱，煅龙骨、煅牡蛎、净萸肉各五钱，白术、生明没药各三钱，天花粉、甘草各二钱。按此方加减，服之旬余，病遂除根。

按：此方中重用石脂者，因治吐衄病凡其大便不实者，可用之以代赭石降胃。盖赭石能降胃而兼能通大便，赤石脂亦能降胃而转能固大便，且其性善保护肠胃之膜，而有生肌之效，使胃膜因出血而伤者可速愈也。此物原是陶土，宜兴茶壶即用此烧成，津沽药房恒将石脂研细，水和捏作小饼，煤火煅之，是将陶土变为陶瓦矣，尚可以入药乎？是以愚在天津，每用石脂，必开明生赤石脂，夫石脂亦分生熟，如此开方，实足贻笑于大雅也。

或问：吐血、衄血二证，方书多分治。吐血显然出于胃，为胃气逆上无疑。今遵《内经》阳明厥逆衄呕血一语，二证皆统同论之，所用之方无少差别，《内经》之言果信而有征乎？答曰：愚生平研究医学，必有确实征验，然后笔之于书，即对于《内经》亦未敢轻信。

犹忆少年时，在外祖家，有表兄刘庆甫，年弱冠，时患衄血证。始则数日一衄，继则每日必衄，百药不效。适其比邻有少年病痨瘵者，常与同坐闲话。一日正在衄血之际，忽闻哭声，知痨瘵者已死，陡然惊惧寒战，其衄顿止，从此不再反复。夫恐则气下，《本经》原有明文，其理实为人所共知。因惊惧气下而衄止，其衄血之时，因气逆可知矣。

盖吐血与衄血病状不同而其病因则同也，治之者何事过为区别乎。

或问：方书治吐衄之方甚多，今详论吐衄治法，皆系自拟，岂治吐衄成方皆无可取乎？答曰：非也。《金匮》治吐衄有泻心汤，其方以大黄为主，直入阳明，以降胃气；佐以黄芩以清肺金之热，俾其清肃之气下行，以助阳明之降力；黄连以清心火之热，俾其亢阳默化潜伏，以保少阴之真液，是泻之适所以补之也。凡因热气逆吐衄者，至极危险之时用之，皆可立止。血止以后，然后细审其病因，徐为调补未晚也。然因方中重用大黄，吐衄者皆不敢轻服，则良方竟见埋没矣。不知大黄与黄连并用，但能降胃，不能通肠，虽吐衄至身形极虚，服后断无泄泻下脱之弊。乃素遇吐衄证，曾开此方两次，病家皆不敢服，遂不得已另拟平胃寒降汤代之，此所以委曲以行其救人之术也。

又《金匮》有柏叶汤方，为治因寒气逆以致吐血者之良方也。故其方中用干姜、艾叶以暖胃，用马通汁以降胃，然又虑姜、艾之辛热，宜于脾胃，不宜于肝胆，恐服药之后，肝胆所寄之相火妄动，故又用柏叶之善于镇肝且善于凉肝者（柏树之杪向西北，得金水之气，故善镇肝凉肝）以辅之。此所谓有节制之师，先自立于不败之地，而后能克敌致胜也。至后世薛立斋谓，因寒吐血者，宜治以理中汤加当归，但知暖胃，不知降胃，并不知镇肝凉肝，其方远逊于柏叶汤矣。然此时有喜服西药，恒讥中药为不洁，若杂以马通汁，将益嫌其不洁矣，是以愚另拟健胃温降汤以代之也。

近时医者治吐衄，喜用济生犀角地黄汤。然其方原治伤寒胃火热盛以致吐血、衄血之方，无外感而吐衄者用之，未免失于寒凉，其血若因寒凉而骤止，转成血痹虚劳之病。至愚治寒温吐衄者，亦偶用其方，然必以其方煎汤送服三七细末二钱，始不至血瘀为恙。若其脉左右皆洪实者，又宜加羚羊角二钱，以泻肝胆之热，则血始能止。惟二角近时其价甚昂，伪者颇多，且其价又日贵一日，实非普济群生之方也。

至葛可久之十灰散，经陈修园为之疏解，治吐衄者亦多用之。夫以药炭止血，原为吐衄者所甚忌，犹幸其杂有大黄炭（方下注灰存性即是炭），其降胃开瘀之力犹存，为差强人意耳。其方遇吐衄之轻者，或亦能奏效，而愚于其方，实未尝一用也。至于治吐衄便方，有用其吐衄之血煅作炭服者，有用发髪（即剃下之短发）煅作炭服者，此二种炭皆有化瘀生新之力，而善止血，胜于诸药之炭但能止血而不能化瘀血以生新血者远矣。

又方书有谓血脱者，当先益其气，宜治以独参汤。然血脱须有分别，若其血自二便下脱，其脉且微弱无力者，独参汤原可用。若血因吐衄而脱者，纵脉象微弱，亦不宜用。夫人身之阴阳原相维系，即人身之气血相维系也。吐衄血者因阴血亏损，维系无力，原有孤阳浮越之虞，而复用独参汤以助其浮越，不但其气易上奔（喻嘉言谓气虚欲脱者，但服人参转令气高不返），血亦将随之上奔而复吐衄矣。是拙拟治吐衄方中，凡用参者，必重用赭石辅之，使其力下达也。

寻常服食之物，亦有善止血者，鲜藕汁、鲜莱菔汁是也。曾见有吐衄不止者，用鲜藕自然汁一大盅温饮之（勿令熟），或鲜莱菔自然汁一大盅温饮之，或二汁并饮之，皆可奏效。

有堂兄赞宸，年五旬，得吐血证，延医治不效，脉象滑动，按之不实。时愚年少，不敢轻于疏方，遂用鲜藕、鲜白茅根各四两，切碎，煎汤两大碗，徐徐当茶饮之，数日痊愈。自言未饮此汤时，心若虚悬无着，既饮之后，若以手按心还其本位，何其神妙如是哉！隔数日，又有邻村刘姓少年患吐血证，其脉象有力，心中发热，遂用前方，又加鲜小蓟根四两，如前煮汤饮之，亦愈。

因名前方为二鲜饮，后方为三鲜饮，皆登于三期吐衄门中。

按： 小蓟名刺蓟，俗名刺尔菜，一名青青菜，嫩时可以作羹，其叶长，微有绒毛，叶边多刺，茎高尺许，开花紫而微蓝，状若小绒球，津沽药房皆以之为大蓟，实属差误。至大蓟，盐邑药房中所鬻者，在本地名曲曲菜，状若蒲公英而叶微绉，嫩时可生啖，味微苦，茎高于小蓟数倍，开黄花，亦如蒲公英。津沽药房转以此为小蓟，即以形象较之，亦可知其差误。曾采其鲜者用之治吐衄，亦有效，然不如小蓟之效验异常耳。后游汉皋，见有状类小蓟而其茎叶花皆大于小蓟一倍，疑此系真大蓟，未暇采用。后门生高如璧，在丹徒亦曾见此，采其鲜者以治吐衄极效，向愚述之，亦疑是真大蓟。则叶如蒲公英而微绉者，非大蓟矣。然此实犹在悬揣未定之中，今登诸报端，深望医界博物君子能辨别大蓟之真伪者，详为指示也。

又按： 凡大、小蓟须皆用鲜者，若取其自然汁代开水饮之更佳。至药房中之干者，用之实无甚效验。

近在津沽治吐衄，又恒有中西药并用之时。因各大工厂中皆有专医，若外医开方煎服汤药不便，桓予以生赭石细末一两，均分作三包，又用醋酸铅十分瓦之二，分加于三包之中，为一日之量，每服一包，开水送下。若脉象有力，心中发热者，又恒于每包之中加芒硝六七分，以泻心经之热。连服两三日，大抵皆能治愈。

至于咳血之证，上所录医案中间或连带论及，实非专为咳血发也。因咳血原出于肺，其详细治法皆载于前第三卷肺

病门中，兹不赘。

论治吐血衄血不可但用凉药及药炭强止其血

尝思治吐血衄血者，止其吐衄非难，止其吐衄而不使转生他病是为难耳。盖凡吐衄之证，无论其为虚、为实、为凉（此证间有凉者）、为热，约皆胃气上逆（《内经》谓阳明厥逆衄呕血），或胃气上逆更兼冲气上冲，以致血不归经，由吐衄而出也。治之者，或以为血热妄行，而投以极凉之品；或以为黑能胜红，而投以药炒之炭。如此治法，原不难随手奏效，使血立止，迨血止之后，初则有似发闷，继则饮食减少，继则发热痨嗽。此无他，当其胃气上逆，冲气上冲之时，排挤其血离经妄行，其上焦、中焦血管尽为血液充塞，而骤以凉药及药炭止之，则血管充塞之血强半凝结其中，而不能流通，此所以血止之后，始则发闷减食，继则发热痨嗽也。此时若遇明医理

者，知其为血痹虚劳，而急投以《金匮》血痹虚劳门大黄䗪虫丸，或陈大夫所传仲景之百劳丸，以消除瘀血为主，而以补助气血之药辅之，可救十中之六七。然治此等证而能如此用药者，生平实不多见也。至见其发闷而投以理气之药，见其食少而投以健胃之药，见其发痨嗽而投以滋阴补肺之药，如此治法百中实难愈一矣。而溯厥由来，何莫非但知用凉药及用药炭者阶之厉也。然凉药亦非不可用也，试观仲景泻心汤，为治吐血、衄血之主方，用黄连、黄芩以清热，而必倍用大黄（原方芩、连各一两，大黄二两）以降胃破血，则上焦、中焦血管之血不受排挤，不患凝结，是以芩、连虽凉可用也。至于药炭亦有可用者，如葛可久之十灰散，其中亦有大黄，且又烧之存性，不至过烧为灰，止血之中，仍寓降胃破血之意也，此其差强人意耳。愚临证四十余年，泻心汤固常用之，而于十灰散实未尝一用也。然尝仿十灰散之义，

独用血余煅之存性（将剃下短发洗净，锅炒至融化，晾冷轧细，过罗用之，《本经》发髲即靠头皮之发），用之以治吐衄，既善止血，又能化瘀血、生新血，胜于十灰散远矣。

至《金匮》之方，原宜遵用，亦不妨遵古方之义而为之变通。如泻心汤方，若畏大黄之力稍猛，可去大黄，加三七以化瘀血、赭石以降胃镇冲。曾拟方用黄芩、黄连各三钱，赭石六钱，煎汤送服三七细末二钱。若不用黄连，而用瓜蒌仁六钱代之，更佳。盖黄连有涩性，终不若蒌仁能开荡胸膈，清热降胃，即以引血下行也。至欲用大黄䗪虫丸，而畏水蛭、干漆之性甚烈，可仿其意，用生怀山药二两，山楂一两，煎汤四茶杯，调以蔗糖，令其适口，为一日之量，每饮一杯，送服生鸡内金末一钱，既补其虚，又化其瘀，且可以之当茶，久服自见功效。

或问：《济生》犀角地黄汤，今之治吐衄者，奉为不祧之良方，其方原纯系凉药，将

毋亦不可用乎？答曰：犀角地黄汤，原治伤寒、温病热入阳明之腑，其胃气因热上逆，血亦随之上逆，不得不重用凉药以清胃腑之热。此治外感中吐衄之方，非治内伤吐衄之方也。然犀角之性原能降胃，地黄之性亦能逐痹（《本经》谓逐血痹，然必生地黄作丸药服之能有斯效，煎汤服则力减，若制为熟地黄则逐痹之力全无），若吐衄之证胃腑有实热者，亦不妨暂用。迨血止之后，又宜急服活血化瘀之药数剂，以善其后。至愚用此方，则仿陶节庵加当归、红花之意，将药煎汤送服三七细末二钱。究之凉药非不可用，然不可但用凉药，而不知所以驾驭之耳。上所论吐衄治法，不过其约略耳。至于咳血治法，又与此不同，三期第二卷论吐血衄血咳血治法甚详，宜参观。

论吐血衄血证间有因寒者

《内经》厥论篇谓阳明厥逆衄呕血。所谓阳明者，指胃腑而言也，所谓厥逆者，指胃腑之气上行而言也。盖胃以消化饮食，传送下行为职，是以胃气以息息下行为顺。设或上行则为厥逆。胃气厥逆，可至衄血、呕血，因血随胃气上行也。然胃气厥逆因热者固多，因寒者亦间有之。

岁在壬寅，曾训蒙于邑之北境刘仁村，愚之外祖家也。有学生刘玉良者，年十三岁，一日之间衄血四次。诊其脉甚和平，询其心中不觉凉热。因思吐衄之证热者居多，且以童子少阳之体，时又当夏令，遂略用清凉止血之品。衄益甚，脉象亦现微弱，知其胃气因寒不降，转迫血上逆而为衄也。投以拙拟温降汤，方见前论吐血衄血治法中，一剂即愈。隔数日又有他校学生，年十四岁，吐血数日不愈，其吐之时，多由于咳嗽。诊其脉，甚迟濡，右关尤甚。疑其脾胃虚寒，不能运化饮食，询之果然。盖吐血之证多由于胃气不降。饮食不能运化，胃气即不能下降。咳嗽之证，多由于痰饮入肺。饮食迟于运化，又必多生痰饮，因痰饮而生咳嗽，因咳嗽而气之不降者更转而上逆，此吐血之所由来也，亦投以温降汤，一剂血止，接服数剂，饮食运化，咳嗽亦愈。

近在沈阳医学研究会论及此事，会友李进修谓，从前小东关有老医徐敬亭者，曾用理中汤治愈历久不愈之吐血证，是吐血诚有因寒者之明征也。然徐君但用理中汤以暖胃补胃，而不知用赭石、半夏佐之以降胃气，是处方犹未尽善也。

特是药房制药，多不如法，虽清半夏中亦有矾，以治吐衄及呕吐，必须将矾味用微温之水淘净。淘时，必于方中原定之分量外多加数钱，以补其淘去矾味所减之分量及药力。

又薛立斋原有血因寒而吐者，治用理中汤加当归之说。特其因寒致吐血之理，未尝说明，是以后世间有驳其说者。由斯知著医书者宜将病之原因仔细发透，俾读其书者易于会悟，不至生疑为善。

证在疑是之间，即名医亦未必审证无差，至疏方投之仍无甚闪失者，实赖方中用意周密、佐伍得宜也。如此因寒吐衄之证，若果审证不差，上列三方服之皆可奏效。若或审证有误，服拙拟之温降汤方，虽不能愈，吐衄犹或不至加剧。若服彼二方，即难免于危险矣。愚非自矜制方之善，因此事于行医之道甚有关系，则疏方之始不得不审思熟虑也。

不惟吐衄之证有因寒者，即便血之证亦有因寒者，特其证皆不多见耳。

邻村高边务高某，年四十余，小便下血久不愈，其脉微细而迟，身体虚弱，恶寒，饮食减少。知其脾胃虚寒，中气下陷，黄坤载所谓血之亡于便溺者，太阴不升也。为疏方，干姜、于术各四钱，生山药、熟地黄各六钱，乌附子、炙甘草各三钱。

煎服一剂血即见少，连服十余剂，痊愈。此方中不用肉桂者，恐其动血分也。

论冲气上冲之病因病状病脉及治法

冲气上冲之病甚多，而医者识其病者甚少，即或能识此病，亦多不能洞悉其病因，而施以相当之治法也。冲者，奇经八脉之一，其脉在胞室之两旁，与任脉相连，为肾脏之辅弼，气化相通。是以肾虚之人，冲气多不能收敛，而有上冲之弊。况冲脉之上系原隶阳明胃腑，因冲气上冲，胃腑之气亦失其息息下行之常（胃气以息息下行为常），或亦转而上逆，阻塞饮食，不能下行，多化痰涎，因腹中膨闷，哕气、呃逆连连不止，甚则两肋疼胀，头目眩晕。其脉则弦硬而长，乃肝脉之现象也。盖冲气上冲之证，固由于肾脏之虚，亦多由肝气恣横，素性多怒之人，其肝气之暴发，更助冲胃之气上逆，故脉之现象如此也。治此证者，宜以敛冲、镇冲为主，而以降胃、平肝之药佐之。其脉象数而觉热者，宜再辅以滋阴退热之品。愚生平治愈此证已不胜计，近在沧州连治愈数人，爰将治愈之案详列于下，以备参观。

沧州中学学生安瑰奇，年十八九，胸胁满闷，饮食减少，时作哕逆，腹中漉漉有声，盖气冲痰涎作响也，大便干燥，脉象弦长有力。为疏方，用生龙骨、牡蛎、代赭石各八钱，生山药、生芡实各六钱，半夏、生杭芍各四钱，芒硝、苏子各二钱，厚朴、甘草各钱半。一剂后，脉即柔和。按方略有加减，数剂痊愈。陈修园谓龙骨、牡蛎为治痰之神品，然泛用之多不见效，惟以治此证之痰，则效验非常。因此等痰涎，原因冲气上冲而生，龙骨、牡蛎能镇敛冲气，自能引导痰涎下行也。盖修园原谓其能导引逆上之火、泛滥之水下归其宅，故能治痰。夫火逆上、水泛滥，其中原有冲气上冲也。

又天津南马厂所住陆军营长赵松如，因有冲气上冲病，来沧求为诊治。自言患此病已三年，百方调治，毫无效验。其病脉情状大略与前案同，惟无痰声漉漉，而尺脉稍弱。遂于前方去芒硝，加柏子仁、枸杞子各五钱。连服数剂痊愈。又治沧州南关一叟，年七十四岁，性浮躁，因常常忿怒，致冲气上冲，剧时觉有气自下上冲，杜塞咽喉，有危在顷刻之势，其脉左右皆弦硬异常。为其年高，遂于前第二方中加野台参三钱，一剂见轻。又服一剂，冲气遂不上冲。又服数剂以善其后。

为治此证多用第二方加减，因名为降胃镇冲汤。

论火不归原治法

方书谓下焦之火生于命门，名为阴分之火，又谓之龙雷之火，实肤浅之论也。下焦之火为先天之元阳，生于气海之元气。盖就其能撑持全身论，则为元气；就其能温暖全身论，则为元阳。此气海之元阳，为人生之本源，无论阴分、阳分之火，皆于此肇基。气海之形，如倒悬鸡冠花，纯系脂膜护绕抟结而成。其脂膜旁出一条，与脊骨自下数第七节相连。夹其七节两旁，各有一穴，《内经》谓七节之旁中有小心也。而气海之元阳由此透入脊中，因元阳为生命之本，故于元阳透脊之处谓之命门。由斯观之，命门之实用，不过为气海司管钥之职，下焦之火，仍当属于气海之元阳。论下焦之火上窜不归原，亦气海元阳之浮越也。然其病浑名火不归原，其病因原有数端，治法各有所宜，爰详细胪列于下，以质诸医界同人。

有气海元气虚损，不能固摄下焦气化，致元阳因之浮越者。其脉尺弱寸强，浮大无根。其为病，或头目眩晕，或面红耳热，或心热怔忡，或气粗息贲。宜治以净萸肉、生山药各一两，人参、玄参、代赭石、生龙骨、生牡蛎各五钱。心中发热者，酌加生地黄、天冬各数钱，补而敛之，镇而安之，元阳自归其宅也。方中用赭石者，因人参虽饶有温补之性，而力多上行，与赭石并用，则力专下注，且赭石重坠之性，又善佐龙骨、牡蛎以潜阳也。

有下焦真阴虚损，元阳无所系恋而浮越者，其脉象多弦数，或重按无力。其证时作灼热，或口苦舌干，或喘嗽连连。宜用生山药、熟地黄各一两，玄参、生龙骨、生牡蛎、生龟板、甘枸杞各五钱，生杭芍三钱，生鸡内金、甘草各钱半。此所谓壮水之主，以制阳光也。

若其下焦阴分既虚，而阳分亦微有不足者，其人上焦常热，下焦间有觉凉之时，宜治以《金匮》崔氏八味丸，以生地易熟地（原方干地黄即是药房中生地），更宜将茯苓、泽泻分量减三分之二，将丸剂一料，分作汤药八剂服之。

有气海元阳大虚，其下焦又积有沉寒锢冷，逼迫元阳如火之将灭，而其焰转上窜者。其脉弦迟细弱，或两寸浮分似有力。其为证，心中烦躁不安，上焦时作灼热，而其下焦转觉凉甚，或常作泄泻。宜用乌附子、人参、生山药各五钱，净萸肉、胡桃肉各四钱，赭石、生杭芍、怀牛膝各三钱，云苓片、甘草各钱半。泄泻者宜去赭石。此方书所谓引火归原之法也。方中用芍药者，非以解上焦之热，以其与参、附并用，大能收敛元阳，下归其宅。然引火归原之法，非可概用于火不归原之证，必遇此等证与脉，然后可用引火归原之法，又必须将药晾至微温，然后服之，方与上焦之燥热无碍。

有因冲气上冲兼胃气上逆，致气海元阳随之浮越者。其脉多弦长有力，右部尤甚，李士材《脉诀歌括》所谓直上直下也。其证觉胸中满闷烦热，时作呃逆，多吐痰涎，剧者觉痰火与上冲之气杜塞咽喉，几不能息。宜治以拙拟降胃镇冲汤（在前论冲气上冲治法中），俾冲胃之气下降，而诸病自愈矣。

有因用心过度，心中生

热，牵动少阳相火（即胆肝中所寄之相火）上越且外越者。其脉寸关皆有力，多兼滑象，或脉搏略数。其为病，心中烦躁不安，多生疑惑，或多忿怒，或觉热起胁下，散于周身。治用生怀山药细末六七钱，煮作粥，晨间送服芒硝三钱，晚送服西药臭剥两瓦。盖芒硝咸寒，为心经对宫之药，善解心经之热，以开心下热痰（此证心下多有热痰）；臭剥性亦咸寒，能解心经之热，又善制相火妄动；至送以山药粥者，因咸寒之药与脾胃不宜，且能耗人津液，而山药则善于养脾胃、滋津液，用之送服硝、剥，取其相济以成功，犹《金匮》之硝石矾石散送以大麦粥也。

有因心肺脾胃之阳甚虚，致寒饮停于中焦，且溢于膈上，逼迫心肺脾胃之阳上越兼外越者。其脉多弦迟细弱，六部皆然，又间有浮大而软，按之豁然者。其现证，或目眩耳聋，或周身发热，或觉短气，或咳喘，或心中发热，思食鲜果，而食后转觉心中胀满病加剧者。

宜用拙拟理饮汤（方见本卷首篇中）。服数剂后，心中不觉热转觉凉者，去芍药。或觉气不足者，加生箭芪三钱。

按：此证如此治法，即方书所谓用温燥健补脾胃之药可以制伏相火。不知其所伏者非相火，实系温燥之药能扫除寒饮，而心肺脾胃之阳自安其宅也。

上所列火不归原之证，其病因虽不同，而皆系内伤。至外感之证，亦有火不归原者，伤寒、温病中之戴阳证是也。其证之现状，面赤，气粗，烦躁不安，脉象虽大，按之无力，又多寸盛尺虚。此乃下焦虚寒孤阳上越之危候，颇类寒温中阴极似阳证。然阴极似阳，乃内外异致，戴阳证乃上下异致也。宜用《伤寒论》通脉四逆汤，加葱、加人参治之（原方原谓面赤者加葱，面赤即戴阳证）。

特是戴阳之证不一。使果若少阴脉之沉细，或其脉非沉细而按之指下豁然毫无根柢，且至数不数者，方可用通脉四逆汤方。若脉沉细而数或浮大而数者，其方即断不可用。

曾治表兄王瑞亭，年四十余，身形素虚，伤寒四五日间，延为诊视。其脉关前洪滑，两尺无力。为开拙拟仙露汤（方载三期六卷，系生石膏三两，玄参一两，连翘三钱，粳米五钱），因其尺弱嘱其将药徐徐饮下，一次只温饮一大口，防其寒凉侵下焦也。病家忽愚所嘱，竟顿饮之，遂致滑泻数次，多带冷沫，上焦益觉烦躁，鼻如烟熏，面如火炙，其关前脉大于从前一倍，数至七至。知其已成戴阳之证，急用野台参一两，煎汤八分茶盅，兑童便半盅（须用五岁以下童子便），将药碗置凉水盆中，候冷顿饮之。又急用知母、玄参、生地各一两，煎汤一大碗候用。自服参后，屡诊其脉。过半点钟，脉象渐渐收敛，脉搏似又加数，遂急用候服之药炖极热，徐徐饮下，一次只饮药一口，阅两点钟尽剂，周身微汗而愈。

按：此证上焦原有燥热，因初次凉药顿服，透过病所，直达下焦，上焦燥热仍留。迨下焦滑泻，元阳上浮，益助上焦之热，现种种热象，脉数七至。此时不但姜、附分毫不敢用，即单用人参，上焦之燥热亦必格拒不受，故以童便之性下趋者佐之，又复将药候至极凉顿服下，有如兵家偃旗息鼓、卷甲衔枚、暗度敌境一般。迨迟之有倾，脉象收敛，至数加数，是下焦得参温补之力而元阳收回，其上焦因参反激之力而燥热益增也。故又急用大凉大润之药，乘热徐徐饮之，以清上焦之燥热，而不使其寒凉之性复侵下焦。此于万难用药之际，仍欲用药息息吻合，实亦费尽踌躇矣。上所列火不归原之治法共七则，已略举其大凡矣。

虚劳温病皆忌橘红说

半夏、橘红皆为利痰之药，然宜于湿寒之痰，不宜于燥热之痰，至阴虚生热有痰，外感温热有痰，尤所当忌。究之伍药得宜，半夏或犹可用，是以《伤寒论》竹叶石膏汤、《金匮》麦门冬汤皆用之。至橘红则无论伍以何药，皆不宜用。试略举数案于下以明之。

本邑于姓媪，劳热喘嗽，医治数月，病益加剧，不能起床，脉搏近七至，心中热而且干，喘嗽连连，势极危险。所服之方，积三十余纸，曾经六七医生之手，而方中皆有橘红。其余若玄参、沙参、枸杞、天冬、贝母、牛蒡、生熟地黄诸药，大致皆对证，而其心中若是之热而干者，显系橘红之弊也。愚投以生怀山药一两，玄参、沙参、枸杞、龙眼肉、熟地黄各五钱，川贝、甘草各二钱，生鸡内金钱半。煎服一剂，即不觉干。即其方略为加减，又服十余剂，痊愈。

又治奉天商业学校校长李葆平，得风温证，发热，头疼，咳嗽。延医服药一剂，头疼益剧，热嗽亦不少减。

其脉浮洪而长，知其阳明经腑皆热也。视所服方，有薄荷、连翘诸药以解表，知母、玄参诸药以清里，而杂以橘红三钱，诸药之功尽为橘红所掩矣。为即原方去橘红，加生石膏一两，一剂而愈。

又治沧州益盛铁工厂翻沙工人孙连瑞肺脏受风，咳嗽吐痰。医者投以散风利痰之剂，中有毛橘红二钱，服后即大口吐血，咳嗽益甚。其脉浮而微数，右部寸关皆有力。投以《伤寒论》麻杏甘石汤，方中生石膏用一两，麻黄用一钱，煎汤送服旱三七细末二钱。一剂血止。又去三七，加丹参三钱，再服一剂，痰嗽亦愈。方中加丹参者，恐其经络中留有瘀血，酿成异日虚劳之证，故加丹参以化之。

统观以上三案，橘红为虚劳温病之禁药，不彰彰可考哉。而医者习惯用之，既不能研究其性于平素，至用之病势增进，仍不知为误用橘红所致，不将梦梦终身哉。喻南昌曰：彼病未除，我心先瘁。是诚仁人之言，凡我医界同人，倘其不惜脑力心血，以精研药性于居恒，更审机察变于临证，救人之命即以造己之福，岂不美哉。

论治疗宜重用大黄

（附大黄扫毒汤）

疮疡以疗毒为最紧要，因其毒发于脏腑，非仅在于经络。其脉多见沉紧。紧者毒也，紧在沉部，其毒在内可知也。至其重者，发于鸠尾穴处，名为半日疗，言半日之间即有关于人性命也。若系此种疗毒，当于未发现之前，其人或心中怔忡，或鸠尾处隐隐作疼，或其处若发炎热，似有漫肿形迹，其脉象见沉紧者，即宜预防鸠尾穴处生疗，而投以大剂解毒清血之品。其大便实者，用大黄杂于解毒药中下之，其疗即可暗消于无形。此等疗毒，若待其发出始为疗治，恒有不及治者矣。

至若他处生疗，原不必如此预防，而用他药治之不效者，亦宜重用大黄降下其毒。

忆愚少时，见同里患疗者二人，一起于脑后，二日死；一起于手三里穴，三日死。彼时愚已为人疏方治病，而声名未孚于乡里，病家以为年少无阅历，不相延也。后愚堂侄女于口角生疗，疼痛异常，心中忙乱。投以清热解毒药不效，脉象沉紧，大便三日未行。恍悟寒温之证，若脉象沉洪者，可用药下之，以其热在里也。今脉象沉紧，夫紧为有毒（非若伤寒之紧脉为寒也），紧而且沉，其毒在里可知。律以寒温脉之沉洪者可下其热，则疗毒脉之沉紧者当亦可下其毒也，况其大便三日未行乎。遂为疏方，大黄、天花粉各一两，皂刺四钱，穿山甲、乳香、没药（皆不去油）各三钱，薄荷叶一钱，全蜈蚣三大条。煎服一剂，大便通下，疼减心安。遂去大黄，又服一剂，痊愈。

按：用大黄通其大便，不必其大便多日未行，凡脉象沉紧，其大便不滑泻者，皆可用。若身体弱者，大黄可以斟酌少用。愚用此方救人多矣，因用之屡建奇效，遂名之为大黄扫毒汤。

友人朱钵文传一治疗方，大黄、甘草各一两，生牡蛎六钱，瓜蒌仁四十粒捣碎，疗在上者川芎三钱作引，在两臂者桂枝尖三钱作引，在下者怀牛膝三钱作引。煎服立愈。身壮实者，大黄可斟酌多用。此亦重用大黄，是以奏效甚捷也。

又第一卷答陈董尘书篇中有刺疗法，宜参观。

论治癞

癞之为证，方书罕载。愚初亦以为犹若疥癣不必注意也。自戊午来奉天，诊病于立达医院，遇癞证之剧者若干，有患证数年，费药资甚巨不能治愈者，经愚手，皆服药数剂痊愈。

后有锦州县署传达处戎宝亭患此证，在其本地服药无效，来奉求为诊治，服药六剂即愈。隔三年，其证陡然反复。先起自面上，状若顽癣，搔破则流黄水，其未破之处，皮肤片片脱落，奇痒难熬，歌哭万状。在其本处服药十余日，分毫无效，复来奉求为诊治。其脉象洪实，自言心中烦躁异常，夜间尤甚，肤愈痒而心愈躁，彻夜不眠，若再不愈，实难支持，遂为疏方，用蛇蜕四条，蝉蜕、僵蚕、全蝎、甘草各二钱，黄连、防风各三钱，天花粉六钱，大枫子十二粒，连皮捣碎。为其脉洪心躁，又为加生石膏细末两半。煎汤两茶盅，分两次温饮下。连服三剂，面上流黄水处皆结痂，其有旧结之痂皆脱落，瘙痒烦躁皆愈强半，脉之洪实亦减半。遂去石膏，加龙胆草三钱。服一剂，从前周身之似有似无者，其癞亦皆发出作瘙痒。仍按原方连服数剂，痊愈。愈后，病人心甚感激。夫先贤伯牛之疾，自古先儒传说是癫病，素尝疑之，今乃知癫之为病，诚与性命有关也。至方中之药，诸药皆可因证加减，或用或不用，而蛇蜕则在所必需，以其既善解毒（以毒攻毒），又善去风，且有以皮达皮之妙也。若畏大枫子有毒，不欲服者，减去此味亦可。

驳方书贵阳抑阴论

尝思一阴一阳，互为之根，天地之气化也。人禀天地之气化以生，即人身各具一小天地，其气化何独不然。是以人之全身，阴阳互相维系，上焦之阳藏于心血，中焦之阳涵于胃液，下焦之阳存于肾水，凡心血、胃液、肾水皆阴也。充类言之，凡全身津液脂膏脉腺存在之处，即元阳留蓄之处。阳无阴则飞越，阴无阳则凝滞。阳盛于阴则热，阴盛于阳则冷。由斯知阴阳偏盛则人病，阴阳平均则人安，阴阳相维则人生，阴阳相离则人死。彼为贵阳抑阴之论者，竟谓阳

一分未尽则人不死，阴一分未尽则人不仙，斯何异梦中说梦也。然此则论未病之时，阴阳关于人身之紧要，原无轩轾也。若论已病，又恒阳常有余，阴常不足（朱丹溪曾有此论）。医者当调其阴阳，使之归于和平，或滋阴以化阳，或泻阳以保阴，其宜如此治者，又恒居十之八九。倘曰不然，试即诸病征之。

病有内伤外感之殊，而外感实居三分之二。今先以外感言之，伤寒、温病、疫病皆外感也，而伤寒中于阴经，宜用热药者，百中无二三也；温病则纯乎温热，已无他议；疫病虽间有寒疫，亦百中之一二也。他如或疟，或疹，或痧证，或霍乱，亦皆热者居多，而暑暍之病更无论矣。

试再以内伤言之。内伤之病，虚劳者居其半，而劳字从火，其人大抵皆阴虚阳盛，究之亦非真阳盛，乃阴独虚致阳偏盛耳。他如或吐衄，或淋痢，或肺病、喉病、眼疾，或黄疸，或水病、肿胀、二便不

利，或嗽，或喘，或各种疮毒，以上诸证，已为内伤之大凡，而阳盛阴虚者实为十之八九也。世之业医者，能无于临证之际，以急急保其真阴为先务乎？即其病真属阳虚，当用补阳之药者，亦宜少佐以滋阴之品。盖上焦阴分不虚而后可受参、芪，下焦阴分不虚而后可受桂、附也。

此稿甫成，适有客至，阅一过而问曰：医家贵阳抑阴之说诚为差谬，原可直斥其非。至阴一分未尽不仙之说，亦并斥之，而仙家有号紫阳，号纯阳者，又作何解乎？答曰：所谓仙者，乃凝炼其神明，使之终不磨灭也。《内经》谓："两精相搏谓之神"；《道经》谓："炼精化气，炼气化神"。所谓精者，果阴也阳也。盖仙家修成内丹，神明洞彻，如日丽中天，光景长新，而自号为紫阳、纯阳者，欲取法乎悬象也。然日为太阳，在地为火，火之燃烧，心赖氧气（火非氧气不着）；火之上炎，具有氢气（炉心有氢气）；氢氧相合，即为水素；火中既含有真水，火原非纯阳也。且日于卦为离，离之象，外阳而内阴，是以日之体外明而内暗，其暗处犹火之有燃烧料也。更征之日月相望，月若正对日之暗处，其光明即立减，由斯知日中含有真阴，日亦非纯阳也。况天干中之甲乙，皆为东方之生气，甲为阳而乙为阴，人之所知也。乃仙家内丹修成之后，不曰太甲金丹，而曰太乙金丹者，因道书不为女子说法，多为男子说法。若为女子说法，自当名为太甲金丹，阴资于阳也；为多为男子说法，则必需乎太乙金丹，阳资于阴也。究之仍不外阴阳互根之理也。盖自太极朕兆以来，两仪攸分，而少阴、少阳即互涵于太阳、太阴之中（太阳中有少阴，太阴中有少阳）。阴阳互根，即阴阳互生。生天地此理，生人物此理，医学、仙学亦莫不本乎此理。彼谓阴一分未尽则人不仙者，亦知仙家所谓太乙金丹者作何解乎？愚向曾论学医者当兼用静坐之功，以悟哲学，是以今论医学而兼及仙学，仙学亦哲学也。

治虚劳证宜慎防汗脱说

人身之汗，犹天地之有雨也。天地阴阳和而后雨，人身亦阴阳和而后汗。然雨不可过，过雨则田禾淹没；汗亦不可过，过汗则身体虚弱。是以微汗之解肌者，可以和营卫、去灼热、散外感、通经络、消肿胀，利小便，排泄恶浊外出，汗之为用亦广矣。若大汗淋漓，又或因之亡阳，因之亡阴，甚或阴阳俱亡，脱其元气，种种危机更伏于汗之中矣，而在阴虚劳热者，为尤甚。虚劳之证，有易出汗者，其人外卫气虚，一经发热，汗即随热外泄。治之者，宜于滋补药中，加生龙骨、生牡蛎、山萸肉以敛其汗。有分毫不出汗者，其人肌肤干涩，津液枯短，阴分虚甚，不能应阳分而化汗，其灼热之时，肌肤之干涩益甚，亦宜少加龙骨、牡蛎、萸肉诸药，防其出汗。何

者？盖因其汗蓄久不出，服药之后，阴分滋长，能与阳分治浃，其人恒突然汗出。若其为解肌之微汗，病或因之减轻；若为淋漓之大汗，病必因之加重，甚或至于不治。是以治此等证者，皆宜防其出汗。其服药至脉有起色时，尤宜谨防。可预购净萸肉二两，生龙骨、生牡蛎各一两备用。其人将汗时，必先有烦躁之意，或周身兼觉发热，即速将所备之药煎汤两盅，先温服一盅，服后汗犹不止者，再温服一盅，即出汗亦必不至虚脱也。至其人或因泄泻日久致虚者，若用药将其大便补住后，其脏腑之气化不复下溜，即有转而上升之机，此时亦宜预防其出汗，而购药以备之，或更于所服药中兼用敛汗之品。

答翁义芳问呃逆气郁治法

详观一百十一号（《绍兴医药学星期报》）所登之案，其呃逆终不愈者，以其虚而兼郁也。然观其饱时加重，饥时见轻，知病因之由于郁者多，

由于虚者少。若能令其分毫不郁，其呃当止。郁开呃止，气化流通，虽有所虚，自能渐渐复原。特是理虚中之郁最为难事，必所用之药分毫不伤气化，俾其郁开得一分，其气化自能复原一分，始克有效。拙著《衷中参西录》载有卫生防疫宝丹（方详本期第六卷论霍乱治法后），原系治霍乱急证之方，无论其证因凉因热，皆屡试屡验。

后值沈阳赵海珊营长之兄峻峰，得温病甚剧，舁至院中求为诊治，数日就愈，忽作呃逆，昼夜不止，服药无效。因思卫生防疫宝丹，最善行气理郁，俾一次服五十粒，呃逆顿止。又数日有奉天督署卫队旅陈姓军人患呃逆证，旬日不止，眠食俱废，旅中医官屡次用药无效，辞令回家静养，因来院中求为治疗。其精神疲惫，几不能支。亦治以卫生防疫宝丹，俾服八十粒，亦一次即愈。

由斯知卫生防疫宝丹，治呃逆确有把握，无论其为虚、为郁，用之皆可奏效也。盖方中冰片、薄荷冰为透窍通气之妙药，而细辛善降逆气，白芷善达郁气，朱砂能镇冲气之冲逆，甘草能缓肝气之忿激，药非为呃逆专方，而无一味非治呃逆必需之品，是以投之皆效也。若其人下元虚甚者，可浓煎生山药汁送服。其挟热者，白芍、麦冬煎汤送服。其挟寒者，干姜、厚朴煎汤送服。愚用之数十次，未有不随手奏效者。若仓猝不暇作丸药，可为末服之。

论治痫疯（附愈痫丸、息神丸）

痫疯最为难治之证，因其根蒂最深（论者谓此病得于先天未降生之时），故不易治耳。愚平素对于此证，有单用磨刀水治愈者；有单用熊胆治愈者；有单用芦荟治愈者；有用磁朱丸加赭石治愈者；有日用西药臭素加里、抱水格鲁拉尔诸药强制其脑筋使不暴发，而徐以健脾利痰、清火镇惊之药治愈者。然如此治法，效者固多，不效者亦恒有之，仍觉对于此证未有把握。

后治奉天小西边门外王氏妇，年近三旬，得痫疯证，医治年余不愈，浸至每日必发，且病势较重。其证甫发时作狂笑，继则肢体抽掣，昏不知人。脉象滑实，关前尤甚。知其痰火充盛，上并于心，神不守舍，故作狂笑；痰火上并不已，迫激脑筋，失其所司，故肢体抽掣，失其知觉也。先投以拙拟荡痰汤（方在三期三卷，系生赭石细末二两，大黄一两，朴硝六钱，清半夏、郁金各三钱），间日一剂。三剂后，病势稍轻，遂改用丸药，硫化铅、生赭石、芒硝各二两，朱砂、青黛、白矾各一两，黄丹五钱，共为细末，复用生怀山药四两为细末，焙熟，调和诸药中，炼蜜为丸，二钱重。当空心时，开水送服一丸，日两次。服至百丸痊愈。

又治奉天女师范刘姓学生，素患痫疯。愚曾用羚羊角加清火、理痰、镇肝之药治愈。隔二年，证又反复，再投以原方不效。亦与以此丸，服尽六十丸痊愈。

又治一沈阳县乡间童子，年七八岁，夜间睡时骚扰不安，似有抽掣之状，此亦痫疯也。亦治以此丸，服至四十丸痊愈。

此丸不但治痫疯，又善治神经之病。

奉天陆军军官赵瑕斋，年五十许，数年头迷心乱，精神恍惚，不由自主，屡次医治不愈，亦治以此丸，惟方中白矾改为硼砂，仍用一两，亦服至百丸痊愈。

因此丸屡用皆效，遂名此丸为愈痫丸。而以硼砂易白矾者，名为息神丸。

附制硫化铅法 用真黑铅、硫黄细末各一斤。先将铅入铁锅中熔化，即将硫黄末四五两撒在铅上，硫黄即发焰，急用铁铲拌炒，所熔之铅即结成砂子。其有未尽结者，又须将硫黄末接续撒其上，勿令火熄，仍不住拌熔化之铅，尽结成砂子为度。待晾冷，所结砂子色若铅灰，入药钵细研为粉。去其研之成饼者，所余之粉用芒硝半斤，分三次冲水，将其粉煮过三次，然后入药。

论癫狂失心之原因及治法

人之元神在脑，识神在心。无病之人识神与元神息息相通，是以能独照庶务，鉴别是非，而毫无错谬。乃有时元神、识神相通之路有所隔阂，其人之神明即失其所用，恒至颠倒是非，狂妄背戾，而汩没其原来之知觉。此何故也？盖脑中之元神体也，心中识神用也。人欲用其神明，则自脑达心；不用其神明，则仍由心归脑。若其心脑之间有所隔阂，则欲用其神明，而其神明不能由脑达心，是以神明顿失其所司。而究其隔阂者果为何物，则无非痰涎凝滞而矣。

盖人之神明属阳而性热，凡其人心中有不释然，或忧思，或忿怒，或用心过度，其神明常存于心中，必致其心中生热，灼耗水饮，而为胶痰，其甚者或成顽痰，此痰随心血上行，最易凝滞于心脑相通之路。其凝滞之甚者，元神与识神即被其隔阂而不相通矣。

是以愚治此证，其脉甚洪实者，恒投以大剂承气汤，而重用赭石辅之，大黄可用至一两，生赭石可用至二两，名之为荡痰汤。其证极重者，又恒用所煎汤药送服甘遂细末一钱，名之为荡痰加甘遂汤。其方皆载于第三期三卷，兹不复详论。

惟近在天津，治河东李公楼刘姓女子，得失心病，然有轻时，每逢大便干燥时则加剧，遂俾用生赭石细末，每服三钱，日两次。连服月余，大便之干燥除，而病亦遂愈矣。诚以赭石重坠之性，能引其隔阂元神、识神之痰涎下行也。

又愚在籍时，曾治一室女得失心病甚剧，不知服药，其家人又不欲强灌之。遂俾用以朴硝当盐，置于其所日用饮食中，月余其病亦愈。

盖朴硝味咸性寒，原为心经对宫之药，故大能清心经之热，而其开通消化之力，又善清顽痰、胶痰，是以服之亦立见功效也。因其方简便易用，遂载于三期书中。后医界同人亦用此方有效，致书相告者数处焉。

由斯观之，若遇癫狂失心之剧者，又不妨两方并作一方用。

特是上所论者，皆癫狂失心之实证也。有其人上盛下虚，其下焦之真阴真阳不相维系，又加肝风内动为引，陡然痰火上奔致迷乱其本性者，其治法详于三期三卷中，且附载有治愈之案，可参观也。

论革脉之形状及治法

革脉最为病脉中之险脉，而人多忽之，以其不知革脉之真象，即知之亦多不知治法也。其形状如按鼓革，外虽硬而中空，即弦脉之大而有力者。因其脉与弦脉相近，是以其脉虽大而不洪（无起伏故不洪），虽有力而不滑（中空故不滑）。即此以揣摩此脉，其真象可得矣。其主病为阴阳离绝，上下不相维系，脉至如此，病将变革（此又革脉之所以命名），有危在顷刻之势。

丁卯在津，治愈革脉之证数次。惟有一媪八旬有六，治之未愈，此乃年岁所关也。今特将其脉之最险者详录一则于下，以为治斯证者之嚆矢。

外孙王竹荪，年五十，身体素羸弱，于仲夏得温病。心中热而烦躁，忽起忽卧，无一息之停。其脉大而且硬，微兼洪象。其舌苔薄而微黑，其黑处若斑点。知其内伤与外感并重也。其大便四日未行，腹中胀满，按之且有硬处。其家人言，腹中满硬系宿病，已逾半载，为有此病，所以身形益羸弱。因思宿病宜从缓治，当以清其温热为急务。为疏方，用白虎加人参汤，方中石膏用生者两半，人参用野台参五钱，又以生山药八钱代方中粳米，煎汤两盅，分三次温饮下。一剂外感之热已退强半，烦躁略减，仍然起卧不安，而可睡片时。脉之洪象已无，而大硬如故。其大便尤未通下，腹中胀益甚。遂用生赭石细末、生怀山药各一两，野台参六钱，知母、玄参各五钱，生鸡内金钱半。煎汤服后，大便通下。迟两点钟，腹中作响，觉瘀积已开，连下三次，皆系陈积，其证陡变，脉之大与硬，较前几加两倍，周身脉管皆大动，几有破裂之势，其心中之烦躁，精神之骚扰，起卧之频频不安，实有不可言语形容者。其家人环视惧甚，愚毅然许为治愈。遂急开净萸肉、生龙骨各两半，熟地黄、生山药各一两，野台参、白术各六钱，炙甘草三钱。煎汤一大碗，分两次温饮下，其状况稍安，脉亦见敛。当日按方又进一剂，可以安卧。须臾，其脉渐若瘀积未下时，其腹亦见软，惟心中时或发热。继将原方去白术，加生地黄八钱，日服一剂。三剂后，脉象已近平和，而大便数日未行，

且自觉陈积未净，遂将萸肉、龙骨各减五钱，加生赭石六钱，当归三钱。又下瘀积若干。其脉又见大，遂去赭石、当归，连服十余剂痊愈。

答人问铁汁与四物汤补血之比较

铁汁所以能补血者，因人血中有铁锈，铁汁入腹，与腹中氧气化合，即成铁锈以补血中铁质之缺乏。然人血中之铁质仅居千分之一，即常饮铁汁，不过将血中之铁质补足，若再于其原有之定分补之加多，脏腑间转生重坠之病，此愚得诸目睹实验者也。至于血轮为血中之重要分子，明水为血中之最大分子，皆非铁汁所能补益，而四物汤实能补益之，且地黄中原含有铁质，故晒之其色纯黑，由斯知四物汤不但能补血中血轮明水，并能补血中铁质也。铁汁补血之功用，安能及四物汤哉！

答人问四物汤能补血中血球及明水之理

当归色红似血，其汁稠黏

有似血液，且微有血腥之气，《本经》谓煮汁饮之尤良，是为取与血相类之汁液，以补血分之不足也。川芎能引腹中氢气上达，与吸入之氧气化合而生水，水气涵濡，则血脉自得其养；且其气香能升清，味辛能降浊，故上至头目，下至血海，调畅血气，俾无凝滞，虽非生血之主药，亦生血之辅佐品也。地黄性凉多液，色黑又含有铁质，既能大滋真阴，尤善引浮越之相火下行（相火类电气故铁能引之下行），以清上焦燥热，则心君常得阳精之奉（《内经》谓阴精所奉其人寿），生血之功必益溥也。芍药华于春夏之交，其味酸而兼苦，其酸也能敛肝火，其苦也能泻心热，实能调养木火之脏，使不至相助炽盛，且其汁浆稠黏，亦系滋阴之品，滋阴即能养血也。要之，归、芎温而地、芍凉，凉温相调，性始和平。地、芍专养血分，归、芎兼理气分，气血双理，而人始无病。《内经》谓："中焦受气取汁，变化而为赤是为血"。故凡物之汁浆浓厚，性味和平者，皆可由胃达于小肠乳糜管中，而多化乳糜汁，此汁上升于心，即可变化而为血球、明水矣。况四物汤诸药，更善于养血、调血者乎！

论女子癥瘕治法

（附化瘀通经散）

女子癥瘕，多因产后恶露未净凝结于冲任之中，而流走之新血又日凝滞其上以附益之，遂渐积而为癥瘕矣。癥者有实可征，在一处不移。瘕者犹可移动，按之或有或无，若有所假托。由斯而论，癥固甚于瘕矣。此证若在数月以里，其身体犹强壮，所结之癥瘕犹未甚坚，可用《金匮》下瘀血汤下之。然必如《金匮》所载服法，先制为丸，再煎为汤，连渣服之方效。

若其病已逾年，或至数年，癥瘕积将满腹，硬如铁石，月信闭塞，饮食减少，浸成痨瘵，病势至此，再投以下瘀血汤，必不能任受；即能任受，亦不能将瘀血通下。惟治以拙拟理冲汤（方载三期第八卷），补破之药并用，其身形弱者服之，更可转弱为强。即十余年久积之癥瘕，硬如铁石，久久服之，亦可徐徐尽消。本方后附载有治愈之案若干，可参观也。近在津门，用其方因证加减，治愈癥瘕数人。爰录一案于下，以为治斯病之粗规。

天津特别一区三义庄张氏妇，年近四旬，自言五年之前，因产后恶露未净，积为硬块，其大如橘，积久渐大。初在脐下，今则过脐已三四寸矣。其后积而渐大者，按之犹软。其初积之块，则硬如铁石，且觉其处甚凉。初犹不疼，自今年来渐觉疼痛。从前服药若干，分毫无效，转致饮食减少，身体软弱，不知还可治否？言之似甚惧者。愚曰：此勿忧，保必愈。因问其月信犹通否。言从前犹按月通行，今虽些许通行，已不按月，且其来浸少，今已两月未见矣。诊其脉，涩而无力，两尺尤弱。爰为疏方，生黄芪四钱，党

参、白术、当归、生山药、三棱、莪术、生鸡内金各三钱，桃仁、红花、生水蛭各二钱，䗪虫五个，小茴香钱半。煎汤一大盅，温服。将药连服四剂，腹已不疼，病处已不觉凉，饮食加多，脉亦略有起色。遂即原方去小茴香，又服五剂，病虽未消而周遭已渐软。惟上焦觉微热。因于方中加玄参三钱，樗鸡八枚。又连服十余剂，其癥瘕全消。

然癥瘕不必尽属瘀血也。大抵瘀血结为癥瘕者，其人必碍生育，月信恒闭。若其人不碍生育，月信亦屡见者，其癥瘕多系冷积。其身形壮实者，可用炒熟牵牛头次所轧之末三钱下之。所下之积恒为半透明白色，状若绿豆粉所熬之糊。若其身形稍弱者，亦可用黄芪、人参诸补气之药煎汤，送服牵牛末。若畏服此峻攻之药者，亦可徐服丸药化之。方用胡椒、白矾各二两，再用炒熟麦面和之为丸，桐子大。每服钱半，日两次。服至月余，其

·208·

癥瘕自消。

若其处觉凉者，多服温暖宣通之药，其积亦可下。

曾治沧州贾官屯张氏妇，上焦满闷，烦躁，不能饮食，下焦板硬，月信逾两月未见，脉象左右皆弦细。仲景谓双弦者寒，偏弦者饮，脉象如此，其为上有寒饮，下有寒积无疑。其烦躁乃假象，寒饮逼心肺之阳上浮也。为疏方，用干姜五钱，于白术四钱，乌附子三钱，云苓片、炙甘草各二钱，陈皮、厚朴各钱半，为其烦躁加生白芍三钱以为反佐。一剂满闷烦躁皆见愈。又服一剂，能进饮食，且觉腹中凉甚，遂去芍药，将附子改用五钱，后来又将干姜减半，附子加至八钱，服逾十剂，大便日行数次，多系白色冷积，汤药仍日进一剂，如此五日，冷积泻尽，大便自止。再诊其脉，见有滑象，尺部按之如珠，知系受孕，俾停药勿服，至期生子无恙。夫附子原有

损胎之说，此证服附子若此之多，而胎竟安然，诚所谓"有故无殒亦无殒"者也。

又无论血瘀冷积，日服真鹿角胶四五钱（分两次炖化服之），日久亦可徐消。盖鹿角胶原能入冲任以通血脉，又能入督脉以助元阳，是以无论瘀血冷积，皆能徐为消化也。

近又拟一消癥瘕兼通经闭方。用炒白术、天冬、生鸡内金等分，为细末。以治癥瘕坚结及月事不通，每服三钱，开水送下，日再服。若用山楂片三钱煎汤，冲化红蔗糖三钱，以之送药更佳。因用之屡有效验，爰名为化瘀通经散。

鸡内金原饶有化瘀之力，能化瘀当即善消癥瘕。然向未尝单用之以奏效也。因所拟理冲汤中原有生鸡内金三钱，方后注云：若虚弱者，宜去三棱、莪术，将鸡内金改用四钱。此书初梓于奉天，奉天税捐局长齐自芸先生，博学通医，用此方按注中如此加减，治愈癥瘕垂危之证，因商之省长海泉刘公，延愚至奉为建立

达医院。由此知鸡内金之消癥瘕，诚不让三棱、莪术矣。夫能消癥瘕，即能通月信，此原一定之理，然未经临证实验，不敢但凭理想确定也。

后来津治河东车站杨氏女，因患瘰疬过服寒凉开散之药，伤其脾胃，以致食后胀满，不能消化，重用温补脾胃之剂，加生鸡内金二钱，以运化药力。后服数剂来更方，言病甚见愈，惟初服此药之夜，经即通下，隔前经期未旬日耳。因其病已见愈，闻此言未尝注意，更方中仍有生鸡内金二钱。又服数剂，来求更方，言病已痊愈，惟一月之内，行经三次，后二次在服药之后，所来甚少，仍乞再为调治。愚恍悟此诚因用鸡内金之故。由此可确知鸡内金通经之力。因忆在奉时，曾治大东关宋氏女，胃有瘀积作疼，方中重用生鸡内金，服数剂后，二便下血而愈。此固见鸡内金消瘀之力，实并见鸡内金通经之力也。

总前后数案参观，鸡内金消瘀通经之力，洵兼擅其长矣。此方中伍以白术者，恐脾胃虚弱，不任鸡内金之开通也。更辅以天冬者，恐阴虚有热，不受白术之温燥也。然鸡内金必须生用方有效验，若炒熟用之则无效矣。因其含有稀盐酸，是以善于化物，炒之则其稀盐酸即飞去，所以无效也。

论带证治法（附治带证便方）

女子带证，来自冲任或胞室，而名为带者，责在带脉不能约束也。方书辨其带下之色，分为五带，而究之赤白二带可分括之。赤者多热，白者多凉，而辨其凉热，又不可尽在赤白也。宜细询其自觉或凉或热，参以脉之或迟或数，有力无力，则凉热可辨矣。治法宜用收涩之品，而以化瘀通滞之药佐之。曾拟有清带汤（方载三期八卷，系生山药一两，生龙骨、生牡蛎各六钱，海螵蛸去甲四钱，茜草二钱），证偏热者，加生杭芍、生地黄；热甚者，加苦参、黄柏，或兼用防腐之药，若金银花、旱三七、鸦胆子仁皆可酌用。证偏凉者，加白术、鹿角胶；凉甚者，加干姜、桂、附、小茴香。

又拟有清带丸方，用龙骨、牡蛎皆煅透，等分，为细末，和以西药骨湃波拔尔撒谟（亦名哥拜巴脂），为丸，黄豆粒大，每服十丸，日两次。

沧州西关陈氏妇，过门久不育，白带证甚剧。为制此丸，服之即愈，未逾年即生子矣。

近阅《杭州医报》，载有俗传治白带便方，用绿豆芽连头根三斤，洗净，加水两大碗，煎透去渣，加生姜汁三两、黄蔗糖四两，慢火收膏，每晨开水冲服。约十二日服一料，服至两料必愈。

按：此方用之数次，颇有效验。

论血崩治法

女子血崩，因肾脏气化不固，而冲任滑脱也。曾拟有固冲汤（方载三期八卷，系白术一两，生箭芪、净萸肉、龙骨、牡蛎各六钱，生杭芍、海螵蛸去甲各四钱，茜草、棕边炭各二钱，煎汤送服五倍子细末一钱），脉象热者加大生地一两；凉者加乌附子二钱；大怒之后，因肝气冲激血崩者，加柴胡二钱。若服两剂不愈，去棕边炭，加真阿胶五钱，另炖同服。服药觉热者宜酌加生地。

有用此方嫌螵蛸、茜草有消瘀之力，而减去之者，服药数剂无效，求愚为之诊治。俾服原方，一剂而愈。医者与病家，皆甚诧异。愚曰：海螵蛸即乌贼骨。茜草即蘆茹（《诗经》作茹蘆）。《内经》四乌贼骨一蘆茹丸，以雀卵鲍鱼汤送下，原治伤肝之病，时时前后血。固冲汤中用此，实遵《内经》之旨也。

按：此方肝气冲者，宜加柴胡；即非肝气冲者，亦可加柴胡。

小儿荫潮在京，曾治广西黄姓妇人，患血崩甚剧。投以固冲汤未效。遂加柴胡二钱，助黄芪以升提气化，服之即愈。因斯知病非由于肝气冲者，亦宜加柴胡于方中也。

《傅青主女科》有治老妇血崩方：生黄芪、当归身（酒洗）各一两，桑叶十四片，三七细末三钱（药汤送服），煎服，二剂血止，四剂不再发。

按：此方治少年妇女此病亦效。然多宜酌加生地黄，若有热者，必加至两余方能奏效。

又诸城友人王肖舫传一治血崩秘方，用青莱菔生捣取汁，加白糖数匙，微火炖温，陆续饮至三大盅，必愈。

按：此方肖舫曾治有极重验案，登于《绍兴医报》。

又西药中有麦角，原霉麦上所生之小角，其性最善收摄血管，能治一切失血之证，而对于下血者用之尤效。角之最大者，长近寸许，以一枚和乳糖（无乳糖可代以白蔗糖）研细，可作两次服。愚常用之与止血之药并服，恒有捷效。西人又制有麦角流膏，盛以玻璃小管，每管一瓦，用以注射臂上静脉管，一切下血之证，用之皆效。惟血立止后，宜急服三七细末数次，每次二钱，方无他虞。不然，恒有因血止脉痹，而变为痨瘵证者，此又不可不知也。

论治女子血崩有两种特效药

一种为宿根之草，一根恒生数茎，高不盈尺，叶似地肤，微宽，厚则加倍，其色绿而微带苍色，孟夏开小白花，结实如杜梨，色如其叶，老而微黄，多生于宅畔路旁板硬之地，俗呼为牤牛蛋，又名臭科子，然实未有臭味。

初不知其可入药也。戊辰孟夏，愚有事回籍。有县

·212·

治南关王氏妇，患血崩，服药不效。有人教用此草连根实锉碎，煮汤饮之，其病顿愈。后愚回津言及此方，门生李毅伯谓：此方余素知之，若加黑豆一小握，用水、酒各半煎汤，则更效矣。

一种为当年种生之草，棵高尺余，叶圆而有尖，色深绿，季夏开小白花，五出黄蕊，结实大如五味，状若小茄，嫩则绿，熟则红，老则紫黑，中含甜浆可食，俗名野茄子，有山之处呼为山茄子。奉省医者多采此草阴干备用，若遇血崩时，将其梗叶实共切碎煎汤服之，立愈。在津曾与友人张相臣言及此草，相臣谓：此即《本草纲目》之龙葵，一名天茄子，一名老鸦睛草者是也。而愚查《纲目》龙葵，言治吐血不止，未尝言治血崩。然治吐血之药，恒兼能治下血，若三七、茜草诸药是明征也。以遍地皆有之草，而能治如此重病，洵堪珍哉。

论妇人不妊治法

妇人不妊之原因甚多，至其人经脉调和，素无他病，而竟多年不妊者，大抵由于血海中元阳不足，失其温度。其人或畏坐凉处，或畏食凉物，或天气未寒而背先恶冷，或脉迟因而尺部不起，皆其外征也。叶天士治此等证，恒重用紫石英，此诚由熟读《本经》得来。尝考《本经》，谓紫石英甘温无毒，主心腹呃逆，邪气，补不足，女子风寒在子宫，绝孕十年无子。盖因紫石英性温质重，且又色紫似血，故能直入冲任以温暖血分，俾妇人易于受妊。以治血海虚寒不妊者，诚为对证良药也。特是此药近世用者极少，是以药房恒不备此药，即备之亦恒陈蠹数十年。且因其非常用习见之品，即偶用之亦莫辨其真伪。是以愚治此证，恒本《本经》之义而变通之，以硫黄代石英，其功效更捷。盖硫黄、石英皆为矿质，其沉重下达之力同，而较其热力则硫黄实优于石英。且为人所习见，未有

·213·

真假。惟拣其纯黄无杂色者，即无杂质，亦即分毫无毒。凡妇人因血海虚寒不妊者，食前每服二三分，品验渐渐加多，以服后移时觉微温为每次所服之定量。计平素用硫黄之经过，有一次服之五六分而始觉温者，有一次服至钱余而始觉温者。迨服至元阳充足，身体强壮，自然受妊。且生子又必长命。此愚屡经试验，而确知其然者也。然硫黄须用生者，制之则无效。三期第八卷载有服生硫黄法，可参观。

又，冲任中有瘀血，亦可以妨碍受妊，当用《金匮》下瘀血汤下之。或单用水蛭为细末，少少服之，瘀血亦可徐消。然水蛭必须生用，若炙用之无效。

曾治一妇人不妊，其人强壮无病，惟脐下有积一块。疑是瘀血，俾买水蛭一两，自用麻油炙透，为末，每服五分，日两次，服尽无效。后改用生者一两，轧细，仍如从前服法，未尽剂而积尽消，逾年即生男矣。

若其人身形稍弱者，可用党参数钱煎汤，送服水蛭末。若服党参发热者，可与天冬同煎汤送服。盖《本经》水蛭，原主妇人无子（注疏家谓瘀血去则易妊），且其性化瘀血而不伤新血，诚为理血妙药。若有疑其性猛烈者，参观三期第八卷理冲汤后跋语，自能涣然冰释，而无释虑矣。

论治妇人流产

流产为妇人恒有之病，而方书所载保胎之方，未有用之必效者。诚以保胎所用之药，当注重于胎，以变化胎之性情气质，使之善吸其母之气化以自养，自无流产之虞。若但补助妊妇，使其气血壮旺固摄，以为母强自能荫子，此又非熟筹完全也。是以愚临证考验以来，见有屡次流产者，其人恒身体强壮，分毫无病；而身体软弱者，恐生育多则身体愈弱，欲其流产而偏不流产。于以知或流产，或不流产，不尽关于妊妇身体之强弱，实兼视所受之胎善吸取其母之气化否也。由斯而论，愚于千百味药中，得一最善治流产之药，其为菟丝子乎。何以言之？凡植物之生，皆恃有根，独菟丝子初生亦有根，及其蔓缠禾稼之上，被风摇动，其根即断，而其根断之后，益蕃延盛茂于禾稼之上，致禾稼为之黄落，此诚善取所托者之气化以自养者也。借此物之性质，以变化胎之性质，能使所结之胎善于吸取母气，此所以为治流产之最良药也。

愚拟有寿胎丸，重用菟丝子为主药，而以续断、寄生、阿胶诸药辅之（伍以诸药皆有精义，详于本方下注解），凡受妊之妇，于两月之后徐服一料，必无流产之弊。此乃于最易流产者屡次用之皆效，故敢确信其然也。至陈修园谓宜用大补大温之剂，使子宫常得暖气，则胎自日长而有成，彼盖因其夫人服白术、黄芩连坠胎五次，后服四物汤加鹿角胶、补骨脂、续断而胎安，遂疑凉药能坠胎，笃信热药能安胎。不知黄芩之所以能坠胎者，非以其凉也。《本经》谓黄芩下血闭，岂有善下血闭之药而能保胎者乎？盖汉唐以前，名医用药皆谨遵《本经》，所以可为经方，用其方者鲜有流弊。迨至宋元以还，诸家恒师心自智，其用药或至显背《本经》。是以医如丹溪，犹粗忽如此，竟用黄芩为保胎之药，俾用其方者不惟无益，而反有所损，此所以为近代之名医也。所可异者，修园固笃信《本经》者也，何于用白术、黄芩之坠胎，不知黄芩之能开血闭，而但谓其性凉不利于胎乎？究之胎得其养，全在温度适宜，过凉之药，固不可以保胎，即药过于热，亦非所以保胎也。惟修园生平用药喜热恶凉，是以立论稍有所偏耳。

论难产治法

向治难产，曾拟有大顺汤（方载三期八卷，系党参、当归各一两，生赭石细末一两），用之多次，皆能随手奏效。因病家不知制方之义，恒有欲用之而畏赭石过多者。夫赭石之原质，为铁氧化合，其性原甚和平，矧又重用人参、当归以驾驭之，虽用至二两，亦何危险之有哉。

丙寅在津，有胡氏妇，临产二日未下，自备有利产药，服之无效，治以此方，加苏子、怀牛膝各四钱。服后半点钟即产下。又丁卯在津治河东车站旁陈氏妇，临产三日未下，亦治以此方，加苏子四钱，怀牛膝六钱，亦服药后半点钟即产矣。

且此方不独愚用之有效，他医士用之亦皆有效。天门友人崔兰亭来函谓：庚午仲冬，曾治潜邑张截港刘德猷之媳，临盆四日不产，甚至胎气上冲，神昏不语，呕吐不止，诸药皆不能受，危险万分。瓷服均备，以为无法可治，待时而已。乃因有人介绍，来院求方，遂为开大顺汤原方，加冬葵子二钱，炒爆作引。服后而呕吐止，气息顺，精神已明了。迟半日，胎犹未下，俾按原方再服一剂，胎虽下而已死，产母则安然无恙。又其年腊月

上旬，同业罗俊华之夫人，临盆三日不下，医药不效。全家惊惶，迎为诊治。亦投以大顺汤，服后未半点钟，其胎即下，母子安然。由斯知《衷中参西录》真可为救命之书也。

答鲍楂法问女子阴挺治法

阴挺之证，大抵因肝气郁而下陷。盖肝主筋，肝脉络阴器，肝又为肾行气，阴挺自阴中挺出，状类筋之所结，其病因肝气郁而下陷无疑也。愚向遇此证，用方书中成方不效，因拟得升肝舒郁汤方（方在三期八卷，系生箭芪五钱，知母四钱，当归、乳香、没药各三钱，川芎、柴胡各钱半），服数剂即全消。以后屡次用之皆效。医界中有采用此方者，亦莫不效。

邑中友人邵俊卿，寄居津门，原非业医，而好观方书，于拙著《衷中参西录》尤喜阅之，其友家眷属有患

此证者，屡延医治不效，因求治于俊卿。俊卿治以此方，亦数剂即愈。后与愚觌面述之，以为奇异。

盖此方虽皆为寻常药饵，而制方之义实甚周匝。方中黄芪与川芎、柴胡并用，补肝即以舒肝，而肝气之陷者可升；当归与乳香、没药并用，养肝即以调肝，而肝气之郁者可化；又恐黄芪性热，与肝中所寄之相火不宜，故又加知母之凉润滋阴者，与黄芪相济以解其热也。此方不惟治阴挺有特效，凡肝气郁而兼虚者，用之皆可奏效也。

论室女干病治法

《内经》谓"女子二七天癸至"，所谓二七者，十四岁也。然必足年足月十四岁，是则室女月信之通，当在年十五矣。若是年至十五月信不通，即当预为之防。宜用整条生怀山药，轧细过罗，每用一两或八钱，煮作茶汤，调以蔗糖令适口，以之送服生鸡内金细末五分许，当点心用之，日两次，久则月信自然通下。此因山药善养血，鸡内金善通血也。若至因月信不通，饮食减少，渐觉灼热者，亦可治以此方，鸡内金末宜多用至一钱，服茶汤后再嚼服天冬二三钱。

至于病又加重，身体虚弱痨嗽，宜用拙拟资生通脉汤。方系生山药一两，龙眼肉六钱，净萸肉、甘枸杞各四钱，炒白术、玄参、生杭芍各三钱，生鸡内金、桃仁、甘草各二钱，红花钱半。灼热甚者，加生地一两。嗽不止者，加川贝三钱，生罂粟壳二钱。此方之后，载有数案，且用此方各有加减，若服资生通脉汤，病虽见愈月信仍不至者，可参观所附案中加减诸方。

上所论诸方之外，愚有新拟之方，凡服资生通脉汤病见愈而月信不见者，可用生怀山药四两，煮浓汁，送服生鸡内金细末三钱。所余山药之渣，仍可水煮数次，当茶饮之，久之月信必至。盖鸡内金生用，为通月信最要之药，而多用又恐稍损气分，故又多用山药至四两，以培气分也。

论小儿痉病治法

小儿为少阳之体，于时为春，春气固上升者也；于五行为木，木性喜条达者也，是以或灼热作有惊骇，其身中之元阳，恒挟气血上冲以扰其脑部，致其脑筋妄行，失其所司而痉证作矣。痉者，其颈项硬直也，而或角弓反张，或肢体抽掣，亦皆概其中矣。此证治标之药中，莫如蜈蚣（宜用全的），以其节节有脑也；西药中，莫如臭素加里（一名臭剥）及抱水格鲁拉儿（一名绿养冰），以其能麻醉脑筋也。用治标之药以救其急，即审其病因，兼用治本之药以清其源，则标本并治，后自不反复也。

癸亥季春，愚在奉天立达医院，旬日之间，遇幼童温而兼痉者四人。愚皆以白虎汤治其温，以蜈蚣治其痉，其痉之剧者，全蜈蚣用至三条，加白虎汤中同煎服之，分数次饮下，皆随手奏效

（其详案皆在药物讲义蜈蚣解后案中，又皆少伍以他药，然其紧要处全在白虎汤蜈蚣并用）。又乙丑季夏，愚在籍，有南门里张姓幼子患暑温兼痉，其痉发时，气息皆闭，日数次，灼热又甚剧，精神异常昏愦，延医数人皆诿为不治。小儿荫潮投以大剂白虎汤，加全蜈蚣三条，俾分三次饮下，亦一剂而愈。

又丙寅季春，愚因应友人延请，自沧来津。有河东俞姓童子病温兼出疹，周身壮热，渴嗜饮水，疹出三日，似靥非靥，观其神情，恍惚不安，脉象有力，摇摇而动，似将发痉。为开白虎汤加羚羊角钱半（另煎兑服，此预防其发痉，所以未用蜈蚣）。药未及煎，已抽搐大作。急煎药服下，顿愈。

至痉之因惊骇得者，当以清心镇肝、安魂定魄之药与蜈蚣并用，若朱砂、铁锈水、生龙骨、生牡蛎诸药是也。有热者，加羚羊角、青黛。有痰

者，加节菖蒲、胆南星。有风者，加全蝎、僵蚕。气闭塞及牙关紧者，先以药吹鼻得嚏，后灌以汤药。

至于西药臭素加里及抱水格鲁拉儿，其麻醉脑筋之力，原善镇惊使暂不发，可容徐用中药，以除病之根蒂。

壬戌季秋，有奉天北陵旁艾姓孺子患痉证，一日数发，其发时痉挛甚剧，知觉全无，来院求为诊治。脉象数而有力，左部尤甚，右部兼有浮滑之象。知其肝有积热，胃有痰饮，又兼受外感之热以激动之，则痰火相并上冲，扰其脑部而发痉也，与以臭素加里三瓦，作三次服，为一日之量。又为疏方，用生石膏二两，生杭芍八钱，连翘三钱，薄荷叶钱半，煎汤两盅，分三次饮下。每服臭素加里一次，即继服汤药一次。一日夜间，病未反复。翌晨再诊，脉已和平。又与以西药一瓦，将汤药煎渣再服，病遂痉愈。盖臭素加里

及抱水格鲁拉儿，皆盐基之药，平和无毒，故可与中药并用也。

答胡天宗问小儿暑天水泻及由泻变痢由疟转痢之治法

小儿少阳之体，不堪暑热，恒喜食凉饮冷以解暑，饮食失宜，遂多泄泻，泻多亡阴，益至燥渴多饮，而阴分虚损者，其小溲恒不利，所饮之水亦遂尽归大肠，因之泄泻愈甚，此小儿暑天水泻所以难治也。而所拟之方，若能与证吻合，则治之亦非难事。方用生怀山药一两，滑石八钱，生杭芍六钱，甘草三钱，煎汤一大盅，分三次温饮下。一剂病减，再剂痉愈矣。方中之义，山药滋真阴，兼固其气；滑石泻暑热，兼利其水；甘草能和胃，兼能缓大便；芍药能调肝，又善利小便，肝胃调和其泄泻尤易愈也。此方即拙著《衷中参西录》温病门滋阴清燥汤。原治寒温之证，深入阳

明之腑，上焦燥热，下焦滑泻。而小儿暑天水泻，其上焦亦必燥热，是以宜之。至于由泻变痢，由疟转痢者，治以此方，亦能随手奏效。何者？暑天热痢，最宜用天水散，方中滑石、甘草同用，固河间之天水散也。又可治以芍药甘草汤，方中白芍、甘草同用，即仲景之芍药甘草汤也。且由泻变痢，由疟转痢者，其真阴必然亏损，气化必不固摄；而又重用生山药为之滋阴固气化，是以无论由泄变痢，由疟转痢者皆宜。若服此药间有不效者，可加白头翁三钱，因白头翁原为治热痢之要药也。

论脾风治法

脾风之证，亦小儿发痉之证，即方书所谓慢惊风也。因慢惊二字欠解，近世方书有改称慢脾风者，有但称脾风者。二名较之，似但称脾风较妥，因其证之起点由于脾胃虚寒也。盖小儿虽为少阳之体，而少阳实为稚阳，有若草木之萌芽，娇嫩畏寒。是以小儿或饮食起居多失于凉，或因有病过服凉药，或久疟、久痢，即不服凉药亦可因虚生凉，浸成脾风之证。其始也，因脾胃阳虚，寒饮凝滞于贲门之间，阻塞饮食不能下行，即下行亦不能消化，是以上吐而下泻。久之，则真阴虚损，可作灼热；其寒饮充盛，迫其身中之阳气外浮，亦可作灼热，浸至肝虚风动，累及脑气筋，遂至发痉，手足抽掣。此证庄在田《福幼编》论之最详，其所拟之逐寒荡惊汤及加味理中地黄汤二方亦最善。愚用其方救人多矣，而因证制宜又恒有所变通，方能随手奏效，试略录数则如下。

其第一方之逐寒荡惊汤，原为不受饮食者冲开胸膈之寒痰而设。是以将药捣碎，煎数沸，其药力即煎出，此防其久煎无力，不能冲开寒饮也。

愚治一六岁幼童患脾风，饮食下咽，移时即吐出，投以逐寒荡惊汤不效。因思此方当以胡椒为主药，在药房中为罕用之品，或陈而减力。俾于食料铺中另买此味，且加倍用二钱，与诸药同煎服。一剂即将寒痰冲开，可以受食。继服加味理中地黄汤，数剂痊愈。

又治一五岁幼童。先治以逐寒荡惊汤，可进饮食矣，而滑泻殊甚。继投以加味理中地黄汤，一日连进两剂，泄泻不止，连所服之药亦皆泻出。遂改用红高丽参大者一支，轧为细末，又用生怀山药细末六钱煮作粥，送服参末一钱强。如此日服三次，其泻遂止。翌日仍用此方，恐作胀满，又于所服粥中调入西药白布圣六分。如此服至三日，病痊愈。又治一未周岁小孩，食乳即吐，屡次服药亦吐出，囟门下陷，睡时露睛，将成脾风。俾其于每吃乳时，用生硫黄细末一捻，置儿口中，乳汁送下，其吐渐稀，旬日痊愈。

庄在田之《福幼编》，业医者大约皆熟阅其书，而参以

愚所经历者数则，以治幼科脾风之证，大抵皆能治愈也。

治幼年温热证宜预防其出痧疹

幼年温热诸证，多与痧疹并至。然温热之病，初得即知。至痧疹初得，其毒恒内伏而外无现象，或迟至多日始出；又或不能自出，必俟服托表之药而后能出。若思患预防，宜于治温热之时，少用清表痧疹之药。不然，恐其毒盘结于内，不能发出，其温热之病亦不能愈也。愚临证数十年，治愈温热兼痧疹者不胜计，莫不于治温热药中，时时少加以清表痧疹之品，以防痧疹之毒内蕴而不能透出。故恒有温热之病，经他医治疗旬日不愈，势极危险，后经愚为诊治，遂发出痧疹而愈者。今略登数案于下，以为征实。

奉天小南关马氏幼女，年六七岁，得温病，屡经医治，旬余病势益进，亦遂委之于命，不复治疗。适其族家有幼子得险证，经愚治愈，

因转念其女病犹可治，殷勤相求。其脉象数而有力，肌肤热而干涩，卧床上辗转不安，其心中似甚烦躁。以为病久阴亏，不堪外感之灼热，或其痧疹之毒伏藏于内，久未透出，是以其病之现状如是也。问其大便，数日一行。遂为疏方，生石膏细末二两，潞党参四钱，玄参、天冬、知母、生怀山药各五钱，连翘、甘草各二钱，蝉蜕一钱，煎汤两盅，分数次温饮下。连服二剂，大热已退，大便通下，其精神仍似骚扰不安。再诊其脉，较前无力而浮。拟其病已还表，其余热当可汗解，用西药阿斯必林二分强，和白蔗糖水冲服下。周身微汗，透出白痧若干而愈。乃知其从前辗转骚扰不安者，因其白痧未发出也。为每剂中皆有透表之品，故其病易还表，而其痧疹之毒复亦易随发汗之药透出也。

又奉天大南关烧锅胡同刘世忱之幼女，年五岁，周身发热，上焦燥渴，下焦滑泻，迁延日久，精神昏愦，危至极点，脉象数而无力，重诊即无。为疏方，用生怀山药一两，滑石八钱，连翘、生杭芍、甘草各三钱，蝉蜕、羚羊角（此一味另煎当水饮之，煎至数次尚有力）各一钱半，煎汤一盅半，分三次温服下，周身发出白痧，上焦烦渴、下焦滑泻皆愈。

按：此方即三期第五卷滋阴宣解汤加羚羊角也。凡幼年得温热病即滑泻者，尤须防其痧疹之毒内伏不能外出（滑泻则身弱，恒无力托痧疹之毒外出），此方既能清热止泻，又能表毒外出，所以一药而愈也。

奉天粮秣厂科员王啸岑之子，年二十八岁，周身发热，出白痧甚密。经医调治失宜，迁延至旬日，病益加剧。医者又欲用大青龙汤减去石膏，啸岑疑其性热，不敢用，延愚为之诊治。其周身发热，却非大热，脉数五至，似有力而非洪实，舌苔干黑，言语不真，其心中似怔忡，又似烦躁，自觉难受莫支。其家人谓其未病之时，实劳心过度，后遂得此病。参之脉象病情，知其真阴内亏，外感之实热又相铄耗，故其舌干如斯，心中之怔忡烦躁又如斯也。问其大便，数日未行，似欲便而不能下通。遂疏方用生石膏细末三两，潞党参五钱，生山药五钱，知母、天花粉各八钱，连翘、甘草各二钱，生地黄一两半，蝉蜕一钱，俾煎汤三盅，分三次温饮下，又嘱其服药之后，再用猪胆汁少调以醋，用灌肠器注射之，以通其大便。病家果皆如所嘱。翌日视之，大便已通下，其灼热怔忡烦躁皆愈强半，舌苔未退而干黑稍瘥。又将原方减石膏之半，生地黄改用一两。连服三剂，忽又遍身出疹，大便又通下，其灼热怔忡烦躁始痊愈。恐其疹出回急，复为开清毒托表之药，俾服数剂以善其后。

按：此证既出痧矣，原不料其后复出疹，而每剂药中皆有透表之品者，实恐其蕴有痧毒未尽发出也。而疹毒之终能发出，实即得力于此。然非临时细细体察，拟方时处处周密，又何能得此意外之功效哉！

按：此证非幼科，亦因温而兼疹，故连类及之，且俾人知温而兼疹之证，非独幼科有之，即壮年亦间有之也。

治疯犬伤方

疯犬伤证甚为危险，古方用斑蝥虽能治愈，然百日之内忌见水，忌闻锣声，忌食诸豆，忌行苘麻之地及手摩苘麻，又须切忌房事百日。犯以上所忌，其证仍反复，如此保养甚不易也。歙县友人胡天宗，深悯患此证者不易挽救，曾登《绍兴医报》征求良方。继有江东束子嘉氏登报相告，谓曾用《金匮》下瘀血汤治愈二人。又继有江西黄国材登报相告，谓系异人传授一方，用大蜈蚣一条，大黄一两，甘草一两，煎汤服，甚验。如服后病者稍安静，未几又发，再依此方续服，病必愈，乃可止。后附有治验之案二则，皆疯已发动服此药治愈者。

按：此方诚为至善良方。天宗谓：俗传冬令蛇藏土洞，口衔或泥或草，迨至春日出蛰，口吐所衔之物，犬嗅之即成疯犬，此理可信。盖犬性善嗅，有殊异之气味，辄喜嗅之，是以独中其毒。而疯后咬人，是蛇之毒递传于人也，方中用蜈蚣一条，则蛇毒可解矣。又此证，束氏谓曾用《金匮》下瘀血汤治愈两人，由斯知此证必有瘀血，下之则可愈。方中用大黄一两，其瘀血当可尽下，又加甘草一两，既善解毒，又能缓大黄之峻攻，此所以为良方也。然此方善矣，而未知愈后亦多禁忌否？若仍然有禁忌，是善犹未尽善也。而愚在奉天时，得其地相传之方，凡用其方者，服后即脱然无累，百无禁忌，真良方也。其方用片灰（即枪药之轧成片者，系硫黄、火硝、木炭制成）三钱，鲜枸杞根三两，煎汤送下。必自小便下恶浊之

物若干而愈。愈后惟禁房事旬日。然药不可早服，必被伤后或五六日，或七八日，觉内风萌动，骚扰不安，然后服之方效。此乃屡试屡效之方，万无闪失也。枸杞根即药中之地骨皮，然地骨但用根上之皮，兹则连皮中之木用之。

又吴县友人陆晋笙，于丁卯中秋相遇于津门，论及此证。晋笙言，凡疯狗脊骨中皆有毒虫，若将其脊骨中脂膜刮下，炮作炭服之，可自二便中下恶浊之物，即愈。有族孙患此证，治以此方，果愈。然所虑者，啮人之疯犬，未必能获之也。

又无锡友人周小农，曾登《山西医学杂志》，论治疯犬咬伤之方。谓岁己丑，象邑多疯犬，遭其害者治多无效。适有耕牛亦遭此患而毙。剖其腹，有血块大如斗，黧紫，搅之蠕蠕然动，一方惊传异事。有张君者，晓医理，闻之悟曰：仲景云瘀热在里，其人发狂。又云其人如狂者，血证谛也，下血狂乃愈。今犯此证者，大抵如狂如癫，得非瘀血为之乎？不然，牛腹中何以有此怪物

耶？吾今得其要矣。于斯用仲景下瘀血汤治之。不论证之轻重，毒之发与未发，莫不应手而愈。转以告人，百不失一。其所用之方，将古时分量折为今时分量，而略有变通。方用大黄三钱，桃仁七粒，地鳖虫去足炒七个，共为细末，加蜂蜜三钱，用酒一茶碗煎至七分，连渣服之。如不能饮酒者，水、酒各半煎服亦可。服后二便当下恶浊之物。日进一剂，迨二便如常，又宜再服两剂，总要大、小便无纤毫恶浊为度。服此药者，但忌房事数日，其余则一概不忌。若治小儿，药剂减半。妊妇亦可放胆服之，切莫忌较。

按：服此方果如上所云云，诚为佳方。而张君竟于牛腹中血块悟出，其功德固无量也。惜传此事者，但详其姓，未详其名耳。

东人有预防狂犬伤病注射药，装以玻璃小管，重一瓦，名狂犬注射液。遇有狂犬伤者，于伤处皮下注射一管，可无他患。须忌房事旬余，他无

所忌，亦佳方也。

香荪附记：同邑友人张俊轩据周筱峰君云：其戚某，得一治疯犬咬伤秘法。其方系用白雄鸡一只，取其嘴，及腿之下截连爪，及其胆、肫皮、翅尖翎，尾上翎。加银朱三钱，鳔须三寸，用绵纸三四张裹之，缩麻扎紧，用香油四两浸透，以火燃之，余油亦浇其上，烧为炭，研末，黄酒送服，通身得汗即愈。愈后除忌房事旬日外，余无所忌，屡试屡验，真仙方也。

解触电气

将平地掘二尺深，长宽可卧一人，用水泼湿。将人置其中，手足皆绑上铁条（凡铁器之长者皆可用），铁条之两端，一靠手足之心，一埋地中，所受之电气即可由四根铁条引入地中。其人虽至无气，但视其全体无破处，即可救活。或身有破处，而头面无伤，亦可救活。此系奉天相传之方，似甚有理。愚曾将此方登于《绍兴医报》一百十二期至一百十九期。

有古歙某村报告（原署

名处即此六字）言，年前在歙，邻村湖田有一卖鱼干者，将午触电，死于路。其弟为之即时扛回，置家门外泥土上。因窭贫不能殓，多方告贷，夜半殓具始备。行将殓矣，其人忽醒。共相惊异。后知所触电气久之为泥引出，是以复活。

今参阅张君解触电之方，信为确有效验。总之若有触电而死者，不可即时入殓，须照张君所登之方救之。最好去衣，令仰卧泥窟中，兼用绑铁条之法，当可能救活也。

阅此报告之文，因忆愚在籍时，有邻村星马村于姓壮年，赴城赶集，三人同行，途中逢雨，于姓行在前，后行者见前有电光下彻，且有声如小爆竹（雷声远听则大，近听则甚小），于姓忽仆于地，视之无气。其二人，一为看守，一往家送信。及家中来人，于姓已复活。此亦因久卧湿泥中而电气尽解也。

后愚与晤面，询之，言仆时初不自觉，及醒后则周身骨筋作疼，数日方愈。

由斯观之，触电气者但久卧湿泥中，即可救愈，若更用手足绑铁条之法，救愈当更速也。虽云头面破者难救，然亦当以此法救之，不可轻弃人命也。

附录　外伤甚重救急方

【神授普济五行妙化丹】

治外伤甚重，其人呼息已停，或因惊吓而猝然罔觉，甚至气息已断，急用此丹一厘，点大眼角，男左女右；再用三分，以开水吞服。其不知服者，开水冲药灌之，须臾即可苏醒。并治一切暴病、霍乱、痧证、小儿痉病、火眼、牙疳、红白痢疾等证，皆效，爰录其方于下。

火硝（八两）　皂矾（二两）
明雄黄（一两）　辰砂（三钱）
真梅片（二钱）

共为极细末，瓶贮勿令

泄气。

此方为天门县友人崔兰亭所传。崔君为湖北潜江红十字分会张港义务医院院长，恒以此方救人，爰录其来函于下。

戊辰冬，本镇有吴姓幼童，年六岁，由牛马厂经过，一牛以角牴入幼童口中，破至耳边，血流不止，幼童已死。此童无祖无父，其祖母及其母闻之，皆吓死，急迎为挽救。即取食盐炒热熨丹田，用妙化丹点大眼角，幼童即活。再用妙化丹点其祖母及其母大眼角，须臾亦活。再用灰锰氧将幼童伤处内外洗净，外以胶布贴之，加绑扎。内食牛乳。三日后视之，已生肌矣。又每日用灰锰氧冲水洗之，两旬痊愈，愈后并无疤痕。

又民国六年四月中旬，潜邑张港一妇人，二十余岁，因割麦争界，言语不周，被人举足一踢，仆地而死。经数医生，有用吹鼻者，有用鹅换气者，有用乌梅擦牙者，百方千方，种种无效。惹事者全家监押于法庭。其家所请律师谢龙文君求为往视。其身冷如冰，牙关紧闭，一日有余矣，而其胸犹微温。急用妙化丹点其大眼角；用食盐二斤炒热，作两包，熨其丹田，轮流更换，得暖气以助生气。二炷香之久，牙关已开。

遂用红糖冲开水服之，即活。用妙化丹点大眼角，男左女右，因大眼角名睛明穴，此处窍通则百窍通，起死回生之术，实自熟读《内经》中来也。

又，乙丑季夏上旬，曾治刘衣福，年过四旬，因分家起争，被其弟用刀伤脐下，其肠流出盈盆，忽然上气喘急，大汗如雨。经数医诊治，皆无把握，因迎生速往诊视。观其形状危险，有将脱之势，遂急用生黄芪、净萸肉、生山药各一两，固其气以防其脱。煎汤服后，喘定汗止。检视其肠已破，流有粪出，遂先用灰锰氧冲水，将粪血洗净。所破之肠，又急用桑根白皮作线为之缝好，再略上磺碘，将其肠慢慢纳进，再用洋白线将肚皮缝好。又用纱布浸灰锰氧水中，候温，覆其上，用白士林少调磺碘作药棉，覆其上，用绷带扎住，一日一换。内服用《衷中参西录》内托生肌散，变为汤剂，一日煎渣再服。三星期痊愈。

按：此证未尝用妙化丹，因其伤重而且险，竟能救愈，洵堪为治此重伤者之表准，故连类及之。且所用内托生肌散，为愚治疮毒破后生肌之方，凡疮破后溃烂，不速生肌者，用之最效。其方系生黄芪四两，天花粉三两，粉甘草二两，丹参、乳香、没药各两半，共为细末，每服三钱，开水送下，日服三次。若欲将散剂变为汤剂，宜先将天花粉改为四两，一剂分作八剂，一日之间煎渣再服，其生肌之力较服散药尤效。又愚答友人陆晋笙书中（在后），有脐下生疮破后出尿之方，较此方少丹参，用之亦甚效验，能治愈至险之疮证，可参观。

第五期第八卷

此卷前半为致医界同人之书，或论医学，或论养生，或论学医之法，或论医学教授之法；后半为医界同人来函，皆系用本书中诸方，或即原方略有加减以治愈诸病而来函相告，或登诸各处医学志报相告者。

致陆晋笙书

晋笙先生道鉴：鄿溪诸著作，炳照寰区，弟捧读之际，恒殷景慕。独惜方域遥隔，未得面聆金玉耳。近阅《绍兴医报》，登有慎重性命之论，洋洋数千言，历指西医之弊，直如温太真燃犀，光彻牛渚。而论中征求同志，历序医界之沟通中西者，弟名僭列其中。夫弟本庸才，原非能沟通中西也。然读先生之论，未尝不抚掌称快也。盖西人虽讲实验，然能验人身之血，不能验人身

之气，故西人有治贫血之药，无治贫气之药。夫人之身中气血并重，而气尤为生命之根本，较血更为紧要。西人因无治贫气之药，是以一遇气分虚陷之证，即束手无策，此固西医之大缺陷也。且不独治内伤有然也，外科原为西人之所长，至疮疡非重用补气之药不愈者，西人亦恒对之束手。

奉天高等师范学校书记张纪三，因瘟病服药错误，少腹肿疼，后破孔五个，小便时五孔中皆出尿。西人谓须得割剖缝补，大施手术。然用手术时，须先自立情愿书，是不敢保其必无闪失也。因此未敢遽治。迟延数日，肾囊亦肿而溃烂，睾丸透露，遂异来院中求为诊治。因晓之曰：此疮溃烂深而旁达，无由敷药。而下焦为元气所

·229·

存，又不可轻施割剖。然亦无须割剖也，惟多服补助气血之药，而少佐以化瘀解毒之品，俾气血壮旺，自能自内生肌，排脓外出，至所破之孔皆愈，小便自归正路矣。为疏方，生箭芪、天花粉各一两，金银花、乳香、没药、甘草各三钱。煎汤连服二十余剂，溃烂之孔皆自内生肌，排脓外出，结痂痊愈。此证始终未尝敷药，而生肌若斯之速者，全赖黄芪补气之力也。西人为无治贫气之药，是以对此等证而不得不为之割剖缝补，以轻试其行险之手术也。

又西人对于癫狂痉痫神昏等证，皆谓系脑髓神经病，然用药或麻醉其神经，或调补其神经，鲜克有愈者。

奉天林布都道尹之哲嗣凤巢，患癫狂证，居大连东人医院，调治年余，东人治以西法，日饮以缬草（即中药甘松）丁几，谓系为调养神经之妙品，然终分毫无效。后来奉至院中求治，知系顽痰过盛，充塞其心脑相通之路，因以隔阂其神明也。投以大承气汤，加生赭石细末两半，同煎汤，送服甘遂细末钱半，降下痰涎若干。后间三日服一次，服至四次痊愈。又小儿荫潮自京都来信言，治一陆军书记官王竹孙，年四十余，每至晚八点钟，即不省人事，四肢微有抽掣，甚畏灯光。军中医官治以镇安神经药罔效。后荫潮治以铁锈、生地各六钱，煎汤送服人参小块三钱。约服二十剂，病遂脱然。盖此证乃胸中大气（即宗气）虚损，不能上达脑部，以斡旋其神经，保合其神明，所以昏不知人，而复作抽掣也。病发于晚间者，因其时身中之气化下降，大气之虚者益虚也。其畏灯光者，因其肝血虚而生热，其中所寄之相火乘时上扰脑部，脑中苦烦热，故畏见灯光也。是以用人参以补大气之虚，铁锈、生地以镇肝、生血、凉血，未尝用药理其脑部，而脑部自理也。

合之以上数则，皆系探本穷源之治法，西人亦知焉否乎？夫弟所著之书，原以衷中参西为名，非无取于西法也，特深异今之崇尚西法者，直以其法无所不善，无所不备。然以弟视之，西医尚在幼稚时代耳。

复宗弟相臣书

深承厚意赠以冉雪峰《温病鼠疫问题解决》一书。细阅之，见其论温病及鼠疫皆精确。其论温病也，详论其脉之变化，及谓喉证痘疹皆属于温，诚为具有特识。其论鼠疫也，谓其毒发源于肾，其究归于肺燥，而有阳燥阴燥之殊，实毫丝不爽。至引证《内经》，又颇见费尽苦心为世说法。盖观寒热篇一岁二岁之文，原为瘰疬致发寒热者言，而其毒发于肾水名鼠瘘，即疫毒发于肾

水名鼠疫，其理原相通也。

愚在奉，曾治中国银行施兰孙，浙江人，患鼠疫，肢冷，脉沉迟，舌干亮如镜，精神时明时愦，恒作谵语。知其热郁在中，兼肾中真阴不能上达，投以《衷中参西录》白虎加人参以山药代粳米汤，又以玄参代知母（玄参不但补肾，其中心白而且空，其味甘胜于苦，又为清补肺脏之要药）。一剂手不凉而脉起，再剂而愈。

及观冉君所论鼠疫，肢冷脉沉迟则热进，厥回脉浮数则热退，与弟所治者若合符节，冉君诚近世医界之翘楚也。楚国有才，其信然乎。

复傅鹤皋书

鹤皋先生雅鉴：弟居恒尝谓，卫生之道在培养精神，使精神壮旺以保合全身，自不为外邪所袭，此乃卫生之要着也。及阅本报（《杭州三三医报》）十五期，读先生之论卫

生，诚为先得我心。至论西人之卫生，谓皆求诸外，非能保养人身之本髓，尤为不磨之论。至谓石膏可以消暑，每当热时，日煎服生石膏两余，以消除暑热，识见更高人数等矣。以视夫病遇阳明大热，而犹不敢放胆重用生石膏者，其识见之高下，岂可同日语哉。至弟对于佛老之道，原属门外汉，然心焉好之，偶有所见而登于志报者，非以传道也，实欲借以访友也。及观先生书中云云，知于佛老之道研究极深，特因功候未到，故心不免有出入耳。《金刚经》云：无所住而生其心。当日佛家六祖即因此一语而悟道，则此语之妙可知。盖无所住之心，即脑中虚灵之元神也。所谓无所住而复生其心者，谓此虚灵之元神，时随目光下照，虽若天道下济光明，无心成化，而仍觉与下焦元气有欣欣相恋之情，其心自不他走，且不落顽空，即抱朴子所谓意双则和，和则增寿也。弟之见解如此，质诸先生，以为然否？

复宾仙园书

敬复者：因令友肾虚不能作强，有碍求嗣，代为问方，此诚不易治疗之证也。按：此证向因劳心劳力过度，且夏日汗出如洗，当此之际，元气已伤，其脚肿者，乃气分因虚不能宣通且下陷也。医者不知，投以滋泥补肾之品，气分愈不宣通矣。夫男子之生殖器，名之为势，纯系气化之贯注以充举之。兹因气分不能宣通，所以气化不能贯注，而更服当归芦荟丸、龙胆泻肝汤以伤其阳分，致阳虚自汗，日久不已，元气益因之伤损，所以其阳不但痿而且缩矣。盖前之阳痿，偶因气化不能贯注，此犹易治；后之阳缩，诚因元气亏损，其元阳之根柢已伤，所以分毫不能用事。夫元阳之根既在元气，若欲元阳壮旺者，自当以培补元气为主。特是人之元气禀于先天（观第一卷元气诠自明），非若后天之气，可以药饵补助也。惟内炼家有补助元气之法，静坐之功是也。

愚幸粗识门径，试为详细陈之。其法每当静坐之时，闭目存神，默运脑中自然之知觉，随目光下注丹田，《丹经》所谓凝神入气穴也，《佛经》所谓北斗里看明星也。此法要处，在勿忘勿助。盖忘之则一曝十寒，工夫间断；助之则着于迹象，已落后天。故善用此功者，但用脑中之元神，不用心中之识神。元神者，无思无虑，自然虚灵，灵而曰虚，仍属先天。识神者，有思有虑，灵而不虚，灵既不虚，则已落后天矣。元气本为先天之气，惟常照以先天之性光，则元气自然生长，阳事自然兴举矣。所尤当知者，若静坐时心神易走，宜暂持以后天工夫，用心肾交感之法，使心降肾升，意念欣欣，如婴儿姹女之相恋；移时其心不外驰，可再用功如前。此乃文火、武火相济而为用者也。究之此中消息，宜善自体验，非可尽以言语传也。

至其心跳、耳鸣、便浊诸证，治以日用服食之品，亦即可愈。宜用生怀山药轧作粉，每用一两，或七八钱，凉水调和，煮成茶汤，饥时当点心用之。欲其适口，可加白蔗糖。久之诸病自愈。

复胡剑华书

剑华仁兄雅鉴：著《灵子术》者系东人。为著此书，精思十昼夜未尝进食，因悟得此术。不但能使周身跳动，即一切器皿，手抚之皆能令其跳动。究之吾中华之哲学，彼固分毫无心得，故于卫生之道亦毫无补益。虽周身跳动时亦形愉快，然适足耗扰精神，是以其人未及中寿而亡。欲明卫生之理，当明以术延命之法。而以术延命法中，有清修双修之殊。伍冲虚之《天仙正理》《仙佛合宗》，柳华阳之《金仙证论》《慧命经》，清修法也。魏伯阳之《参同契》，张紫阳之《悟真篇》，双修法也。至卫生妙之尤妙者，则又以吕纯阳之妙丹法为最（纯阳书中有更有妙丹法云云）。此乃本阴阳互根之理，以行阴阳栽接之术，只此夫妇居室之常，即均在花甲之年，勤而修之，亦可同登仙箓。此《佛经》所谓"躯壳禅"也，所谓"色即是空，空即是色"也。《丹经》所谓"知其雄，守其雌"也，所谓"无欲以观其妙，有欲以观其窍"也。然其道仍须得名师传授，不然虽聪明过颜闵，徒索诸篇章无益也。

至贵友之咯血六年，病势已危，原属不治之证。初所用泻心汤，虽系治吐血之良方，而用于此证实难取效。后所用之山药、赭石、花蕊石、龙骨、牡蛎诸药，亦极稳妥，其如病证之不可挽回何？事后追维，自疑用药之未能尽善，此乃仁人君子之用心，究之用药何尝有误哉。因思凡咳而吐血者，其治法当先注意止其咳嗽。弟凡遇咳嗽而吐血者，若其脉象虚数，恒用生怀山药细末煮作粥，送服川贝母细末。一日之间，山药约服至二两，川贝末约服至六七钱（川贝不苦不难多服）。若服之觉闷者，可服西药含糖白布圣钱许，如无此药，可服鸡内金细末钱

许。若觉热者，可嚼服天门冬二三钱，其咳嗽往往能愈，咳血之证恒随之同愈。其有咳血仍不愈者，可再用三七细末与赭石（忌用醋淬，宜用生者轧细）细末等分和匀，开水送服二钱。其有热者，用生地数钱煎汤送服，辄能奏效。因其咳嗽既愈，咳血亦不难治矣。然此仍论寻常咳血也。若兄之友，其咳血六年，虚弱已极，又不可以此概论也。

复王肖舫问《内经》注疏何家最善书

昨蒙寄书，虚怀下问《内经》以何家注疏为最善。弟于《内经》注疏诸家，所见无多。自陈修园于注《内经》家独推张隐庵。考张氏之注，原鸠合其一时同人共成之，似较他家注疏为优。然其中谬误穿凿之处，亦复不少。盖《内经》一书，虽传自开天辟地之圣神，实互相授受，至春秋之末始笔之于书。其迭次授受之际，约皆有所附会，与经文以俱传。是以《内经》之文有非圣神不

能言者，有近于战国策士夸张之语殊鲜实际者。而注之者，必皆一一视为圣神语录，逐句细为诠解，此谬误穿凿之所由来也。是以愚生平读《内经》，虽挨篇遍读，实非遍记，亦不留意注疏。而每读至精华之处，直觉其言包罗万有，不但为医学鼻祖，一切后世种种学问，实皆寓于《内经》之中。至偶有会心之处，恒若迥出注疏之外者。有如弟生平慕哲学，而泛览群书莫得宗旨。后读《内经》至四气调神篇，有曰"使志若伏若匿，若有私意，若已有得"，乃恍悟养生之道，更触类旁通，并知《佛经》所谓应"无所住而生其心"者亦此义，道书所谓"意双则和，和则增寿"者亦此义也。又尝观西人论地为球形，人处于地之上下，实无分于上下，其语甚奇。及读《内经》五运行大论，帝问："地之为下，否乎？"岐伯曰："地为人之下，太虚之中者也。"帝曰："冯（音凭）乎？"岐伯曰："大气举之也"数语，乃知人

在地上者，固以地为下，即人在地下者，亦以地为下，故岐伯谓地为人之下也。继之，又释之为太虚之中，原大气之所包举，实无所为上下也。西人之讲地学者，早包括于《内经》数语中也。兄果有志研究《内经》，正不妨寻章摘句，择其至精至纯之处，借以瀹我性灵、益我神智，此所谓会心处不在多也。况《内经》精纯之处，其光华流露，如日月经天，朗朗照人，令人心目俱爽，无事费心索解，自能豁然贯通，又何须乎诸家之注疏哉。

复相臣哲嗣毅武书

毅武老世讲青及：来函已收到矣。志学情殷，恳恳欲奉愚为师，夫愚之医学，岂足为人师哉。然良骥呈材，志在千里，而识途之效，或有时少资于老马。愚今年过花甲矣，少承家训，自幼学即留心医药，至弱冠即为人疏方，浮沉医界者，四十余年。犹幸精神不衰，记忆如旧，诊病余暇，即

研究医学，而心力能到之处，亦时启新悟。今特即管窥所见及者，为世讲粗陈习医门径，其大纲约有三则。

一在明药性。《神农本经》为讲药性之祖，胜于后世本草远矣。然亦间有不可靠之时，或药性古今有变更；或地道生殖有优劣；或因古人书皆口授，次第相传，至笔之于书时，其中不无差误。故欲审定药性，须一一自家亲尝；或临证时检对证之药但以一味投之，以观其效力。拙著《衷中参西录》中，恒单用生石膏数两，退寒温大热；单用山萸肉数两，治气虚汗脱；单用生山药数两，治阴虚灼热；曾单用蒌仁数两，治外感结胸；曾单用赭石数两，治呕吐兼结证上下不通，若此者非行险也，皆几经尝试，确知其药之能力性质，而后敢放胆用之，百用不至一失也。至于猛烈有毒之药，虽不敢轻施于人，亦必自少少尝试，渐渐加多，以确定其药性何如，乃知书之所谓猛烈者，未必皆猛烈；所谓有毒者，未必皆有毒，故《衷中参西录》中所用生硫黄、生水蛭诸药，而皆另有发明也。

一在调药方。古人之方，恒大寒大热并用。如《伤寒论》栀子干姜汤，栀子、干姜并用；附子泻心汤，附子、黄连并用；生姜泻心汤、甘草泻心汤，皆干姜、黄连并用。又如《金匮》风引汤、小青龙加石膏汤，皆干姜、石膏并用。至肾气丸，本方原干地黄（即药房生地）与桂、附同用，取其凉热相济、水火均调以奏功也。后世改用熟地，因其性偏于热，又恒去桂、附为六味丸，性虽和平，而一派滞泥，较之八味之原方迥不如矣。由斯知古方大寒大热并用，原各具精义。《衷中参西录》中拙拟之方百余，多系步趋先民规矩而少参新解，可细阅也。

一在审病机。一证之随时更变，始终原不一致，贵以吾人之精神息息与病机相赴。

如《衷中参西录》第六

卷载治一少年伤寒，已过旬日，阳明热实，大便燥结，原是承气汤证。因脉数，恐降后不解，投以白虎汤，一日连进二剂，冀其大便因凉润自通也。至晚九点钟，火似见退，而精神恍惚，大便仍未通下。再诊其脉，变为弦象。夫弦主火衰，亦主气虚。知此证清解已过而大便仍不通者，因气分虚弱，不能运行白虎汤凉润之力也。遂俾单用野台参五钱煎汤服之。须臾大便即通，病亦遂愈。又载治一年过七旬之媪，得伤寒七八日间，其脉洪长有力，表里俱热，烦渴异常，大便自病后未行。因其年高且烦渴太甚，不敢遽用降药，投以白虎加人参汤。二剂，大便随通，一日降下三次。病稍见愈，而脉仍洪长。细审病因，当有结粪未下，遂单用大黄三钱煮数沸服之。下结粪四五枚，病从此遂愈。又载治一少年患伤寒，经医治愈，因饮食过度反复，三

四日间，求为诊视。其脉洪长有力。投以大剂白虎汤治愈，脉静身凉，毫无他证。隔两日，复来相迎，言病人反复甚剧，有危在顷刻之虞。因思此证治愈甚的，何遽如此反复？及至见其痰涎壅盛，连连咳吐不竭，精神恍惚，言语错乱，身体颤动，殓服已备。诊其脉象和平，微嫌胃气不能畅行脉中。因恍悟曰：前因饮食过度而复，此必又因饮食过少而复也。其家人果谓有鉴前失，所与饮食诚甚少。愚曰：此次无须用药，饱食即可愈矣。时已届晚八点钟，至明饮食三次，每次仍撙节与之，病若失。

统观以上三案，若少涉粗心，不能细审病机，即可误人性命。是以愚每临一险证，恒心力尽瘁。古人云良工苦心，愚于医道原非良工，然对于病机疑似之间，莫不惨淡经营，固四十年如一日也。此不足为外人道，可为世讲粗陈之耳。

复冉雪峰问创建医学堂规则书

雪峰仁兄雅鉴：为创建医校，殷殷驰书下问，足见提倡医学之深心也。特是弟才庸识浅，何敢言千虑一得，而重违兄命，敢略陈刍荛之言以备采择。汉赵充国云"百闻不如一见"，此论用兵也，而用药等于用兵，故学医者亦耳闻不如目睹。医学校当与医院并立，合为一事，以医院中大夫充医学校中教员。众学生平日闻于师者，及见师之临证处方与所言者，若合符节，所治之病又皆能随手奏效，则学生对于经见之证，异日经手自疗，自然确有把握也。所可虑者，教员讲衍，无善本讲义可遵，不得不仍取《内经》《难经》《伤寒》《金匮》诸书为讲义。然如此以教学生，取径太远，非阐十年之功于此等书，不能卒业，即使能卒业矣，果能得心皆应手乎？是以弟在医院中教导学生，不敢徒慕高远，惟授以拙著《衷中参西录》，俾其自阅，于难领略处亦间为讲解。其中一百六十余方，需以三年之久，大抵学生能历睹弟用诸方以治愈诸证，是以三年期满，皆能行道救人。此非谓《内经》《难经》诸书可废也，因古籍紧要之处，已粗搜罗于拙著之中而便于领会也。我兄医界国手，负时重望，当广搜群籍撷其精，参以西学择其粹，独出见解，发古人所未发，补中西所未备，撰为《医学新讲义》，以教导生徒，诚千古之慧业也，济世之仁术也，岂不美哉。兄其勉旃❶，弟日望之矣。

宗弟相臣来函（名树筠，直隶青县张家营人）

自庚申年在鄂督署得览《衷中参西录》第一期大著，钦羡无似。历试诸方，莫不应手奏效，如鼓桴之相应，真活人之金丹，济世之慈航也。今闻我兄又撰医论，凡同人本大

---

❶ 勉旃（zhān）：努力，多于劝勉时用之。

著诸方及或有加减治愈之病证，皆可附载篇末，借资参考，弟谨将数年来仿照《衷中参西录》治愈之案，择录数则寄呈。如有可采，并乞附载医论之后，实为荣幸之至。

定县吴锡三偕眷寓汉皋。其妻病，服药罔效。时弟服武昌督署务，诊其脉，浮而无力。胸次郁结，如有物杜塞，饮食至胃间，恒觉烧热不下。仿第二卷首方参赭镇气汤之义，用野台参六钱，赭石细末二两。将二药煎服，胸次即觉开通。服至二剂，饮食下行无碍。因其大便犹燥，再用当归、肉苁蓉各四钱，俾煎服，病若失。

芦台北涧李子芳，年四十二岁，壬戌五月间，因劳碌暑热，大便下血，且腹疼。医者多用西洋参、野于术、地榆炭、柏叶炭温涩之品投之，愈服愈危。小站王绍圃，余友也，代寄函询方，并将病源暨前方开示。余阅毕，遂为邮去痢疾门中所载菩提丹四服。每服六十粒，日服一次。未几，接复函，谓服毕血止，腹疼亦愈，极赞药之神妙。近年用此丹治赤痢及二便下血，愈者甚多，神妙之誉非溢美也。

胞妹路姑，年四十余岁，体素瘦弱，久患脾胃湿寒，胃脘时觉疼痛，饮食减少，常作泄泻，完谷不化。因照泄泻门中益脾饼原方，为制一料，服之即愈。为善后计，又服一料，永久被除病根。

侄女秀姑，已于归数载，因患瘰疬证成痨，喘嗽不休，或自汗，或心中怔忡，来函索方。余揣此系阴分亏损已极所致。俾先用虚劳门一味薯蓣饮，每日用生怀山药四两，煮汁两大碗，当茶频频温饮之。不数剂，喘定汗止，咳嗽亦见轻。继又兼服泄泻门中薯蓣粥，作点心用之，渐渐痊愈。其祖翁亦业医，问此妙方出何医书。答以二方皆出自友人新著《衷中参西录》。因索书观之，大为叹服。余亦因知此二方之妙，后恒用之以治虚劳，救人甚伙。

河间裘幻因，年二十八岁，聪敏善书，寓天津。患咳嗽吐血，且咯吐甚多，气分太虚，喘息迫促，上焦烦热，其脉大而无力，右部尤甚，盖血脱而气亦将脱也。急用吐衄门保元寒降汤，加青竹茹、麦门冬各三钱。一剂血止。至第二剂，将台参五钱易为西洋参一钱，服之而愈。方病相投，效如影响，洵不误也。

河间刘君仲章，久仕鄂，年五十余岁。漏疮甚剧，屡治不痊，后兼泄泻不止，盖肠滑不固，故医药无灵。诊其脉甚小弱，渐已成痨。嘱其用泄泻门薯蓣鸡子黄粥。一剂泻止。三服，精神焕发。十数日后，身体复原。此后凡遇虚泻久不愈者，用之屡收特效。

湖北督署韩承启，庆轩寅友也。其夫人年六旬，素多肝郁，浸至胸中大气下陷。其气短不足以息，因而努力呼吸，有似乎喘，喉干作渴，心中满闷怔忡，其脉甚沉微。知其胸中大气下陷过甚，肺中呼吸几有将停之势，非投

以第四卷首方升陷汤以升补其大气不可。为录出原方，遵注大气陷之甚者将升麻加倍服。一剂后，吐出黏涎数碗，胸中顿觉舒畅。又于方中加半夏、陈皮，连服三剂，病遂霍然。盖此证因大气下陷，其胸肺胃脘无大气以斡旋之，约皆积有痰涎，迨服药后，大气来复，故能运转痰涎外出，此《金匮》水气门所谓"大气一转，其气（水气即痰涎）乃散"也。从此知《衷中参西录》实为医学家不可不备之要书也。后大气下陷证数见不鲜，莫不用升陷汤加减治愈。

鄂督王子春将军之如夫人，年十九岁，因殇子过痛，肝气不畅，经水行时多而且久，或不时漏下。前服逍遥、归脾等药，皆无效。诊其脉，左关尺及右尺皆浮弦，一息五至强。口干不思食，腰疼无力，乃血亏而有热也。遵将女科调经门安冲汤去芪、术，加麦冬、霍石斛、香附米，俾服之。二剂血止，六

剂后食量增加，口干腰疼皆愈。继将汤剂制作丸药，徐徐服之，月事亦从此调矣。

湖北医兵张某，患历节风证，西医名偻麻质斯，服其药年余无效，步履艰难，天未凉即着皮裤。诊其脉，浮数有力，知为经络虚而有热之象。遂用痿废门加味黄芪五物汤，遵注热者加知母，又加生薏米、鲜桑枝、牛膝、木通。服一剂觉轻减，三剂离杖，五剂痊愈。近年用此方治痛风、历节证，愈者甚多。若无热者，即用书中原方，亦甚效验。

津寓献县刘姓之婴孩，抽绵风不已，夜半询方。知病危急，适存有沧州散号春和堂按小儿风证门所制定风丹，与以少许。服之立止，永未再犯。后屡用此方皆效，真保赤之良方也。凡药局中皆宜照《衷中参西录》所载原方，预制此丹，以备不时之需。

复刘希宪书

捧读瑶章，对于拙著溢分誉扬，不禁感愧交集，至推为知道，尤不敢任受。今之同善社非不佳，而弟未入者，诚以自古设坛讲道，对大说法，止言清修工夫，此性学也。至有能于性学甚了悟者，而后秘密传以命学，此在释家为秘宗，在道家为教外别传。试观释家五祖传六祖时，因其偈语悟彻性功，然后夜半放舟湖中，授以命功，其慎密竟至如此。今即入同善社，其秘密者能骤闻乎？盖但修性功，可使灵魂长存而不能化身，若性命双修，此身可化为玲珑，体步日月而无影。久之此身化为清气，可步云凌空，古所谓白日飞升者此也。究其道之入手，不外大易一阴一阳互为之根二语。盖阴以阳为根，则阴可长存，阳以阴为根，则阳可长存，此天地之所以永久不敝也。人果能学天地互根长存之理，则亦可长存矣。由此知独修一身者，固非房术采炼损人利己者更非矣。

相臣哲嗣毅武来函

（名燕杰）

前阅《绍兴医报》，有我师赐示习医门径三则。捧读之下，顿开茅塞。尊著《衷中参西录》第三期，受业反复细阅，方案之后所加精微诠解，莫不口诵心维。偶有会悟，辄能得心应手，临证之际，即获效果。是知《衷中参西录》一书，奥妙无穷，特患不能精心探索以领取也。今敢即管窥所得，可实见诸临证者，详录数则，以质夫子。至审病用药之处有未尽合者，仍乞赐教。

族嫂年三十余岁，身体甚弱，于季春忽患头疼，右边疼尤剧，以致上下眼睑皆疼，口中时溢涎沫，唾吐满地，经血两月未见，舌苔黏腻，左脉弦硬而浮，右脉沉滑。知系气血两虚，内有蕴热，挟肝胆之火上冲头目，且有热痰杜塞中焦也。为疏方，用尊著药性解赭石下所载治安东何道尹犹女之方加减，生赭石细末六钱，净

山萸肉五钱，野台参、生杭芍、生龟板、当归身各三钱。一剂左边疼顿减，而右边之疼如故。遂用前方加丹皮二钱，赭石改用八钱。服后不但头疼悉愈，且口内涎沫亦无，惟月经仍未见，又改用赭石至一两，加川芎二钱。服下，翌日月事亦通。夫赭石向在药物中为罕用之品，而此方用之以治头疼，以治痰涎杜塞，以治月事不见，皆能随手奏效，实赭石之力居多。然非吾师对于赭石尽力提倡，极口赞扬，燕杰何能用之而左宜右有哉。

又津埠三条石宋氏妇，年将四旬，身体羸弱，前二年即咳嗽吐痰，因不以为事未尝调治。今春证浸加剧，屡次服药无效。诊其脉，左部弦细，右部微弱，数近六至。咳嗽，吐痰白色，气腥臭，喘促自汗，午后发热，夜间尤甚，胸膈满闷，饮食减少，大便秘结，知其已成痨瘵而兼肺病也。从前所服药十余纸，但以止嗽药治其肺病，而不知子虚补母之义，所以无效。为疏方，用

《衷中参西录》首方资生汤加减，生山药八钱，玄参、大生地、净萸肉各六钱，生牡蛎、生杭芍、生赭石各四钱，于术、生鸡内金、甘草各二钱。煎服二剂，汗止喘轻，发热咳嗽稍愈。遂将前方去牡蛎，加蒌仁、地骨皮各三钱，山药改用一两，赭石改用六钱。连服十剂，诸病皆愈，为善后计，俾用《衷中参西录》泄泻门薯蓣粥方，用生山药细末八钱煮粥，调白糖服之，早晚各一次。后月余与介绍人晤面，言此时宋氏妇饮食甚多，身体较前健壮多矣。然此病本不易治，故服他医之药数十剂，寸效不见。乃病者喘逆迫促，竟能重用赭石以镇安其气，何用药之奇而奏效之捷也。燕杰答曰：余得名师傅授耳。介绍人似未遽信，因为详细述之，乃大叹服。

又族兄泰，年三十余，素强壮无病。壬戌中秋，因在田间掘塈，劳苦过甚，自觉气力不支，即在塈中吃烟休息，少缓须臾又复力作。至晚归家时，途中步行，觉两腿酸木不仁。及至夜间，两腿抽疼甚剧。适生在里，其弟扣门求为往治。诊其脉，迟滞而细，号呼不已，气逆不顺，身冷，小溲不利。遂用《衷中参西录》活络效灵丹方，加白芍三钱、桂枝尖二钱、生姜三片。一剂腿疼大减，小便即利，身冷亦退。再剂，霍然痊愈。

又天津西门外王媪，年五十七岁，右膝盖部发炎，红热肿疼，食减不眠。其嗣如珍延为诊视。至其家，闻病者呼号不止，口称救命。其右脉洪数有力，心悸头眩，舌苔白而腻，大便三日未行，小便赤热。

按：此足征湿热下注。予以活络效灵丹，加生石膏六钱，知母、怀牛膝、生薏米各四钱，甘草梢一钱，嘱服一剂。次日自能来寓，其疼减肿消，夜已成寐，尚云右臂酸疼。又即原方加青连翘、金银花、油松节各二钱，服之痊愈。

又族侄妇，年二十余，素

性谨言，情志抑郁。因气分不舒，致四肢痉挛颤动，呼吸短促，胸中胀闷，约一昼夜。先延针科医治，云是鸡爪风，为刺囟门及十指尖，稍愈，旋即复作如故。其脉左部弦细，右部似有似无，一分钟数至百至。其两肩抬动，气逆作喘。询知其素不健壮，廉于饮食。盖肝属木而主筋，肝郁不舒则筋挛，肝郁恒侮其所胜，故脾土受伤而食少。遂为开《衷中参西录》培脾舒肝汤。为有逆气上干，又加生赭石细末五钱。嘱服二剂，痉挛即愈，气息亦平。遂去赭石，照原方又服数剂，以善其后。

又族姊适徐姓，年三十余。有妊流产，已旬日矣。忽然下血甚多，头晕腹胀，脉小无力。知为冲脉滑脱之征，予以《衷中参西录》固冲汤，加柴胡钱半，归身二钱。服药三剂即止。俾继服坤顺至宝丹以善其后。

又族婶母，年四十余岁，身体素弱。因境遇不顺，又多抑郁。癸亥十月下旬，忽患头疼甚剧，已三日矣，族叔来舍，俾生往诊。及至，闻呻吟不已，卧床不起，言已针过百会及太阳两处，均未见效。其左脉微细如丝，按之即无，右脉亦无力，自言气息不接，胸闷不畅，不思饮食，自觉精神恍惚，似难支持，知其胸中之大气下陷也。其头疼者，因大气陷后，有他经之逆气乘虚上干也。遵用《衷中参西录》升陷汤原方，升提其下陷之大气，连服数剂痉愈。

又天津裕牲堂药局同事曹希贤，年二十五岁，自春日患吐血证，时发时愈，不以介意。至仲冬忽吐血较前剧，咳嗽音哑，面带贫血，胸中烦热，食少倦怠，屡治罔效，来寓求诊。左脉细弱，右脉则弦而有力，知其病久生热，其胃气因热上逆，血即随之上升也。为开《衷中参西录》寒降汤方，为其咳嗽音哑，加川贝三钱，连服二剂，病大轻减。又服二剂，不但吐血已止，而咳嗽音哑诸病皆愈。

又族嫂年三十五岁，初患

风寒咳嗽，因懒于服药，不以为事。后渐至病重，始延医诊治。所服之药，皆温散燥烈之品，不知风寒久而化热，故越治越剧，几至不起。后生于腊底回里，族兄邀为诊视。脉象虚而无力，身瘦如柴，咳嗽微喘，饮食减少，大便泄泻，或兼白带，午后身热颧红，确系痨瘵已成。授以《衷中参西录》第一卷首方资生汤，加炒薏仁、茯苓片、生龙骨、生牡蛎各三钱，茵陈、炙甘草各钱半。服二剂，身热颧红皆退，咳嗽泄泻亦见愈。后仍按此方加减，又服六剂，诸病皆痊。嘱其每日用生怀山药细末煮粥，调以白糖服之，以善其后。

孙香荪来函 <small>（名蕊榜，直隶盐山赵毛陶人）</small>

受业深痛家人遭遇疾病多为药误，于斯立志研究医学，上自农轩，下至近代著述诸家，莫不详阅深思，而卒未有心得。后读我师《衷中参西录》，如饮上池之水，觉心目俱爽，对于

医理隔阂之处，莫不豁然贯彻，而临证亦遂觉确有把握。噫，我师著述之功效，于医界中可谓独有千古矣。今将遵用师方所治大证验案，择优列下，敬祈教正，借供研究。

一、用卫生防疫宝丹治霍乱验案

民国十三年六月，友人杜印三君之令堂得霍乱证，上吐下泻，转筋腹疼，六脉闭塞。生诊视后，为开卫生防疫宝丹方，共研作粉，每次服一钱。服第一次，吐泻稍止。服第二次，病即痊愈。

斯年初冬，陈列所第一科科长邓子辅君之儿媳得霍乱证，时已夜半，请为诊视。吐泻转筋，六脉皆无，心中迷乱，时作谵语。治以卫生防疫宝丹，初服仍吐，服至二次，脉即徐出而愈。

民国十四年六月，友人刘香南君之令正得霍乱证，香南冒雨至陈列所，请为诊视。因日前其长子得热泻病，经津埠名医数人，治皆不效，生为治之立愈，故其心中甚

相信也。适天津县地方物产展览会是日开幕，实不能往，细询病状，为开卫生防疫宝丹方，服之即愈。

民国十六年五月，陈列所第三科科长赵信臣君之令堂得霍乱证，先延针医放血不愈，请为诊视。其手足逆冷，脉乍有乍无，头出冷汗，吐泻转筋。俾服卫生防疫宝丹八十粒，药力未行即吐出。继服一百二十粒，吐泻即止。翌日病大见愈，胸中觉闷，仍欲作呕。诊其脉细数，又因年高，为疏急救回阳汤方，重用赭石、朱砂，一剂而愈。

按：霍乱一证，古今中外无必效之方，惟我师所拟之卫生防疫宝丹，如金针暗渡，无论病因之或凉或热，病势之如何危险，投以此丹，莫不立愈，效如桴鼓之应，真千古未有之奇方，普渡众生之慈航也。

二、用升陷汤治大气下陷验案

民国十五年冬，河东友人翟桐生之令堂乳部生疮，疼痛难忍，同事王德三君约往诊视。翟君言，昨日请医诊治，服药一剂，亦不觉如何，惟言誓不再服彼医方药。生诊视时，其脉左关弦硬，右寸独微弱，口不能言，气息甚微，病势已危险万分。生断为年高因病疮大气下陷，为开升陷汤，以升举其气，又加连翘、丹参诸药，以理其疮。一剂能言。病人喜甚，非按原方再服一剂不可。后生又诊数次，即方略为加减，数服痊愈。后遇此证数次，亦皆用升陷汤加减治愈。

按：大气下陷之理，古今方书皆未发明，是以遇此证而误治者比比皆是。独我师本生平大慧力以发为大慈悲，拟得升陷汤诸方，能使大气之陷于九渊者可升至九天，虽病至垂危之候，服之皆立能回生，即拟之九还神丹，曷以过焉。凡医界同人，志在活人者，可不于此诸方加之意乎。

三、用安冲汤治愈下血证验案

民国十三年七月，友人

张竹荪之令堂，因筹办娶儿媳事劳心过度，小便下血不止，其血之来沥沥有声，请为诊视，举止不定，气息微弱，右脉弦细，左脉弦硬。为开安冲汤，服后稍愈。翌日晨起，忽然昏迷，其家人甚恐，又请诊视。其脉尚和平，知其昏迷系黄芪升补之力稍过，遂仍用原方，加赭石八钱，一剂而愈。

家族婶有下血证，医治十余年，时愈时发，终未除根。民国十五年六月，病又作，请为诊视。治以《傅青主女科》治老妇血崩方，遵师训加生地黄一两，一服即愈。七月，病又反复。治以安冲汤方，以其心中觉凉，加干姜二钱，一剂病又愈。

斯年初秋，佃户李姓之女，年十七岁，下血不止，面唇皆白，六脉细数。治以安冲汤，重用山萸肉，三剂而愈。

四、用生石膏治温病验案

民国十三年八月，财政厅友人张竹荪之女公子发热甚剧，来询方。为开生石膏一两半，煎汤饮之。其热仍不稍退，又来询方。答以多煎石膏水饮之，必能见愈。竹荪购石膏数两，煮汤若干，渴则饮之，数日而愈。

斯年初冬，因兵革不靖，请假旋里。适生佃户郭姓之女得伤寒证，三四日间阳明热势甚剧，面赤气粗，六脉洪数，时作谵语。为开寒解汤，因胸中觉闷，加瓜蒌仁一两，一剂病愈。

民国十四年春，同所俞品三君佣妪之子，来津学木工。因身体单薄，又兼天热，得温病，请为诊视。脉浮数而滑，舌苔白厚，时时昏睡。为开清解汤，生石膏用一两，为其脉数，又加玄参五钱，一剂病愈。

民国十六年孟春，同事赵明仲君，江苏人，得温病，请为诊视。满面及口内皆肿，舌苔灰腻而厚，两寸脉大于尺部一倍。为开白虎加人参汤，生石膏用二两，以其舌苔灰腻，以生杭芍代知母，又加云苓、滑石各五钱。其令亲实业厅秘书张惠臣君适在座，见生石膏二两，为之咋舌。赵君因知生治病多效，服之不疑。连服二剂，病始痊愈。以后张君有病，亦请为诊治焉。

斯年仲春，俞品三君之三位女公子皆出瘟疹。生为诊视，皆投以清解汤，加连翘、生地、滑石而愈。同时之患此证者，势多危险。惟生投以此方，皆能随手奏效，诚良方之可以活人也。

斯年仲夏，舍亲傅立钟得暑热病，请为诊视。面红气粗，两寸脉弦硬而浮，两尺细数，身体颤动。为开白虎加人参汤，生石膏用二两。因其阴分亏损，为加大生地五钱，玄参五钱；又因脉浮，加青连翘三钱，一剂遍身凉汗而愈。

按：后世本草谓石膏煅不伤胃，此诚谬说。乃一倡百和，流毒无穷，直使患寒温者皆入危险之境，此医学中一大障碍也。我师为悲悯所迫，大声急呼，唤醒医界，谓石膏生用直同金丹，煅用即同鸩毒（谓煅石膏可代卤水点豆腐，是以不可用），广登报章，举世医界奉为圭臬。而流俗医者，不明化学，犹坚执旧说，蛊惑病家，误人性命，是诚孽由自作矣。

马秀三来函 （奉天义县南关人）

去岁（乙丑）舍侄洪升患膈食，延医诊治，年余无效。及病至垂危，诸医束手无策，有旧戚赠一良方，言系《衷中参西录》所载之方，名参赭培气汤，服之立见功效。连服十剂，其病痊愈。后购全书读之，见书中所载共计一百六十余方，皆先生自拟，方后诠解精妙，验案屡载，无一非挽回人命之金丹也。

萧介青来函 （汉口太和桥屏藩里人）

三年前在黄陂，曾代友人田寿先作脉案一则，呈请夫子

·248·

赐方，治其腹胀病。蒙赐一方，药只三味（当归、丹参、代赭石），无异金丹。服后，瘀血由大便而下者数升，旋即病愈。由此田君习医，请精画肖像者，照《衷中参西录》所载尊容放大，悬于中堂，早晚朝拜，青每日陪参，因同席研究医学数年，不敢以琐屑上呈者，知夫子诊务纷繁，著述匆碌，恐渎清听耳。七八年来，读夫子《衷中参西录》及分载各医报之鸿论，遵法施治，全活无算，真是无方不效。

其所最效者，用十全育真汤治愈同学朱凤岩之夫人虚劳病。此病曾经汉臯著名西医江徐二君诊治年余，花费千元，不但无效，而且备后事矣。青见其所患与十全育真汤主治之病相同，为书原方服之。四剂病若失，群惊为神。因将《衷中参西录》遍示众人，即迷信西医者阅之，无不服夫子立方之善，医学之精矣。又用《沈阳医志》所载夫子论肺病治法，按期用药，治愈余香亭、周丁氏二人，此皆西医辞而不治之证也。

夫子费尽心血，著书传方，全活生命已不胜计，善人得厚报，青拭目而待焉。所有恳者，夫子前撰之西药注射法，用以止血、清血，治痢疾、霍乱等证，载于泰县《铎声医报》，有益医林非浅。不幸此报青所存者不知何以忽失，今欲照法学习，依据无从。此时泰县医报已停止出版，无处购买，不得已仍敬求夫子将注射之法及注射所需之药料、并注射后以何中药善后，撰一篇登诸各处医学志报，以公诸医界，俾学者皆有所取法，不惟青一人感激莫名，凡我医界中人，应莫不争先快睹，欣喜异常也。夫子以启迪后进为怀，谅能俯允所请钦。

周禹锡来函（名荣珪，四川泾南人）

久承师训，获益良多，景慕之诚，莫可名状。今特将仿用《衷中参西录》中诸方论治愈险证数则，誊清恭呈函丈，其有病虽治愈，而所用之方未尽吻合者，仍乞夫子多赐指教，是所切盼。

杨姓女，年十九岁。出嫁二载，月事犹未见，身体羸瘦，饮食减少，干咳无痰，五心烦热，诊其脉细数有力。仿用《衷中参西录》资生汤方，用生山药一两，于术二钱，牛蒡子三钱，玄参五钱，生地黄四钱，生鸡内金一钱。连服五剂，热退咳减，食欲增加。遂于原方中去生地，倍于术。又服三剂，汛潮忽至。共服二十剂痊愈。

程姓男孩，年五岁，乳哺不足，脱肛近四载，医不能治。其面白神疲，身体孱弱，大肠坠出二寸许，用手塞入，旋又坠出，其脉濡弱无力，呼吸促短，状若不能接续。知其胸中大气下陷，下焦之气化因之不能固摄也。仿用《衷中参西录》升陷汤方，用生箭芪四钱，知母二钱，桔梗、柴胡、升麻各一钱，潞参、净萸肉各三钱，煎汤一盏，分两次温饮下。连服二剂，肛即收缩。乃减去升麻，再服三剂，痊愈。

熊姓叟，年近七旬，精神矍铄，平素喜服热药，桂、附、参、茸诸品，未尝一日去口。十余年间，安泰无病，自以为服热药之功，而不知其因禀赋敦厚也。客秋患白痢，医者见其平素多服温补，疑其体弱受寒，治以附子理中汤，不效。旋又利下清谷，腹中痛满，直认为寒泻无疑，仍投以大剂附子理中汤，杂以消导之药。服后病益剧，继增发厥。医者断为高年气血两亏，病在不治。其婿魏君倩生往诊以决吉凶。其脉沉伏几不见，莫辨虚实，舌上无津，惟目光闪灼有神，言语急促似喘，所下极恶臭。直断为热邪内伏，阳极似阴之候。拟用生石膏四两，生山药、鲜石斛各一两，白头翁、天花粉各五钱为方。病家睹方骇甚，生晓之曰：尊翁资禀甚厚，宜享高年。其平素过服热药而能受者，亦禀赋过厚之故。然附子有大毒，含麻醉性，如鸦片然，久服虽未见害，而药瘾已成，其毒性与血化合，真阴已暗耗甚多矣。今病若此，显系肠胃之阴液（中含有稀盐酸能化食）已竭，而失其濡润消化之力，故下利清谷，以其恶臭似热酿成，故确断其为热无疑。且四肢发厥，热伤筋也，热深者厥亦深，因内有伏热，故厥而手足搐搦也。目为五脏之精华，今目光闪灼，阳有余也。言语急迫，火逆上冲也。若不急急泻热救阴，恐有顷刻亡阴之势。病家闻之似有会悟，始敢将药煎服。服后诸病未退，转加烦躁，知药剂犹轻，不能胜病也，遂仍用前方，将生石膏倍作八两，煎汤数杯，徐徐服下。一日夜连进二剂，厥止，手足已温，下痢亦疏。再倍加生山药为二两，又服二剂，其痢已愈强半。乃将石膏减为二两，去白头翁，加白芍五钱，甘草三钱，又服三剂，病始霍然。

按： 医界多忌用生石膏，谓煅之始不伤胃。独夫子则谓石膏生用，其性凉而能散，以治外感实热直同金丹；若煅之则性专收敛，能将外感之痰火敛住，直同鸩毒。此诚开天辟地之名论也。惟笃信师训，故敢放胆重用生石膏，以挽回此垂绝之人命也。

曾姓媪，年过六旬，春间患温病。医者见其年老体弱，于桂、麻、羌、独发表药中，杂以归、芍养血等药。服后神识渐昏，舌苔燥黑，身热而厥。其家人惶急，日更十余医，咸云莫救。延生往视时，气息奄奄，仅存一线，其脉细数欲绝，动而中止，心憺憺然大动，舌卷干黑，烦躁不宁，汗出如油。证本不救，踌躇再四，强为拟复脉法，以救其逆。方用生龟板、生龙骨、生牡蛎、生地黄各一两，生杭芍六钱，生枣仁五钱，大麦冬、粉甘草各八钱，花旗人参四钱，浓煎汁一大盅，俾分两次服。初服一次，烦躁益甚，病家恐极。生晓之曰：此勿恐，药轻不胜病也，再服一次即安矣。迟片时，将余一半服下，沉沉睡去，约三点钟始醒，醒后神识渐清。再诊其脉，犹无起色，俾将药渣煎服。明晨往诊，脉息稍和，仍有结象。据云昨夜思食，已进藕粉羹半盏。生俾其再服时，可改用山药粥。至所服之药仍用前方。一剂病势大减，三剂后已起床矣。继用益胃养阴之药，调理数日痊愈。

生因熟读《衷中参西录》，见书中之方，龟板、龙骨、牡蛎、芍药诸药皆生用，取其凉润滋阴，本性纯全，生效而用之，如此重病，竟能随手奏效，诚得力于师训者多也。

张让轩来函（直隶唐山老庄之人）

自去秋得读贵著，朝夕研究，深叹先生于轩岐妙法，独具机杼，而仲景之心传，昭然若揭，融贯中西，抉精阐微，涵益群伦，莫名崇仰。鄙人得之，茅塞顿开，奉之如至宝。兹有大证三人，用先生法而起者，备陈于下。

张灼芳，年二十八岁，小学教员，于去岁冬月初，得膏淋，继之血淋。所便者，或血条，或血块，后则继以鲜血，溺频茎疼。屡经医者调治，病转加剧。其气色青黑，六脉坚数，肝脉尤甚。与以淋浊门理血汤，俾连服三剂，血止，脉稍平，他证仍旧。继按治淋浊门诸方加减治之，十余剂痊愈。灼芳谢曰：予得此证，食少不寐，肌肉消瘦，一月有余，屡治不效，病势日增。不意先生用药如此神妙，竟能挽回垂危之命。愚谓之曰：此非我之能，乃著《衷中参西录》张寿翁之大德也。如以此证言之，非先生之妙方，未有能治愈者。

又堂弟价儒，年二十九岁，因去秋土匪横起，焚庄抢掠，昼夜戒严，价儒在城经理商务，焦劳尤甚，寝食不安，今正遂得极虚之证。两颧泛红，气短声微，精神颓惫。医者用玄参、生地、丹皮等以滋其阴，乃误以气短为郁，又加枳壳以开之，其气益弱，胸益满。遂迎愚往治，诊毕谓之曰：此病以内外之证观之，阴阳俱虚之候也。且脉象沉细而涩，名曰虚中兼涩，平日有郁故也。胸胁虽有阻滞，非有实物，乃肾不纳，肺不降也，气短声微可征也。何堪再用开破之药以重虚之乎？遂遵虚劳门诸方，补其肝肾，化其凝滞，数剂向愈。又养之百日，而始恢复原状。

又价儒之内，以其夫病势沉重，深恐难起，忧虑成疾。心内动悸，痞塞短气。医者以为痰郁，用二陈汤加减清之，病益加剧。因鉴其父为药所误（其父为遵郡名儒，因下痢十余日，医用大

黄四钱降之，覆杯而卒），遂停药不敢服。此际愚正在城中为价儒调治余病。俟愚来家求诊，见其满面油光，两手尺寸之脉皆极沉，惟关脉坚而有力。愚曰：此乃胸中大气下陷，何医者不明如是，而用清痰之二陈也。今两关脉之坚弦，乃彼用药推荡之力。诊际，大气一陷，遂全身一战，冷汗满额，心即连次跳动十余次。遂用大气下陷门中之升陷汤，再仿逍遥散、炙甘草汤之意，提其下陷之气，散其中宫之滞，并以交其心肾。一剂而三部平，大气固。嗣因尺中太微，而理气药及升、柴等药皆不敢用，遂按大气下陷门之意及虚劳门之法，精心消息，调治而愈。今食量增加，气日壮矣。

此三人病愈甚喜，屡请愚函谢先生著书活人之德，故将三人之病详细报告于上下也。

章叔和来函（名洪均，安徽绩溪长安人）

言之不能适诸实用，虽扬

厉铺张，动人听闻，终难取信而远传也。学之不能有益世界者，虽文章锦绣风靡一时，亦难久存而罔替也。故惟经济之学，赖以治平戡乱，医药之学赖以却疾卫生，其学不同，而爱国救民之心则同。所以古豪杰之士不得大用于世者，类皆从事医药，借以伸其平生之愿力，此范文正之矢志不为良相必为良医也。均不幸生而体弱多病，初曾攻习儒业，屡与侪辈角逐文场。继以几为药误，愤而锐志学医。惟良师难逢，歉然以未得真传为憾。因广购书籍，朝夕钻研，更订阅医药各报，冀扩新知，且得以谂识时贤之学问。心折于先生者已数年矣。吾道长城，巍然在望，独恨未能早读先生之书，仅于诸报端少睹先生之零墨札记。碎锦瓣香，尽属佳珍，循环涵咏，新义迭出，一再观摩，不觉五体之投地也。去岁仲冬，旬日之间，遵先生大气诠、赭石解二著之论治方法，治愈两大危险之证，敢附崖略，以昭确效云。

一距均家二里之朱家村，有冯顺昌者，务农而家小康。其母章氏，年正八秩，体丰善饭。一日忽觉左手麻痹，渐至不能持碗。越朝方食面饼，倏然僵厥，坐向下堕，肢冷额汗，气息仅属。人皆以为猝中也，聚商救治，自午至晡，逐见危殆，来请均为筹挽救简方，以老人素不服药，且口噤鼻塞，恐药汁亦难下咽耳。均意谓年老久厥，讵能回阳？姑嘱以红灵丹少许吹鼻中，倘嚏气能宣通，再议用药。乃药甫入而嚏作，似渐苏醒。然呼吸甚微，如一线游丝，恐风吹断。先按口鼻，温度甚低，音在喉中，犹言誓不服药。诊其脉，则沉微，察其瞳，亦涣散。遂确定为大气下陷。但值耄年，势难遽投重峻之剂，爰照升陷汤方而小其剂，用生箭芪一钱五分，知母八分，净萸肉一钱，柴胡四分，升麻三分。煎服须臾，即渐有转机。续进两剂，逐次平复。继俾服潞党参，每日二钱，加五味子五粒，广陈皮少许，频饮代茶。今春见之，较未病前更倍康强矣。

又距均家五里之鱼鳞溪，有洪瑞璋者，年五十余，家素贫苦，曾吸鸦片，戒未多年，由咳而成喘疾，勉强操劳，每届冬令则加剧，然病发时亦往往不服药而自愈。兹次发喘，初由外感，兼发热头痛。医者投以二活、防、葛，大剂表散，遂汗出二日不止，喘逆上冲，不能平卧，胸痞腹胀，大便旬余未行，语不接气，时或瘈疭，种种见证，已濒极险。诊其脉，微细不起。形状颓败殊甚。详细勘视，诚将有阴阳脱离之虞。适日前阅赭石解，记其主治，揣之颇合。但恐其性太重镇而正气将随以下陷也，再四踌躇，因配以真潞党参、生怀山药、野茯神、净萸肉、广橘红、京半夏、龙骨、牡蛎、苏子、蒡子等，皆属按证而拟，竟与《衷中参西录》中之参赭镇气汤大致相同。一剂病愈大半，两剂即扶杖起行，三剂则康复如恒

矣。前月遇之，自言冬不知寒，至春亦未反复，似有返老还童之嘉概，感颂均德不辍口。盖其有生以来，从未服过功力大著之药，今连投数重剂，复与病机吻合，宜乎效倍寻常，不亚琼浆玉液也。

综此两证，皆濒极危地步，乃因先生之方法，遂得着手回生，忝获嘉誉，先生殊大有造于均，寸衷铭感，固当永矢弗谖矣。嗣此仰慕先生之情愈切，思见先生之书倍殷。幸近承无锡周小农先生邮来大著《衷中参西录》三期及药物学讲义，至宝乍得，夙愿喜偿，盥薇敬诵，茅塞顿开。且欣悉尚有医论、医案二编，亦陆续出版。改良医药，树之先声，嘉惠学者，示以门径，前途之造就，正未可量也。若夫以成绩言之，则经先生亲手所治疗，暨用书中之方治疗者，人数当以万亿计。此书诚先生传道之准绳，所以却疾以保命、卫生以延龄、识药而加格致、附案而存为法程者，靡不尽系于兹也。窃尝细绎大旨，议论

则扼要而简明，制方则妥切而必效，远绍轩岐长沙之统绪，旁采西欧东亚之菁华，经数十年之躬亲试验，成数十万言之美善模型，诚属医林之木铎，不啻苦海之慈航也，爰不揣芜陋，抒诚纪实，冒昧呈质，深冀先生之不我遐弃，进而有以益之。并愿借以告诸同道，凡抱有爱国救民之热忱者，盍爽然省悟，共取师资于斯编，行见国学昌明，人寿增进，可翘足而俟也。

卢月潭来函（名保圻，山东德州人）

上月中旬，四弟专差送来《衷中参西录》三期全部。急展读，有我夫子尊像，犹如觌面受教，景慕异常，不觉以首投地，再拜致敬。侄数年遵斯书治愈各大证不胜计，兹略陈数则，其有用药未吻合处，尤乞赐教。

族侄孙云倬，患肠结证，缠绵两月有余。城内外及德州附近各名医，无人不请，更医数十人，服药百余剂，不但无效，转大增剧。伊亦以为无人能治，无药可医。气息奄奄，殓服已备。后接夫子信（曾为去信服《衷中参西录》中赭遂攻结汤），即携《衷中参西录》往视，幸伊心神未昏，将赭遂攻结汤方查出示之。伊素知医，卧观一小时，即猛起一手拍腑，言我病即愈，幸不当死。立急派人取药，服后片刻，腹中大响一阵，自觉其结已开，随即大泻两三盆，停约两句钟，又泻数次，其病竟愈。随即食山药粉稀粥两茶杯，继用补益濡润之药数剂以善其后。伊之全家，至今永感不忘。

崇台五家兄，患偏枯。延医十余人，调治两年余，终未见效。后又添眩晕，终日自觉不舒。后侄查照《衷中参西录》各方加减，用台参、黄芪、净萸肉各一两，龙骨、牡蛎各六钱，玄参五钱，秦艽、虎骨胶、鹿角胶（二胶融化兑服）各三钱，共九味为方，日日常服。虽未大愈，而颇见轻减。至今一离此药，即觉不舒。去年八月，因数日未服药，忽然眩晕，心神忙乱，大汗淋漓，大有将脱之势。犹幸家中存有斯药两剂，赶紧随煎随服。头煎服完，心神大定，汗亦即止，一夜安睡，明日照常。盖家兄之证，阴阳俱虚，故一离此药，即危险如是也。然治病贵乎除根，拟得暇自到院中，面述详细，敬求夫子特赐良方，家兄之病当有痊愈之日也。

又五家嫂及内子两人，系因家务心力煎劳，自觉无日不病者。五家嫂怔忡异常，每犯此病，必数日不能起床，须人重按其心，终日面目虚浮，无病不有。而内子则不但怔忡，寒热往来，少腹重坠，自汗、盗汗，亦无定时，面目手足及右腿无日不肿。而两人丸药日不离口，不但无效，更渐加剧。后侄查《衷中参西录》大气下陷一切方案，确知两人皆系大气下陷无疑。服升陷汤数剂，并加滋补之味，而各病若失，现今均健壮如常矣。

又介受族嫂，因逃荒惊恐，又兼受暑，致患痢两月余，服药无效，益加沉重。侄为开乌梅六个，山楂两半，煎汤送服益元散四钱，去皮鸦胆子四十粒。煎药渣时，亦如此送服。一剂病若失。后介受兄见侄云：我弟如此妙方，果从何处得来？真不亚仙丹矣。侄即答云：此有名师传授，非弟之能也。因详述得力之由。介受兄亦殊叹服。

略将家族中所治愈者数则录出，以敬质诸夫子。其余所治诸案，容异日进谒时觌面述之。

董寿山来函 (名仁清，沧县董程家林人)

寿甫夫子函丈：暌违尘教，转瞬一载。景仰之忱，时形梦寐。曩蒙惠赐《衷中参西录》三期版，诊治之暇，即捧读不释于手。但学陋识浅，难悟玄妙，惟遇有与书中证脉显然者，遵法施治，无不应手奏效。《衷中参西录》一书，真可为济世之慈航也。谨将所治紧要之案，详列于下。病虽治愈而用药有未尽合，仍乞赐教。

邑赵家庄赵绍文，患温病。医者投以桂枝汤，觉热渴气促。又与柴胡汤，热尤甚，且增喘嗽，频吐痰涎，不得卧者六七日。医者谓病甚重，不能为矣。举家闻之，惶恐无措。伊弟绍义延为诊治。既至，见病人喘促肩息，头汗自出，表里皆热，舌苔深灰，缩不能言。急诊其脉，浮数有力，重按甚空。因思此证阳明热极，阴分将竭，实为误服桂枝、柴胡之坏证。急投以白虎加人参以山药代粳米汤，更以玄参代知母。连服两剂，渴愈喘止，脉不浮数，仍然有力，舌伸能言，而痰嗽不甚见轻。继投以从龙汤，去苏子，加人参四钱，天冬八钱，服七剂痊愈。

又绍文之族弟妇，年三十二，偶得外感，医者与以麻黄汤，出大汗二次，竟身软无力，胸满气短，寒热如疟，间日一发，非大汗一身，热不能解，解后汗仍不止。有本庄医者投以截疟七宝饮，寒热更甚。诊其脉，浮大无力，沉部紧涩。谓病家曰：此非疟疾。脉浮大无力者，大汗亡阳也。沉部紧涩者，血塞凝滞也。病人云：曩以产后受寒，致少腹作疼，已二年矣。答曰：亡阳急证，宜先回其阳。瘀血证从缓，从末治之可也。为开生黄芪八钱，野台参五钱，知母、附子、于术各三钱，肉桂、甘草各二钱。服二剂，而寒热不发，汗止思食。逾三日，又为开理冲汤，知母减半，加附子二钱，生水蛭三钱。进七八剂，瘀血行而愈，今生一女矣。

又一赵姓妇，年二十余，产后八九日，忽得温病。因误用热药发汗，致热渴喘促，舌苔干黑，循衣摸床，呼索凉水，病家不敢与。脉弦数有力，一息七至。急投以白虎加人参以山药代粳米汤，为系产后，更以玄参代知母。方中生石膏重用至四两，又加生地、白芍各数钱。煎汤一大碗，分四次温饮下，尽剂而愈。当时有知医者在座，疑而问曰：产后忌用寒凉，何以如此放胆，重用生石膏？且知母、玄参皆系寒凉之品，何以必用玄参易知母？答曰：此理俱在《衷中参西录》，遂于行箧中出书示知，医者细观移时，始喟然叹服。

又马家庄外祖家表妹，字于孙庆屯张姓。因产后病温，服补药二十余剂，致大热、大渴、大汗，屡索凉水。医者禁勿与饮，急欲投井。及生视之，舌黑唇焦，目睛直视，谵语发狂。诊其脉，细数有力。问其小便赤涩，大便紫黑黏滞，不甚通利。盖以产后血虚，又得温病，兼为补药所误，以致外邪无由而出，内热如焚，阴血转瞬告罄。急投以白虎加人参汤，仍用山药、玄参代粳米、知母。服后，一夜安稳。黎明，旋又反复，热渴又如从前。细思产后血室空虚，邪热乘虚而入，故大便紫黑，宜调以桃仁承气汤，以下其瘀血，邪热当随之俱下。因小便赤涩，膀胱蓄热，又加滑石四钱，甘草钱半。乃开药房者系其本族，谓此药断不可服。病家疑甚，复延前医相质。前医谓，此病余连治三次，投以温补药转剧，昨服白虎加人参汤，既稍见轻，想服承气汤亦无妨也。病家闻之，始致煎服。因方中大黄重用六钱，俾煎汤一盅半，分三次温饮下。逾三点钟，降下大便如胶漆者二次，鲜红色者一次，小便亦清利，脉净身凉而愈。

又外祖家观涛表弟，由过力而得温病，五六日竟热渴饮冷，谵语不识人。脉洪数有力，左寸尤甚。夫温病之脉，右盛于左者其常也，今则脉象如此，当系热邪传心，乱其神明，是以昏愦殊甚。急用犀角三钱，羚羊角二钱，生石膏二两，甘草钱半，煎汤一大碗，分三次温服，每次送服朱砂细末四分，尽剂而愈。

又王御史庄赵希贤之子，年十九岁，偶得温病，医者下之太早，大便转不通者十八日，热渴喘满，舌苔干黑，牙龈出血，目盲谵语，腹胀如鼓，脐突出二寸，屡治不效。忽大便自利，完谷不化，随食随即泻出。诊其脉尽伏，身冷厥逆，气息将无。乍临茫然不知所措，细询从前病状及所服之药，始悟为阳极似阴，热深厥亦深也。然须用药将其滑泻止住，不复热邪旁流，而后能治其热厥。遂急用野台参三钱，大熟地、生山药、滑石各六钱。煎服后，泻止脉出，洪长滑数，右部尤甚。继拟以大剂白虎加人参汤，生石膏重用至八两。竟身热厥回，一夜甚安。至明晨，病又如故。试按其腹中，有坚块，重按眉皱似疼，且其腹胀脐突若此，知其内有燥粪甚多。遂改用大黄一两，芒硝六钱，赭石、

蒌仁各八钱，煎汤一大盅，分两次温饮下。下燥粪二十七枚而愈。

又朱程家林朱姓妇，产后旬余，甚平顺。适伊弟来视，午后食煮包一大碗，伊弟去后，竟猝然昏倒，四肢抽搐，不省人事。延为诊视，六脉皆伏。当系产后五内空虚，骤而饱食填息，胸中大气不能宣通，诸气亦因之闭塞，故现此证。取药不及，急用点天突穴及捏结喉法，又用针刺十宣及少商穴，须臾咳吐稠痰若干，气顺腹响，微汗而愈。

阎兆元来函（名国庆，奉天恒仁县女子师范校长）

前岁有门人因事至沈，归以先生所著之《衷中参西录》相赠。庆每于课余之际，捧读不置，所谓实获我心者也。继有邻居求为治病，辞之不获，因采用书中各方，无不立奏肤功，而尤以治大气下陷及痢证为最有效。

客岁家慈得大气下陷证，

庆以向未行医，未敢率尔用药，遂聘本县名流再三诊治，终无效验。迟至今岁正月初二日，气息奄奄，迫不及待，遂急用第四卷之升陷汤，遵方后所注更番增减，按证投药，数月沉疴，数日痊愈，此皆先生所赐也。独恨云山遥隔，未得追随杖履，以亲承教益耳。

杨鸿恩来函（奉天铁岭人，曾在奉天医院从习医学）

自离函丈，每怀教诲，时时无忘。生刻下所医之病，俱用《衷中参西录》方，莫不立竿见影，大起沉疴。

本村张氏妇，得温病，继而小产，犹不以为意。越四五日，其病大发。遍请医生，均谓温病小产，又兼邪热太甚，无方可治。有人告以生自奉天新归，其夫遂造门求为诊治。生至其家，见病人目不识人，神气恍惚，渴嗜饮水，大便滑泻，脉数近八至，且微细无力，舌苔边黄中黑，缩不能伸。举家泣问：此病尚可救否？答曰：此病按常法原在不治之例。然余受名师传授，竭吾能力，或可挽回。为其燥热，又兼滑泻，先投以《衷中参西录》滋阴清燥汤，一剂泻止，热稍见愈。继投以大剂白虎加人参以山药代粳米汤，为其产后，以玄参代知母，为其舌缩脉数，阴分大亏，又加枸杞、生地。煎汤一大碗，调入生鸡子黄三枚，分数次徐徐温饮下。精神清爽，舌能伸出，连服三剂痊愈。众人皆曰神医。生曰：此皆遵余师之训也。若拘俗说，产后不敢用石膏，庸有幸乎。待是用石膏必须仿白虎加人参汤之义，而以参佐之耳，余师所著《衷中参西录》中论之详矣。

又治本城李茶馆妇人腹胀证。先经他医用苍术、槟榔、厚朴、枳实、香附、紫蔻之类辛燥开破，初服觉轻，七八剂后病转增剧，烦渴泄泻。又更他医，投以紫朴琥珀丸，烦渴益甚，一日夜泄泻十五六次，再诊时，医者辞不治。又延医数人，皆诿为不治。后乃一息奄奄，异至床上两次，待时而已。其姻家有知生者，强生往视。其脉如水上浮麻，不分至数，按之即无，惟两尺犹似有根，言语不真，仿佛可辨，自言心中大渴，少饮水即疼不可忍，盖不食者已三日矣。先投以滋阴清燥汤，为脉象虚甚，且气息有将脱之意，又加野台参、净萸肉，一剂，诸病皆愈，可以进食。遂俾用《衷中参西录》一味薯蓣粥，送服生鸡内金细末及西药白布圣，取其既可作药，又可作饭也。又即前方加减，日服一剂，旬日痊愈。

万泽东来函（名沛霖，奉天法库县人）

寿甫夫子惠鉴：久违尊范，时深孺慕。自读尊著《衷中参西录》后，聊慰痴思。盖日读吾师之书，即不啻受教于尊前也。门生遵用书中各方，恒多奇效。而其奇之尤奇，直令门生感佩无已时者，更在一味薯蓣饮一方也。今敬为吾师详细述之。

家慈患痰喘咳嗽病，三十年于兹矣，百方不效，且年愈高，病愈进。门生日夜忧思，以为不能救堂上之厄，不孝孰甚焉。然亦无可如何也。乃于今春宿病既发，又添发灼、咽干、头汗出、食不下等证。生虽习医，此时惟战兢不敢处方，遂请一宿医诊视，云是痰盛有火，孰知是肺气与脾阴肾阴将虚竭也。与人参清肺汤，加生地、丹皮等味，服二剂，非特未效，遂发灼如火，更添泄泻，有不可终日之势。于是不敢延医，自选用《衷中参西录》资生汤方，服一剂，亦无显效。转思此时方中于术、牛蒡、鸡内金等味有未合也。因改用一味薯蓣饮，用生怀山药四两，加玄参三钱。服一剂见效，二剂大见效，三剂即病愈强半矣。后乃改用

·262·

薯蓣粥，用生怀山药一两为细末，煮作粥，少调以白糖，每日两次当点心服之。又间进开胃之药。旬余而安。

似此，足见山药之伟功，迥异于寻常药品也。夫《衷中参西录》中既有薯蓣饮，又复有薯蓣粥，方后各载有单用之治愈险证若干，以寻常服食之物，而深知其有殊异之功能，非吾师之卓识，何以及此哉。

又，十年春，族弟妇产后虚羸少食，迁延月余，渐至发灼、自汗、消瘦、乏气、干呕、头晕等证，此方书所谓蓐劳也。经医四人治不效，并添颧红作泻。适生自安东归，为之诊视，六脉虚数。检阅所服之方，有遵《医宗金鉴》三合饮者，有守用养荣汤者，要皆平淡无奇。然病势至此，诚难入手，幸脉虽虚数，未至无神，颧虽红，犹不抟聚（若抟聚则阴阳离矣，不抟聚是其阴阳犹未离），似尚可治。此盖素即阴虚，又经产后亡血，气亦随之，阴不中守，阳不外固，故汗出气乏；其阴阳不相维系，阴愈亏而阳愈浮，故发烧咳嗽头晕；其颧红者，因其部位应肾，肾中真阳上浮，故发现于此，而红且热也；其消瘦作泻者，以二阳不纳，无以充肌肉，更不特肾阴虚，而脾阴胃液均虚，中权失司，下陷不固，所必然者。此是病之原委欤？再四思维，非《衷中参西录》资生汤不可。遂处方用生怀山药二两，于术三钱，玄参四钱，鸡内金、牛蒡子各二钱（此系资生汤原方稍加重），外加净萸肉、龙骨、牡蛎各五钱，止汗并以止泻。五剂后，汗与泻均止，饮食稍进，惟干咳与发热仅去十之二三。又照原方加粉甘草、天冬、生地等味，连服七剂。再照方减萸肉，加党参二钱，服四剂后，饮食大进，并能起坐矣，惟经尚未行。更按资生汤原方，加当归四钱。服数剂后，又复少有加减，一月经脉亦通。

又本年六月，生在辑安外岔沟缉私局充文牍，有本街邱云阁之女，年十五，天癸已至，因受惊而经闭。两阅月，发现心热、心跳、膨胀等证，经医治疗未效，更添翻胃吐食、便燥、自汗等证。又经两月，更医十数，病益剧。适友人介绍为之诊视，脉浮数而濡，尺弱于寸，面色枯槁，肢体消瘦，不能起床。盖两月间食入即吐，或俟半日许亦必吐出，不受水谷之养，并灼热耗阴，无怪其支离若是也。思之再四，此必因受惊气乱而血亦乱，遂至遏其生机，且又在童年，血分未充，即不能应月而潮，久之不下行，必上逆，气机亦即上逆，况冲为血海，隶属阳明，阳明有升无降，冲血即随之上逆，瘀而不行，以至作灼作胀。其心跳者，为上冲之气血所扰也。其出汗吐食者，为上冲之气血所迫也。其津液因汗吐过多而消耗，所以大便干燥也。势非降逆、滋阴、镇心、解瘀之药并用不可。查《衷中参西录》第二卷参赭镇气汤及参赭培气汤二方，实为治斯证之津梁，爰即二方加减，赭石两半，当归、净萸肉、龙骨、牡蛎各五钱，白芍、肉苁蓉、党参、天冬、生鸡内金各三钱，磨取铁锈之水煎服。一剂病似觉甚，病家哗然，以为药不对证，欲另延医。惟介绍人主持甚力，勉又邀生再诊，此中喧变生固未之知也。既诊脉如故，决无病进之象。后闻有如此情形，生亦莫解。因反复思之，恍悟：此必胃虚已极，兼胃气上逆过甚，遽投以如此重剂，其胃虚不能运化，气逆更多冲激，想有一番瞑眩，故病似加重也。于斯将原方减半，煎汤一盅，又分两次温服下，并送服柿霜三钱。其第一次服，仍吐药一半，二次即不吐，服完此剂后，略进薄粥，亦未吐，病家始欢然相信。又连服三剂，汗与吐均止，心跳膨胀亦大见轻。惟灼热犹不甚减，遂

·264·

去净萸肉、龙骨、牡蛎，加生地、玄参各四钱，服五剂后，灼热亦愈强半。如此加减服之，一月后遂能起床矣。适缉私局长调换，生将旋里，嘱其仍守服原方，至诸病痊愈后可停药勿服，月事至期亦当自至也。

宾仙园来函（名启荣，广西柳州人）

寿甫道长雅鉴：向阅医报，屡睹名论卓卓，为医界独辟新境，大放光明，先生诚医学之师表也。去岁仲秋，得睹大著《衷中参西录》，盥手捧读，如获异珍。因试其方，遇心腹疼痛者数人，投以活络效灵丹，皆随手奏效。

又治一妇人，十七岁，自二七出嫁，未见行经。先因腹胁作疼求为诊治，投以活络效灵丹立愈。继欲调其月事，投以理冲汤三剂，月经亦通，三日未止。犹恐瘀血未化，改用王清任少腹逐瘀汤，亦三剂，其人从此月事调顺，身体强壮矣。

又治一妇人，年四十三岁，素因家务劳心，又兼伤心，遂患吐血。后吐血虽愈，而喘嗽殊甚，夜不能卧。诸医率用枇杷叶、款冬花、杏仁、紫菀、贝母等药治之。其后右边面颧淡红肿起，嗽喘仍不少愈。后仆为诊治，先投以王清任少腹逐瘀汤加苏子、沉香二剂，继服书中参麦汤八剂，喘嗽皆愈。

又治一男子，年四十六岁，心中发热作喘，医治三年无效。仆为诊视，先投以书中首方资生汤，遵注加生地黄六钱。一剂见轻，数剂病愈强半。继用参麦汤数剂，病愈十之八九。然病已数年，身体羸弱，非仓猝所能复原，望先生赐惠，为拟一善后之方，既可治病，又可卫生，有病无病，皆可常服，则幸甚矣。

仆年齿已加长，脑力记忆已非少年，恨未于十年之前得读先生书耳。今豚子嘉祥、嘉圣皆学医数年，自睹先生医书后，已命于尊照前行弟子礼矣。深望不弃，俾得侧身私淑之列，异日或有问难，赐以片牍，以当提示。栽培之恩，固当永矢弗谖也。

蔡维望来函 （江苏崇明县协平乡西新镇人）

前蒙赐教，恍然会悟，继得先生大著，益能心领神会。回忆毕业中学时，劳心过度，致患吐血，虽家祖世医，终难疗治。追求名医诊治，亦时止时吐。及肄业大学时，吐血更甚，医者多劝辍学静养，方可望痊。乃为性命计，遂强抑壮志，辍学家居，服药静养，病仍如旧。计无所施，自取数世所藏医书遍阅之，又汗牛充栋，渺茫无涯，况玉石混杂，瑜瑕莫辨，徒增望洋之叹也。幸今秋自周小农处购得《衷中参西录》三期，阅至吐衄门补络补管汤，知为治仆病的方。抄出以呈家祖父，命将药剂减半煎服，颇见效验。遂放胆照原方，兼取寒降汤

之义加赭石六钱，连服三剂痊愈。从前半月之间，必然反复，今已月余安然无恙，自觉身体渐强，精神倍加。不禁欣喜若狂而言曰：苦海沉浮，六度春秋。自顾残躯，灵丹莫救，孰意得此妙方，沉疴顿消。从此前途余生，皆先生之所赐也。惜关山远隔，难报洪恩，惟深印脑海，神明常照而已。

仆今奉尊著若圭臬，日夜披读，始知我崇风气畏石膏如猛虎而煅用，纵生用者不过二三钱；乳、没、龙、牡等药，煅用亦不过钱，即用之对证，亦何能愈病。

今季秋，敝处张氏之女得瘟病甚剧，服药无效，医言不治，病家以为无望。仆适在家叔经理之同德公司内，与为比邻，其母乞求强仆往视，见其神昏如睡，高呼不觉，脉甚洪实。用先生所拟之石膏粳米汤（方载三期五卷），生石膏用三两，粳米用

五钱。见者莫不惊讶诽笑。且有一老医扬言于人曰：蔡某年仅二十，看书不过年余，竟大胆若此！石膏重用三两，纵煅透用之亦不可，况生者乎？此药下咽，人即死矣。有人闻此言，急来相告，仆曰：此方若用煅石膏，无须三两，即一两亦断送人命而有余。若用生者，即再多数两亦无碍，况仅三两乎。遂急催病家购药，亲自监视，煎取清汤一大碗，徐徐温灌下。病人霍然顿醒。其家人惊喜异常，直以为死后重生矣。闻其事者，互相传告以为异事，且有来相质问者。因晓之曰：《神农本经》原谓石膏微寒，非多用不能奏功，且其性凉而能散，故以清外感实热，直胜金丹。煅之则凉散之性变为收敛，可代卤水点豆腐，若外感有实热者服之，能使人痰火凝滞，固结不散，外感之热永无消路，其人不死何待。盖人皆误信后世本草，谓石膏大寒，且言煅不伤胃，遂畏其大寒

而煅用之。不知自后世本草有此数语，遂误尽天下苍生矣。余向者亦未能知，近因阅现时名医著作，乃能豁然贯通。因取《衷中参西录》例言中所论石膏示之。其人细观一过，喟然悦服。

继而热疟流行，经仆重用生石膏治愈者不胜计。浸至求治者无虚日，均照先生之方治之，莫不随手奏效。未知何以能立诸多妙方以概治诸病，真令人欣佩无已也。然学无止境，愿先生以后益广为著作，遍行医界，唤醒梦梦，斯固仆之留香默祝者也。

李品三来函 （名金恒，直隶沧县东孙家庄子人）

弟长男媳，年二十四岁，于本年（丙寅）正月间患寒热往来，自因素畏服药，故隐忍不肯言，迫兵革稍静，弟赴沧时尚未知也。至四月初，家人来迓弟，言儿媳病剧。回家视之，虽未卧床不起，而瘦弱实难堪矣。诊其脉，弦而浮数。细询病情，言每逢午后先寒后

热，时而微咳无痰，日夜作泻十余次，黎明则头汗出，胸间绵绵作疼，食一下咽即胀满难堪，而诸虚百损之状，显然尽露。筹思良久，为立逍遥散方。服两剂无效。因复至沧取药，适逢张相臣先生自津来沧，遂将儿媳之病细述本末。因相臣先生为当世之名医，故虚心以相质也。相臣先生曰：以弟之意，将用何方以治之？答曰：余拟将《衷中参西录》资生汤、十全育真汤二方，汇通用之，可乎？相臣先生曰：得之矣。此良方也，服之必效。弟遂师二方之义，用生怀山药八钱，生白术、净萸肉、生鸡内金、生龙骨、生牡蛎、鲜石斛各三钱，丹参四钱。连服四剂，诸证皆大轻减。又于原方加三棱、莪术（十全育真汤中用此二药者，因虚劳之证多血痹也）各一钱，粉丹皮、地骨皮各二钱。又连服八剂，诸病悉退，饮食增加，今已完全成功矣。

此病治愈之后，恒喜不成

寝，玩索筹思，始悟《衷中参西录》有曰：至哉坤元，万物资生。此言天地间之万物，莫不借土德而生长，而人之脏腑气血亦莫不借脾土而生长也。由此，知我兄不徒精医学，而尤深《易》理。阐前人之未发，启后人之蒙昧，《衷中参西录》一书诚于医界大有裨益。医界同人果皆于此书精心研究，医学何患不振兴哉。

李曰纶来函（名恩绰，直隶盐山花寨人）

寿甫仁兄道鉴：弟读书之暇，喜观方书，以为有关于卫生者甚大也。无如上古之书，简奥难明，自汉季以后之书，又互相驳辩，令人无所适从，是以十余年间，所阅之书近百种，而对于临证，终觉毫无把握。戊午春得读大著《衷中参西录》，直如暗室得灯，拨云见日，胸中疑团豁然尽释，从此临证，虽未能见垣一方，而已觉确有把握矣。今特将本《衷中参西录》中方论治愈之证数则，详陈于下，以明生平之所得力，其有疵瑕之处，尤乞不吝指教。

天津锅店街东口义合胜皮店学徒奎禄，得温病，先服他医清解之药数剂无效。弟诊其脉象，沉浮皆有力，表里壮热无汗。投以书中寒解汤原方，遍身得汗而愈。由斯知方中重用生石膏、知母以清热，少加连翘、蝉蜕以引热透表外出，制方之妙远胜于银翘散、桑菊饮诸方矣。

且由此知石膏生用诚为妙药。从治愈此证之后，凡遇寒温实热诸证，莫不遵书中方论，重用生石膏治之。其热实脉虚者，亦莫不遵书中方论，用白虎加人参汤，或用白虎加人参以生山药代粳米汤，皆能随手奏效，以之救人多矣。推本溯源，实皆我兄德惠所及也。

天津赵稚堂君夫人，年四十余岁，行经过期不止，诸治不效，延弟诊视。见两部之脉皆微细无力，为开固冲汤原方予之，服数剂即全收功。因思如此年岁，血分又如此受伤，谅从此断生育矣。不意年余又产一子，安然无恙。盖因固冲汤止血兼有补血之功也。又天津张华亭君夫人，年二十四岁，因小产后血不止者绵延月余，屡经医治无效。诊其脉象，微细而数，为开固冲汤方，因其脉数，加生地一两。服药后，病虽见轻，而不见大功。反复思索，莫得其故。细询其药价过贱，忽忆人言此地药房所鬻黄芪，有真有假，今此方无显著之功效，或其黄芪过劣也。改用口黄芪，连服两剂痊愈。由斯知药物必须地道真正方效也。

天津南关下头王媪，得病月余，困顿已极，求治于弟。诊其脉，六部皆弦硬有力，更粗大异常，询其病，则胸膈满闷，食已即吐，月余以来，未得一饭不吐，且每日大便两三次，所便少许有如鸡矢，自云心中之难受，莫可言喻，不如即早与世长辞，脱此苦恼。细思胸膈满闷，颇似实证者，然而脉象弦硬粗大，无一点柔和之象，遂忆《衷中参西录》镇摄汤下注云，治胸膈满闷，其脉大而弦，按之有力，此脾胃真气外泄，冲脉逆气上干之证，慎勿以实证治之云云。即抄镇摄汤原方予之。服一剂，吐即见减，大便次数亦见减，脉遂有柔和之象。四五剂，即诸病痊愈。以后遇此等脉象，即按此汤加减治之，无不效如桴鼓。然非我兄精研脉理，谆谆为医界说法，弟何由能辨此脉也。

活络效灵丹治气血凝滞诸疼，按方加减，大抵皆效，弟用之屡效。然间有不效之时，非方之不效，实因审证未细，所用之方未能与证吻合也。

去年仲冬，吾邑西崔庄刘耀南兄，系弟之同学，病左胁焮疼，诸治无效，询方于弟。授以活络效灵丹方，服之不应，因延为诊视。脉象他部皆微弱，惟左关沉而有力。治以金铃泻肝汤，加当归数钱。服一剂，翌日降下若干绿色黏滞之物，遂豁然而愈。盖此汤原注明治胁下焮疼，由此知兄所拟方各有主治，方病相投，莫不神效也。

至诸方之中效而且奇者，用鲜梨片蘸生石膏细末，以止寒温证之呕吐是也。

丁卯中秋，曾治天津西广开傅姓少年，患温证，胃热气逆，无论饮食药物下咽即吐出。延医治疗，皆因此束手。弟忽忆《衷中参西录》温病门载治毛姓媪医案，曾用此方以止呕吐，即以清胃腑之大热，遂仿而用之。食梨一颗，蘸生石膏细末七钱余，其吐顿止，可以进食。然心中犹觉热，再投以白虎加人参汤，一剂痊愈。以兹小小便方，能挽回人命于顷刻，即名之为夺命金丹，亦不为过也。

刁继冲来函 （江苏崇明县人）

素读大著，字字金玉，中医之赖以不取缔者，先生之力居多也。

继冲近治一伏温病，壮热烦渴，脉来洪实兼数，大解十日未行。欲透其邪，则津液已衰，恐有汗脱之虞，欲通其便，则并无承气确征。细思此证，乃阳明热久，真阴铄耗。遵先生重用生石膏之训，即用生石膏二两，合增液汤，加鲜金钗石斛、香青蒿各三钱。病家疑忌，见者皆以为药性过寒凉。余愤然曰：择医宜慎，任医宜专。既不信余药，请余何为？病家不得已，购药一剂，俾煎汤两盅，作两次服下。而热势益炽，病家疑药不对证。余曰：此非药不对证，乃药轻不胜病耳。遂俾将两剂并作一剂，煎汤一大碗，徐徐温饮下。移时汗出便通，病若失。众人竟推余重用生石膏之功，然不读先生书，何能如此放胆哉。故详书以报知先生，而先生提倡重用生石膏之功德，真无量哉！使医界中人皆以先生之心为心，救人愈多矣。

高砚樵来函 （名崇勋，烟台同善社）

夫子之书，博大精深，包含弘富，固也。然一种仁慈恺恻之情浩瀚无极，而语语本诸实验，不设疑阵，不尚空谈，果能心小胆大，遵用方论，莫不左右逢源，遂使读斯书者，苟无先入之见横亘于胸，皆能心悦诚服，临风膜拜也。勋于医学，本无深切之研究。去秋于友人处得见大著，如获拱璧，立即函购，并尽力宣传，以为斯书多流通一部，即可多救无数之人命。是以会中同人，为先生忠纯信徒者，已不乏人，皆能遵信书中方论，屡愈大证。

其尤者，则为海关秦君甲先。此君年力方壮，勇于任事，实具心小胆大之天然资格。当夏秋之交，虎疫猖狂，被聘为烟台防疫医院救济医生。每遇霍乱之轻者，皆以卫生防疫宝丹取效。凡至吐泻已极，气息濒危之候，均放胆用急救回阳汤挽救，有照原方加至半倍者。又多有并非霍乱，经粗野针师，用宽扁之针放血至数碗，以致奄奄欲脱者，率以数两黄肉、生山药救其急，而以大剂既济汤善其后。其有证本温病，误针放血欲脱，服既济汤后脉象转实，大热大渴，辄用大剂白虎加人参以山药代粳米汤，石膏有用至三两者，率能得燥粪而愈。且卫生防疫宝丹方，传诸四乡，救人无算。据药房云，绅商富家配制此药施舍者，竟至一百六十余料。每料以百服计，当治愈轻重之证万人以上，我夫子制此方之功德，为何如哉！至于勋，因心钝公忙，临证之机会转少。然内子大病半年，凡经危急三次，分别以石膏、黄肉、山药大剂转危为安，以有今日，此洵为举家感德永世不忘者。再则以曲直汤，治愈肝虚腿疼两月不能履地者一人；以清降汤加三七，治愈吐血甚重者一人；以重用赭石及既济汤加三七，治愈大口吐血濒危者一人；以玉液汤，再每日用生山药四两煮水当茶，治愈数年糖尿证一人；以升陷汤加减，治愈大气下陷者三人；以建瓴汤，治愈脑充血者四人；以燮理汤加三七，治愈血痢二人；以理冲汤，治愈小女数年癥瘕。至于冲气上冲、胃气不降，以降胃镇冲汤加减治愈者，指不胜屈。

是以同善社中同人，若王惠安、曲殿卿、徐航尘、林书丹、秦甲先、曲祖谊诸君，皆极信仰夫子，平常谈及，皆以张老师相称，据见倾倒之至也。

刘惠民来函 （山东沂水城西乡胡家庄协济中西药房）

今岁仲夏，沂水第一学区胡家庄初级小学教员杨希古先生之次女公子淑儒，年七岁，患疳疾兼大便下血，身形羸弱，不思饮食，甚为危险。前所服中西治疳积之药若干，均无效，来寓求治。后学检视腹部，其回血管现露，色青微紫，腹胀且疼，两颧发赤，潮热有汗，目睛白处有赤丝，口干不渴，六脉沉数，肌肤甲错，毛发焦枯。审证辨脉，知系瘀血为恙也。踌躇再四，忽忆及向阅《衷中参西录》，见先生论用三七之特殊功能，历数诸多奇效，不但善于止血，且更善化瘀血。遂俾用三七研为精粉，每服七分，朝夕空心时各服一次，服至五日，而大便下血愈。又服数日，疳疾亦愈。

用三七一味，治愈中西诸医不能治之大病，药性之妙用，真令人不可思议矣。是非先生提倡之，又孰知三七之功能如斯哉。

赵利庭来函 （唐山启新洋灰公司收发科）

自观尊著后，治得验案二则，敢敬报告。

小女一年有余，于季夏忽大便两三次带有黏滞，至夜发热，日闭目昏睡，翌晨手足惊惕肉瞤。后学断其肝风已动。因忆尊著第五期二卷中，先生论羚羊角最善清肝胆之火，且历数其奇异之功效，真令人不可思议。为急购羚羊角尖一钱，上午九点煎服，至十一点周身得微汗，灼热即退。为其药甚珍贵，又将其渣煎服三次，惊惕亦愈。继服三期五卷滋阴清燥汤一剂，泻痢均愈。又二小儿年十二岁，右边牙疼，连右腮亦肿疼。因读先生自述治愈牙疼之经过，知腮肿系外感受风，牙疼系胃火炽盛，遂先用西药阿斯必林一瓦。服后微见汗。继用生石膏二两，薄荷叶钱半，连服三剂，痊愈。内子见两次用《衷中参西录》方治愈儿女之病，遂含泪言曰：《衷中参西录》之方，用之对证，无异金丹。若早有此书，三小儿不至夭折！言之若甚痛惜，举家为之惨然。因从前三小儿之病，与小女相似，而竟未能治愈也。

仆今言此，欲人知先生之书，若早置一编，以备查阅，洵堪为举家护命之宝符，甚勿若仆有晚置此书之悔也。

吴宏鼎来函 (安徽当阳护驾墩镇)

孟夏二十三日，赤日晴天，铄人脏腑。有太平圩陶国荣者，因业商，斯日出外买粮，午后忽于路中患吐血，追抵家尚呕不止。凌晨来院求治。诊其脉象洪滑，重按甚实，知其为热所迫而胃气不降也。因夫子尝推《金匮》泻心汤为治吐衄良方，遂俾用其方煎汤，送服黑山栀细末二钱。服后病稍愈而血仍不止，诊其脉仍然有力，遂为开夫子所拟寒降汤，加广三七细末三钱，俾将寒降汤煎一大盅，分两次将三七细末送服。果一剂而愈。

由此知夫子对于医药新旧智识，可谓左右逢源。凡我同道研究古圣经者，岂可不参观时贤验方哉。

王锡光来函 (江苏平台)

自觏名著《衷中参西录》以来，临证之时奉为圭臬，皆应手奏效，今试略述之：

大樊庄顾子安，患肢体痿废，时当溽暑，遍延中西医诊治无效。锡光用《衷中参西录》加味黄芪五物汤治之，连服数剂痊愈。

鸿宾旅馆主妇，产后乳上生痈，肿疼殊甚。延西医治不效，继延吾诊治。其脓已成，用针刺之，出脓甚多，第二日已眠食俱安矣。至第三日，忽神昏不食；并头疼。其母曰：此昨日受风寒以致如此。诊其脉，微细若无，身无寒热，心跳，少腹微疼，知非外感，当系胸中大气下陷。投以《衷中参西录》升陷汤，两剂痊愈。

小儿悦生，今年秋夏之交，陡起大热，失常神呆，闭目不食。家慈见而骇甚。锡光因胸有成竹定见，遂曰：此无忧。即用书中石膏阿斯必林汤，照原方服法，服后即神清热退。第二日午际又热，遂放胆再用原方，因其痰多而咳，为加清半夏、牛蒡子，服之痊愈。

龙姓妇人，产后腹疼兼下痢。用通变白头翁汤合活络效灵丹治之，腹疼与下痢皆愈。

以上各节，设不读尊著之书，何以能如此神效哉。

仲晓秋来函（柳河孤山子邮政局局长）

晓秋素赢，为防身计，故喜阅医书。庚午季秋，偶觉心中发凉，服热药数剂无效。迁延旬日，陡觉凉气上冲脑际，顿失知觉，移时始苏。日三四发。屡次延医诊治不愈。乃病不犯时，心犹清白，遂细阅《衷中参西录》，忽见夫子治坐则左边下坠，睡时不敢向左侧之医案，断为肝虚。且谓黄芪与肝木有同气相求之妙用，遂重用生黄芪治愈。乃恍悟吾睡时亦不能左侧，知病源实为肝虚，其若斯之凉者，肝中所寄之相火衰也。爰用生箭芪二两，广条桂五钱，因小便稍有不利，又加椒目五钱。煎服一剂，病大见愈。遂即原方连服数剂，痊愈。

于以叹夫子断病之确，审药之精，此中当有神助，宜医界推第一人也。